高等院校数字化融媒体特色教材
药学专业创新人才培养规划教材

Practical Pharmacy
Intravenous Admixture
Management

实用静脉用药
集中调配管理

陈　婷　方晴霞 /主编

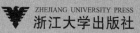ZHEJIANG UNIVERSITY PRESS
浙江大学出版社

高等院校数字化融媒体特色教材
药学专业创新人才培养规划教材

《实用静脉用药集中调配管理》

编委会名单

主　编　　陈　婷　方晴霞

副主编　　方红梅　卢晓阳　施　菁　赵红英

编　者　　（以姓氏拼音为序）

陈　婷（杭州医学院）

方红梅（浙江大学医学院附属邵逸夫医院）

方晴霞（浙江省人民医院）

管　燕（浙江大学医学院附属邵逸夫医院）

李亚芳（杭州市第一人民医院）

卢晓阳（浙江大学医学院第一附属医院）

吕良忠（杭州逸曜信息技术有限公司）

上官盈盈（杭州医学院）

施　菁（杭州医学院）

孙晓文（浙江大学医学院附属邵逸夫医院）

王　刚（杭州市第一人民医院）

俞　佳（杭州逸曜信息技术有限公司）

张国兵（浙江省人民医院）

赵红英（浙江省人民医院）

郑飞跃（浙江大学医学院附属邵逸夫医院）

前　言

　　静脉用药集中调配已经成为各大医院药剂科的主要工作内容之一，与之对应的静脉用药集中调配中心（PIVAS）也是医院药剂科的重要组成部分。早在2001年国家就出台了《静脉用药集中调配管理规范》，医院在建设和管理PIVAS方面都参照该规范执行，但一直没有相关细则，所以在很多规范之外的细节方面，各医院在实际执行时有所差异，也无从评判好与坏、规范与不规范，在这种情况下，迫切需要在某些操作细节上有统一标准供参考。

　　编写组考虑到这方面的需求，对各级医疗单位的静配中心进行了大量调研，对来自医院第一线的PIVAS操作进行了归纳总结，将操作细节一一整理讲述，并融合了许多实际案例，为临床一线PIVAS管理过程中出现的共性问题和疑难杂症解惑。

　　本书将理论与实践充分结合，可用于高等院校相关课程教材，也可作为医院PIVAS新员工入职培训用书。

　　因静脉用药集中调配管理是一个新兴领域，许多理论和实践问题还有待进一步探索，故教材中难免存在疏漏和不足之处，敬请广大师生、专家同行批评指正，以便进一步修订完善。

　　在此，非常感谢浙江省几大医院药剂科同仁为编写本书所付出的辛勤劳动和给予的支持！

编　者

2018年5月

目 录

第一章

总　论

学习目标

1. 掌握静脉用药集中调配中心的定义、意义。
2. 熟悉静脉用药集中调配中心国内外的发展与现状。
3. 了解无菌调配指南。

二维码 1-1
教学 PPT

第一节　静脉用药集中调配的定义

根据《静脉用药集中调配质量管理规范》,静脉用药集中调配,是指医疗机构药学部门根据医师处方或用药医嘱,经药师进行适宜性审核,由药学专业技术人员按照无菌操作要求,在洁净环境下对静脉用药进行加药混合调配,使其成为可供临床直接静脉输注使用的成品输液操作过程。静脉用药集中调配是药品调剂的一部分。

静脉用药集中调配中心(室)(pharmacy intravenous admixture service,PIVAS),简称静配中心,是指在符合 GMP(药品生产质量管理规范)标准、依据药物特性设计的操作环境下,由受过培训的药学技术人员,严格按照操作程序,进行包括全静脉营养液、危害药品和抗生素等静脉用药的调配,为临床药物治疗与合理用药提供服务的场所。

PIVAS 将原来分散在各个病区不洁净环境中调配静脉滴注药物的模式转变为在药学监护下的洁净环境中(万级洁净区,局部百级)集中调配、检查、分发的管理模式,为临床提供安全、有效的静脉药物治疗服务,已经成为现代医院药学工作的重要内容。

第二节　静脉用药集中调配的发展历程

一、国外静脉用药集中调配的发展

药物调配可以追溯到药房发展的初期阶段,20 世纪 30 年代,大约 50% 的药物是在药房调配而成的。然而药师的专业范畴随着医院药学的不断发展发生了很大的变化。到了 20 世纪50—60 年代,随着制药工业的发展,在药房中调配药物的工作已大大减少。虽然制药企业生产的药物能在大多数情况下直接应用于临床,但是,为了节约成本,在市场上销售的药品的剂量、剂型及包装必然是有限的,临床上仍有一些患者需要根据个人情况进行个体化给药,药师根据医生的处方单独调配用药。有研究发现,大约5％的专利药物直接使用尚不能满足患者的需要,而经过调配的药物则更为适宜。

自从1931年Dr. Baxter生产出商品输液剂以来,由于疗效迅速、生物利用度高、液体和药物输入速度和量可控等优点,静脉输液成为临床治疗患者的重要措施之一。据统计,英国、澳大利亚及美国在静脉输液中加入药物的比例分别为45％、63％和76％。以往医院的输液加药工作均在各个病区非洁净的环境中进行,输液也是在半开放的状态下进行的,这样就造成药物污染、配伍不合理、药物不良反应、交叉感染、交叉耐药,以及加药护士长期吸入或接触化疗药品、抗生素等药物而导致身体损害等问题。与此同时,医院有限的药师资源也不可能全面监督患者静脉用药的合理性,以致配伍错误屡屡发生。为解决上述问题,静脉用药集中调配中心应运而生。

1969年,世界上第一个PIVAS建于美国俄亥俄州州立大学医院。随后,美国及欧洲各国的医院纷纷建立了PIVAS。经过40多年的发展,静脉药物集中调配已成为国外医院药师的一项重要工作内容。美国国家药典明确规定了静脉药物的调配必须达到的条件,如调配环境的要求、质量保证措施、人员培训等。美国药剂师协会配合药典出版了相应的行业内控标准。美国93％的盈利性医院、100％的非盈利性医院都建有PIVAS,其他发达国家如英国、澳大利亚、日本等也建有自己的PIVAS。随着无菌技术的发展以及严格的管理制度的建立和执行,由于调配中失误或污染对患者造成伤害的比例已从20世纪70年代的20％降至90年代的10％以下。

二、国内静脉用药集中调配中心的发展

静脉输液是目前我国临床常用的给药方式,住院患者静脉输液的比例高达80％以上,比发达国家高出20％以上。早在20世纪50年代,静脉输液由医院药师调配而成,随着国内制药企业的迅速发展,药品供应情况大大改善。然而,静脉药物混合调配环境条件较差,护士在病区治疗室开放环境中调配药液,无相应的净化措施,这样极易造成药液的污染。因此,我国第一个静脉用药集中调配中心于1999年在上海静安区中心医院建立。2002年,卫生部颁布了《医疗机构药事管理暂行规定》,其中第二十八条指出:"要根据临床需要逐步建立全静脉营养和肿瘤化疗药物等静脉用药集中调配中心(室),实行集中调配和供应。"2010年4月,卫生部颁布了《静脉用药集中调配质量管理规范》,静脉用药集中调配有了规范的、权威的国家级质量标准和操作规范。2011年3月1日,卫生部颁布了《医疗机构药事管理规定》,文件详细列出了调配中心(室)建筑面积和人员的数量。有了文件后,近年来,浙江、上海、北京、江苏、福建等地区的500余家医院陆续建立了静脉用药集中调配中心(室)。

目前,国内外静脉用药集中调配服务的一个发展方向是从部分调配(全静脉营养液、抗肿瘤药物)过渡到全面调配。药师还可以根据药物的特性,采取协定处方,提前调配药物,并适当储存,调配好的药物就可以在一段时间内安全使用,这样即可实现药物的批量调配。药物调配的另一个发展方向是用于对药物耐受性低的患者,实现最初调配的目的——个体化用药。有些患者对药品中加入的药物敏感,因而在使用时需要通过改变剂量来改变药物作用强度,这些同样都是药物调配的重要内容,也扩展了调配工作的范围。

当前有些国家还在尝试另一种集中调配方式,即建立区域性的集中调配中心,可为诊所、

社区卫生服务体系及小型医院提供服务,医疗资源得到了共享,不增加各医疗机构的工作人员,并且减少了调配设备的重复购置和废料的排放量,通过标准化操作来提升调配质量。这种地区性的集中调配中心也是针对小医院和社区卫生服务中心的很好的发展趋势。

与之共同发展的还有调配规范的不断完善,各国都在努力制定更有利于控制调配质量、提高患者用药安全的相关规章制度。

第三节　静脉用药集中调配中心建设的目的和意义

一、静脉用药集中调配中心建设的目的

目前,静脉用药集中调配中心(室)建立的目的主要是加强控制药品使用环节的质量,保证药品质量体系的连续性,从而提高患者用药的安全性、有效性、经济性;实现医院药学从单纯供应保障型转变为技术服务型,采用以患者为中心的药学服务模式,提高医院的现代化医疗质量和管理水平。

二、静脉用药集中调配中心建设的意义

(一)保证药品调配的质量

二维码 1-2
微课视频
PIVAS 建设意义

据国外早期研究发现,输液污染是药液中存在的不溶性的细小微粒导致的。当静脉注射液加药调配时,各种微粒会被注入溶液。这些微粒源于药物本身和临床操作过程。微粒对人体的危害有直接的、显著的,也有长期的、潜在的,有的甚至会直接导致患者死亡。国内外研究发现,输液的微粒污染率为3.9%,加入药物后污染率为6.7%,输液中加入 1 种或 2 种药物时污染率分别升至12.7%和16.7%,而加入 3 种药物时,污染率急剧上升至44.3%。与此同时,药物的调配由于病区环境条件有限,易受细菌及微粒的污染,输液质量易受影响,患者安全用药难以保证。

成立静脉用药集中调配中心后,住院患者的静脉用药集中到严格控制的洁净空间内调配。在 PIVAS 调配间空气洁净度达到万级,洁净工作台局部洁净度达到百级,操作人员经过专门的培训,严格按照操作规程调配药物,真正实现静脉药物无菌化配制,大大降低了微生物、热原及微粒污染的概率,最大限度地降低了输液反应,保证了输液质量与安全性。

(二)加强合理用药监控

随着医药行业的迅猛发展,新药日益增加,药物配伍变化日趋复杂,非药学专业人员很难将不合理用药相关问题了解透彻。而药师长期以来又受到调剂模式的限制,无法对住院患者的医嘱进行审核,所以存在很多用药安全隐患。自静脉用药集中调配中心出现后,药师可充分发挥其专长和作用,在接到临床医嘱信息后,对医嘱进行严格审核,遇到药品重复使用、不合理使用溶媒、超剂量超浓度使用等问题时,与临床医生及时沟通,提出合理用药方案,解决被长期忽视的药物相容性和稳定性的问题,有利于临床用药标准化,以保证患者用药的合理性与安全性。

(三)加强职业防护

危害药品在低剂量下就可以对人体器官产生严重毒性。据国外研究机构检测,若危害药品在无菌治疗室内调配,其残留物悬浮在空气中可残留三天以上,调配该药物的护士尿样中也会发现药物代谢物,这说明护士在没有任何防护情况下进行调配会吸入药物微粒,对护士的健康带来一定的危害。在静脉用药集中调配中心调配药物,调配人员需穿戴橡胶手套、隔离衣、防护镜及口罩在洁净安全的生物安全柜中操作,从而加强了对调配人员的职业防护。另一方面,隔离的环境和严格的操作规程也减少了对环境的污染。

(四)减少药品浪费,降低医疗成本

PIVAS实行集中化和标准化的静脉输液混合药物方案,在物流上将药物集中储存和管理,防止药品流失、变质失效和过期,从而减少浪费;还可通过合理的拼用药品,减少患者治疗费用,降低住院成本,特别是胰岛素和儿科用药。此外,同种药物集中冲配,可降低医疗耗材成本。

(五)提高护理质量

静脉输液由PIVAS集中调配,大大缩短病区临床护士用于静脉药物调配的时间,这样护士就有更多时间和精力为患者提供更优质的护理服务,加强临床基础护理和护患沟通,提高工作效率和护理质量。

第四节　静脉用药集中调配中心工作模式与工作流程

一、静脉用药集中调配中心的工作模式

目前,国内医院静脉用药集中调配中心的工作模式主要有以下几种:按照人员组成不同、摆药调配的药品按照病区分组还是按照药品品种不同分组,还有药品进仓调配是按照汇总进仓还是按照单份医嘱一篮筐进仓。

(一)人员组成不同

1. 全药学人员模式

卫生部于2010年4月20日颁布的《静脉用药集中调配质量管理规范》中指出:从事静脉用药集中调配工作的药学专业技术人员,应当接受岗位专业知识培训并经考核合格,定期接受药学专业继续教育。该规范指定了药学人员进行调配,静脉用药集中调配中心工作烦琐,与普通住院药房发药相比在工作流程上细化很多,势必需要大量的人力、物力投入。

优点:静脉用药集中调配中心全药学人员模式可以更好地统筹安排整体工作,人员利用率更高。既可以从事调剂药品也可以进行药品调配,做到人力安排最大合理化。

缺点:静脉用药集中调配中心调配工作是从护士工作中剥离的一部分,药学人员在以前的学校教学都没有接受过相关的课程学习,近几年才陆续有院校开展静脉用药集中调配课程的选修。因此,应加强药师的药物加药冲配技能培训。此外,药师在无菌技术意识及临床沟通方面均不及护士。

2. 药师与护士协同工作模式

许多医院仍延续以前的工作模式,由护士承担加药冲配工作,而药师进行静脉用药集中调配中心除加药冲配以外的工作,相互协作共同完成静脉用药集中调配中心的工作。

优点:对于摆药工作药师本来就很熟练,只需要对静脉用药集中调配中心的新工作流程进行培训即可。护士具备良好的加药冲配工作技能,这种模式可在中心迅速开展推行。同时护士来自临床一线,对无菌操作具有更高的意识及更强的技能。

缺点:护士具有熟练的操作技术,主要是凭经验进行药物配伍,缺乏药物稳定性概念,多种药物混合时不注意药物之间的相互作用,需要药师审核严格把关。根据规范,静脉用药集中调配中心有很多药师的工作不能由护士来做,护士的调配时间段与药师的摆药时间点有差异,不能有效地互补,浪费人力资源。药护分管型的日常工作分歧较大,往往会影响工作效率,这种模式较适用于中心前期过渡时期或者小型静脉用药集中调配中心。

(二)按照药品品种摆药调配模式和按照病区先后顺序摆药调配

静脉用药集中调配中心模式除人员的不同,还有药品顺序、摆药调配不同。

1. 按照品种顺序摆药调配

静脉用药集中调配中心软件系统在生成标签时按照该批次中的药品名称顺序排列,排列标签的同时可以顾及排药时药品的货架顺序(即药品货架的库位码)来生成标签顺序。

优点:该模式同批次相同的药品放在一起,对静脉用药集中调配中心场地要求大,由于很多医院场地相对紧张,因此合理安排工作人员的走向对提高工作效率是非常有意义的。按照库位码摆药的模式,人员在一个药品货架前只需要停留一次,不需要重复。摆药时速度较快,进仓调配时相同的药品集中在一位或者两位调配人员手里,调配时不需要因为药品更换而频繁更换注射器,调配速度会大大提高,同时节省耗材的支出。

缺点:用该模式调配好的成品输液按照药品名称排在一起,出仓后需要按照病区进行分拣,分拣的工作量稍大。可通过配备智能分拣柜或者智能分拣系统来解决这一问题。

2. 按照病区顺序摆药调配

按照病区顺序摆药调配指调配前将药品按照一个病区放在一起,调配结束出仓核对后马上可以按照病区配送。

优点:按照病区进仓,出仓后核对即可配送,减少分拣的工作量。

缺点:按照病区药品进行摆药调配,在摆药环节会速度减慢;药品按照病区进仓调配,每个病区会有较多的品种药品;一个调配人员往往需要调配不同品种的药品,常常需要更换注射器,减慢速度,增加耗材支出。

(三)按照批次汇总摆药进仓调配和按照单份医嘱进仓调配

大家一直在试着改进静脉用药集中调配中心的工作流程,有医院尝试按照单药品汇总进仓。我们来了解一下按照批次汇总摆药进仓调配和按照单份医嘱进仓调配的利弊。

1. 按照批次汇总摆药进仓调配

优点:按照批次汇总摆药进仓调配,摆药速度大大提高。成品在仓内即核对,空瓶不出仓核对,特别是危害药品,减少对外环境的污染。

缺点:按照批次汇总摆药进仓调配时,按照输液标签再次分发,需要增加仓内调配前核对人员,核对后给调配人员进行调配。调配结束后没有篮筐把成品和空瓶一起送出仓,只在仓内进行成品核对,核对人员既要调配前核对又要出仓前成品核对,若人员配备不足容易应接不暇。

2. 按照单份医嘱进仓

优点:按《静脉用药集中调配质量管理规范》规定,按照单份医嘱摆药核对进仓出仓,按照此流程成品经过不同的人员核对,更容易检查出错误,提高成品的正确率。

缺点:按照单份医嘱摆药会有非常多的篮筐需要存放,同时仓内也需要比较大的场地来放置已准备好的篮筐,场地小就会显得拥挤不堪。与汇总进仓相比,摆药工作量增长好几倍。保洁工人也增加很多工作量,每天需要消毒清洗篮筐。

二、静脉用药集中调配中心的工作流程

静脉用药集中调配中心的工作流程是指临床医师开具静脉输液治疗处方或用药医嘱、用药医嘱信息传递、静脉用药集中调配中心接收、审方药师审核、打印、摆药贴签、核对、调配、成品核对分装、及时准确地配送至病区的全过程。

1. 临床医师开具处方或用药医嘱

医师依据对患者的诊断或治疗需要,遵循安全、有效、经济的合理用药原则,开具处方或用药医嘱,其信息应当完整、清晰。目前绝大多数医院均采用电子录入医嘱再下达至护士站。

2. 护士审核医嘱发送

护士站接收医生下达的医嘱,审核后发送至静脉用药集中调配中心。若是需要先皮试药品,则先发送皮试医嘱,待皮试通过后再发送医嘱至静脉用药集中调配中心。若皮试阳性,则反馈给开方医生重新开具医嘱,次日医院信息系统将医嘱自动发送至静脉用药集中调配中心。

3. 审方药师审核医嘱

审方药师逐一审核患者静脉输液处方或医嘱,目前很多医院信息系统配有审核软件系统,人工与系统结合审核,审核工作可以做得更加细致、严密。对处方或者医嘱存在错误的,应当及时与处方医师沟通,请其调整并记录。因病情需要的超剂量等特殊用药,医师应当再次签名确认。对用药错误或者不能保证成品输液质量的处方或医嘱应当拒绝调配。

药师审核确认后,按照药品特性如冷藏药品、危害药品、抗生素药品、肠外营养液等分类,按照用药批次进行标签打印,交代摆药药师进行摆药。

4. 摆药贴签、核对

药师拿到摆药汇总单,汇总拿药后按照标签分筐摆药。按照输液标签所列药品顺序摆药。根据药品性质、药品不同用药时间,按照批次将药品放置于不同颜色的塑料篮筐内。根据《静脉用药集中调配质量管理规范》规定,摆药时注意同一患者所用同一种药品的批号相同。摆药结束后由药师核对每一筐内药品与标签是否正确,确认无误后将标签整齐地贴在输液袋(瓶)上,但不得将药品名称、批次、有效期覆盖。核对完成后通过传递窗送入洁净操作间,按病区或药品码放于药架(车)上。

5. 静脉用药混合调配

在调配操作前 30min,启动洁净间及层流工作台净化系统,并确认其处于正常工作状态,检查操作间室温是否在 18～26℃,相对湿度是否在 40%～65%,普通调配间与危害药品调配

间的各环节压差是否符合规定,操作人员记录并签名。

　　洗手换鞋更衣后进入调配间,首先用蘸有 75％酒精的无纺布从上到下、从内到外擦拭层流台内部的各个部位。检查注射器包装完整性及效期是否合格。取出篮筐内的药品,扫描条码确认医嘱的有效性以决定是否调配。确认需要调配后,调配人员再次核对药品名称、规格、数量、有效期等准确性和药品的完好性,确认无误后按照无菌操作要求加药混合调配。调配结束后再次核对输液标签与所用药品的名称、规格、用量,准确无误后把调配好的成品输液和空瓶(或残余量)一并放入筐内通过传递窗传至仓外供检查者核对或者由核对人员在仓内进行核对。非整剂量和高危药品需要在输液标签上签名再次核对确认。每一批次药品调配结束后都要对操作台面进行清洁消毒。

　　静脉用药集中调配注意事项:①不得采用交叉调配。所谓交叉调配,是指同一操作台面上进行两组(袋、瓶)或两组以上静脉用药混合调配的操作流程。②选用合理容量的注射器。药液抽吸防止过满,10ml 注射器可抽吸至 8ml,20ml 注射器可抽吸至 15ml,30ml 注射器可抽吸至 25ml。③在调配过程中一次性注射器的使用时间也需要引起重视,因为在静脉用药集中调配中心调配药品比较集中,调配量大的医院有可能一人调配的品种较单一,注射器拆开使用时间容易超时;有学者经实验得出,注射器拆开使用时间不得超过 4h,在静脉用药集中调配中心一批次调配完成就会清理台面,注射器的使用时间基本较短,不可能超过 4h。④在调配过程中,输液出现异常或对药品配伍、操作程序有疑点时应当停止调配,报告负责药师查明原因,或与处方医师协商调整用药医嘱;发生调配错误时应当及时纠正,重新调配并记录。⑤危害药品及全肠外营养液(Total Parenteral Nutrition,TPN)的调配严格按照规定要求,调配后的废弃物按照流程处理(见 7.废弃物处理)。

6. 成品输液的核对、包装与发放

　　调配结束后成品输液从传递窗传出,药师进行核对:检查有无裂纹、有无沉淀、变色、异物等;进行挤压试验,观察有无漏液。按照输液标签内容逐项核对所用输液和空西林瓶与安瓿的药名、规格、用量是否相符。特别是核检非整剂量的用药剂量和标签是否相符。空瓶留在仓内的中心则由核对人员在仓内核对完成后出仓。

　　经核对合格的成品输液,用适宜的塑料袋包装,按病区分别整齐放置于有病区标记的密闭容器内。在危害药品的外包装上要有醒目的标记,例如贴上"剧"字标签。需要避光的输液套上黑色避光袋。将密闭容器封箱,由配送工人及时送至各病区,由病区护士启封容器后逐一清点核对。

7. 废弃物处理

　　静脉用药集中调配中心产生的废弃物有普通垃圾和医疗垃圾,其中医疗垃圾按照《医疗废弃物管理条例》《医疗卫生机构医疗废弃物管理办法》规定处理。针头及玻璃安瓿按照损伤性医疗废物处理,使用后的一次性使用医疗用品(如一次性手套、帽子、口罩、鞋套、治疗巾)及一次性医疗器械(如除去针尖的一次性灭菌注射器)视为感染性废物,按规定进行处理。废弃的危害药品及其调配残余液和危害药品的空瓶、废弃的一般药品都按照药物性废物处理。

8. 清场

　　静脉用药集中调配中心清场分为清洁及消毒,每日工作结束后应当及时清场,各种废弃物必须每天及时处理。每日工作结束后所有地面需要经消毒液擦洗后用清水洗净,凳椅、门框、门窗把手、塑料筐、不锈钢推车等用清水擦洗后酒精消毒。调配仓内四壁及顶每月擦洗消毒清洁一次。

典型案例——静脉输液问题

二维码 1-3
典型案例

_____

_____

_____

_____

_____

 参考文献

[1] 颜琪,陈克俭. 静脉药物配置中心护士与药师协调配合的体会[J]. 临床护理杂志,2006,5(5):65-66.

[2] 刘新春,米文杰,王锦宏. 静脉用药调配中心(室)教程[M]. 上海:复旦大学出版社,2014.

[3] 黄梅花,刘丹,陈运生. 配药注射器使用时间与细菌污染相关性研究[J]. 中华医院感染学杂志,2010,20
(19):2983-2984.

 课堂互动

医疗废弃物的分类有哪些?

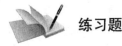 **练习题**

一、单选题

世界上第一个静脉用药集中调配中心建于   (   )

A. 中国   B. 英国   C. 意大利   D. 美国   E. 澳大利亚

二、填空题

1. 静脉用药集中调配中心英文缩写为_____。

2. 世界上第一个 PIVAS 建于_____年,地点在_____;中国第一个 PIVAS
   建于_____年,地点在_____。

3. 2010 年 4 月,卫生部制订《_____》,静脉用药集
   中调配有了规范的、权威的国家级质量标准和操作规范。

4. 药品进仓调配方式可以按照_____,还可以按照_____。

三、名词解释

静脉用药集中调配中心

四、简答题

1. 国内外静脉用药集中调配服务的发展方向。

2. 建立静脉用药集中调配中心的目的。

3.建立静脉用药集中调配中心的意义。

4.用流程图形式来详细说明静脉用药集中调配中心的工作流程。

5.简述医疗废弃物分类。

（陈　婷　上官盈盈）

第二章

静脉用药集中调配中心的建设

二维码 2-1
教学 PPT

 学习目标

1. 熟悉静脉用药集中调配中心的设置及人员调配。
2. 了解静脉用药集中调配中心的场地要求及设施。
3. 掌握静脉用药集中调配中心建设的过程。

第一节　静脉用药集中调配中心的设置及人员配备

一、静脉用药集中调配中心的设置

卫生部发布实施的《医疗机构药事管理规定》第二十八条规定：医疗机构要根据临床需要逐步建立全肠道外营养药物和肿瘤化疗药物等静脉用药集中调配中心，实行集中调配和供应。

《三级医院评审标准和细则》4.5.2.4 条"规范使用与管理肠道外营养疗法"中指出，有条件的医疗机构"按处方(医嘱)由药学部门集中配制肠道外营养注射剂，符合注射剂配制 GMP 规范要求"。

《静脉用药集中调配质量管理规范》第一章第三条规定：医疗机构采用集中调配和供应静脉用药的，应当设置静脉用药集中调配中心(室)(PIVAS)。肠道外营养液和(或)危害药品静脉用药必须实行集中调配和供应。

三级医疗机构可根据本医疗机构需求、具备的客观条件来设置静脉用药集中调配中心规模及调配的药物品种。可以分别设置门急诊、住院部静脉用药集中调配中心来调配相应的静脉用药，也可以设置一个综合的静脉用药集中调配中心同时调配门急诊及住院部的静脉用药，其中住院部的静脉用药可根据条件选择调配长期医嘱和(或)临时医嘱。可以根据场地大小及人员配备情况选择集中调配抗肿瘤化疗药物和全肠道外营养药物或调配本医疗机构所有的静脉用药。

理论上，大型静脉用药集中调配中心适用于 1500 张床位以上的三级医院：总面积为 600～1000m²，洁净间面积为 150～250m²，生物安全柜和水平层流操作台各 15～20 台。中型静脉用药集中调配中心适用于 1000～1500 张床位的三级医院：总面积为 350～600m²，洁净间面积为 100～150m²，生物安全柜和水平层流操作台各 8～12 台。小型静脉用药集中调配中心适用于 500～1000 张床位的三级或二级医院：总面积为 200～500m²，洁净间面积为 80～100m²，生物安全柜和水平层流操作台各 6～10 台。经济型静脉用药集中调配中心适用于 500 张床位以下的二级或二级以下医院：总面积为 150～250m²，洁净间面积为 60～100m²，生物安全柜和水平层流操作台共 4～6 台。若仅集中调配抗肿瘤化疗药物和全肠道外营养药物，可根据医院的实际情况来选择静脉用药集中调配中心的规模。

二、静脉用药集中调配中心的人员配备

(一)人员组成

大多数静脉用药集中调配中心的人员主要有药学专业技术人员、护理人员和工人。各类人员必须进行岗前培训，经考核合格后方能上岗。

1. 药学人员

静脉用药集中调配中心属于药学部门，因此药学专业技术人员是该部门的重要组成部分，部门负责人应由药学专业技术人员担任。《中华人民共和国药品管理法》和《医疗机构药事管理暂行规定》明确指出"非药学人员不得直接从事药剂技术工作"。

静脉用药集中调配中心的药学人员负责医生医嘱或处方用药合理性的药学审核，包括配伍禁忌、相互作用和稳定性等，监督管理药品储存条件、药品质量、药品数量等，记录各类相关数据、台账等。

2. 护理人员

长期以来，我国医疗机构的各种临床用药混合调配工作都是由护士在病区操作完成的，故护士具有熟练的药物调配技术。为适应现状，《静脉用药集中调配质量管理规范》第二章第六条也明确了"加药混合调配可由药学专业和(或)护理专业技术人员担任"，即护士可在静脉用药集中调配中心从事调配工作。在静脉用药集中调配中心的护理人员经药学培训合格后，掌握无菌调配基本常识，熟悉医院各类药物的基本理化特性和药理作用，能严格遵守无菌操作技术进行加药调配操作。早期成立的静脉用药集中调配中心为了充分节约人力成本，护理人员一般包括长期固定在静配中心的护理人员，以及从各个病区抽调协助调配的、在静脉用药集中调配中心临时参与加药调配 2h 左右的病区护理人员。

3. 工勤人员

为节约人力成本，降低药学人员的工作强度，静脉用药集中调配中心的一部分不涉及药学专业技能的工作可以由工勤人员来完成，例如将调配好的药品配送到所需部门、清洁打扫、药物拆包或拆零、工作间及用具的消毒等工作，因此工勤人员的工作也是至关重要的。

(二)人员配备数量

住院静脉用药集中调配中心的人员人数应根据各医疗机构的工作模式、工作时间、住院床位数、调配工作的覆盖量(门诊输液量、住院医嘱类型)以及具体的流程复杂程度来确定。早期药护人员混合的静配中心，一般 1000 张床位，满足正常工作时间输液的日调配量为 3000 份输液(包括长期医嘱与临时医嘱)，可配备药学人员 28 名、护理人员 12 名、工勤人员 12 名；早晨集中冲配强度较大时可以临时从病区抽调护理人员 25～30 人帮忙，配完后即回病区。各医疗机构可根据本单位实际运作情况适当增减人员，若工作范围仅覆盖住院患者长期医嘱的，可减少人员；若工作时间超出正常工作时间的，病区对住院患者临时医嘱配送时间有严格要求的则需增加人员。

另外,大部分静脉用药集中调配中心的工作时间比较特殊,早晨 6:00—9:00,下午12:00—14:00 是仓内工作的两个高峰时间,而 10:30—14:30 为仓外工作的高峰时间,静配中心的人员配备应该根据工作性质进行合理的弹性排班以充分利用部门内人力资源。

1. 静脉用药集中调配中心(室)负责人

副主任药师以上职称,本科及以上学历,具有一定组织管理和沟通能力,能独立工作,精通部门全部业务及临床专业知识。负责和指导部门全面工作,掌握并起草部门工作流程、岗位责任等工作制度,解决部门各类行政及药学专业问题。

2. 审方药师

主管药师以上职称,本科及以上学历,精通部门业务及部分临床专业知识,能独立工作。负责审方,利用药学专业知识对临床医嘱或处方的合理性提出建议,并与临床医护人员做好协调工作。审方药师一般通过培训考核或者岗位竞聘产生。有些医院因受人力限制,将静配中心审方药师的重点审核内容限定为肠外营养药物和危害药品医嘱。为了提高审方工作的科学性,已有医院将审方药师独立于静配中心,药学部门单独成立审方小组,对全院片剂、针剂等全部药物医嘱进行综合审核,审核好的静脉药物医嘱再输入到静脉用药集中调配中心进行后续操作。

3. 排药药师(士)

药学专业毕业,有药学专业技术职称,精通部门药学业务,能独立工作。掌握部门操作流程,做好排药、复核、调配工作。

4. 护士

护师以上职称,精通部门冲配药品流程及操作方法,能独立工作,做好分配给自己的工作,并配合药师工作。

5. 护士长

主管护师以上职称,具有一定管理能力,能独立工作,较精通部门业务,协助药学负责人做好部门工作,负责指导安排护士的各项工作。部分配备护理人员的静脉用药集中调配中心由药学负责人承担这一工作,不再设护士长。而许多新成立的静配中心由于药学人员直接参与药物冲配,不再配备护理人员,因而也不再设立护士长岗位。

6. 送药工人

初中及以上学历。在药学负责人、护士长的领导下,做好药品配送工作,要与各病房协调好,及时把需要的成品药送到病区,避免药品送错部门、避免遗失药品、避免与其他部门人员起争执。目前,有些医院将成品输液的配送直接外包给专业的后勤服务公司,如此合理分工,使得静脉用药集中调配中心的日常工作更加有序。

7. 内勤工人

初中及以上学历。在主任、护士长的领导下,负责药品拆包装、拆零工作,注意药品轻拿轻放,避免破损;认真打扫卫生,保持部门环境卫生;按照操作流程仔细清洗消毒等工作。

第二节 静脉用药集中调配中心的场地要求及设施配备

一、场地要求

根据卫生部《静脉用药集中调配质量管理规范》，静配中心不可以设置在地下夹层、地下室或者周边环境欠佳的区域。根据调配工作量和医疗机构具备的客观条件，一般住院床位为1000张的医疗机构，门急诊静脉用药集中调配中心的面积为 $50 \sim 100 m^2$，住院部静脉药物集中调配中心的面积为 $600 \sim 1000 m^2$。

二、设施配备

(一)建筑布局

按使用功能可以设置洁净区：危害药品调配间、肠外营养液调配间、普通药物调配间、抗生素调配间、洗衣间等；控制区：排药区、成品区、药品周转库；辅助区：药品和耗材库房、药品拆零拆包区、污物间；办公区：办公室、审方区；生活区：更衣室、休息室等。要严格按照人流物流分开，办公区、生活区和控制区、洁净区、辅助区分开这一原则。

(二)设施

静脉用药集中调配中心(室)应有相应的仪器和设备，保证静脉用药集中调配操作、成品质量和供应服务管理。仪器和设备的选型与安装，应符合易于清洗、消毒、便于操作、维修和保养原则。要求衡量器具准确，定期进行校正。

(1)净化设施：配备净化空调设备，根据 GMP 要求，洁净台为局部百级，调配间为万级，控制区包括排药区和成品核对区等为三十万级，一次更衣室为十万级，二次更衣室为万级，洗衣间为万级。

(2)洁净台：调配危害药品一般采用全排风的生物安全柜，垂直层流，相对负压。调配抗生素的洁净台一般为半排风的生物安全柜，垂直层流，相对负压。调配肠道营养液及普通静脉药物的水平层流净化工作台则相对正压。

(3)调配间：均采用彩钢板装修，墙体交界处采用圆弧工艺，无卫生死角，保证室内墙壁、天花板表面平整光洁，无积尘、霉斑等，易清洁消毒。调配间与成品区之间采用传递窗连接。调配间内需配备利器盒、振荡器、垃圾桶、不锈钢小车、药架、桌子(放置药物、无菌物品)等。

(4)一次更衣室(一更室)：装修工艺同调配间，一般配备有衣物挂钩、洗手池、拖把池、鞋柜、洗手液、垃圾桶等。

(5)二次更衣室(二更室)：装修工艺同调配间，一般配备有衣物挂钩、衣物柜(存放洁净服、灭菌口罩、灭菌帽等)。

(6)洗衣间：装修工艺同调配间，一般配备有洗衣机。

(7)排药区：货架、储药盒、药篮、排药车、桌椅、药品保存冰箱等。

(8)成品核对区：电脑、打印机、操作桌面、包装袋、送药转运箱、货架、储物柜等。

(9)审方打印区：电脑、打印机、书柜、桌椅、储物柜等。

(10)更衣室:衣柜。

(11)休息室:水槽、桌椅、微波炉、饮水机、生活柜、生活冰箱、床等。

(12)药品拆包装区:垃圾桶、操作桌椅等。

(13)监控系统:在进出口、操作区安装监控系统,发生问题时便于回溯查看真实情况。

第三节　静脉用药集中调配中心项目建设过程

一、论证

静脉用药集中调配中心项目改变了医疗机构长期以来的静脉输液调配模式,使得药品调配流程发生了重大改变,由此引发整个医、药、护工作者的工作流程发生相应改变,包括其他部门工作需积极跟进协助,如信息中心、设备总务库房等。为此,医疗机构将花费大量的人力、物力、财力和时间,而且一旦开始运作后就必须长期开展下去。同时,作为一个新兴项目,目前除了云南省、广东省等少数地区可以对这一项目收费外,其余地区均未能对此项目收费,在目前医疗资源、经费紧张的情况下,医疗机构开展此项目也承担了极大的压力和风险。因此在立项前的论证对于医疗机构来讲是至关重要的。是否开展此项目、开展此项目的理由、在哪里开展、何时开展、如何开展此项目等都是论证该项目时所要面对的问题,需要医疗机构相关负责人慎重思考并作出统筹安排。

建立静脉用药集中调配中心的意义及作用已在第一章进行了阐述,2010年卫生部也颁布了《静脉用药集中调配质量管理规范》,随后三级医疗机构等级评审标准中也对静脉用药集中调配提出了要求,可见开展该项目的重要性已得到了大家的认可和共识。2004年《美国药典》正式制定了全球第一个强制执行的针对无菌制剂调配标准的法规性条款。大量国内外文献也报道了全球范围内静脉用药集中调配中心的建设、管理、实施等内容,体现了该项目开展的实际意义及可行性。本着"全心全意为患者服务"的宗旨,在保障患者安全、有效使用静脉药物的前提下,医疗机构有责任根据本单位实际情况开展该项目。

如何开展该项目,各医疗机构可邀请主管的卫生行政部门人员、兄弟医院的药学专家、院感专家、静脉用药集中调配中心负责人等,采用现场查看、学科研讨等方式进行充分论证后,根据医院的等级、国家的规定、本身的需求及具备的客观条件来决定建设何种规模的静脉用药集中调配中心,既充分利用并合理调用现有医疗资源,又取得成效,从而实现开展本项目的效益最大化。一般医疗机构在实施该项目前需考虑以下几个方面:

(1)开展的范围:是针对门急诊的输液,还是针对病区静脉用药,还是两者均开展。对于病区而言,是全部病区开展,还是部分病区开展。

(2)药物品种的覆盖度:仅开展危害药品和肠道外静脉营养液,还是覆盖所有的静脉药物。

(3)处方或医嘱类型:门急诊处方及病区临时医嘱的多少存在不确定性,而病区的长期医嘱则相对稳定、可估算。

(4)场地的选择:根据前期的设想,确定场地的地点、大小。

(5)人员编制:全部由药学人员组成,还是由护理人员参与冲配工作。

（6）建设施工单位：由于静脉用药集中调配中心涉及洁净区域，需按照国家 GMP 标准建设，应审查建筑单位的资质，并选择合适的单位来承担此项目的建设。

一旦项目确定实施，就应该有计划、按步骤、分阶段、快速有效地开展。虽然静脉用药集中调配中心是一个药学新兴部门，但随着相关政府机构对该项目的认识逐步深入，通过药学人员的努力，该部门必将提升药学服务品质，得到大家的认可。

二、调研

是否开展静脉用药集中调配，需要在科学分析研究基础上进行决策。合适的项目可以合理配置现有医疗资源以适应本医疗机构的现状，并能长足发展。为此，在开展项目前，需进行调研，了解本医疗机构情况来决定如何开展项目，以确定项目开展后的模式及流程。

（1）各部门对开展此项目的认知度及认可度，尤其是需要争取护理部、总务科、信息科等科室的有效配合和支持。

（2）开展本项目可能的药物调配量，并细分到不同部门、不同时间段的调配量分配情况。通过某一时间段的全院医嘱调研，了解各部门长期医嘱、临时医嘱的比重，了解各个时间段，一般从早上 6:00 开始到晚上 20:00 的医嘱分布，以此作为最终决定静脉用药集中调配中心流程设计的依据。

（3）静脉药品品种、数量使用情况。

（4）本院医生的处方习惯以及临床护士给药习惯。如医生是否当日开具次日的长期医嘱；又如 BID（一日两次）的药物一般由护士来安排实际的给药时间。

（5）药品发放流程。根据临床用药特点，决定药品发放时间节点和流程。

（6）药品调剂模式。目前静脉用药集中调配中心的智能化程度也有较大的发展，各家医院需充分调研其必要性和可行性，决定本机构调剂的智能化程度。

（7）药品收费流程。目前有调配间外固定时间一次性收费和利用掌上电脑调配间内调配前一刻收费两种模式。前一种模式在固定时间点收费后，临床医生无法更改医嘱，只能在药品未冲配的情况下，通过退药退费、重开医嘱来操作，而之前更改医嘱产生的退药需在仓内逐份寻找，会增加工作量和差错。随着信息化程度的不断提高，目前新建的静脉用药集中调配中心多采用后一种模式。该模式有利于临床医生根据患者病情及时更改医嘱，极大地方便了临床医生的工作，同时利用掌上电脑逐份扫描收费时的提示也减少了手工逐份寻找作废医嘱或转科、转床医嘱的差错。

（8）信息系统支持情况。对各软件公司的静脉用药集中调配中心系统及相适应的合理用药软件进行比较、选择。

（9）人员配备情况，包括药学人员储备情况、护理人员支持情况。

（10）项目成本情况，包括前期投入及后期运行成本。

（11）其他医院调研。通过调研学习他人长处，预先克服他人存在的不足。

（12）最终提出静脉用药集中调配中心的软硬件要求，并结合上述调研结果确定中心开设的各阶段目标和计划。

充分调研是建设静脉用药集中调配中心的关键，此阶段的工作需要多到其他医院进行参观学习，并组织院内相关部门进行多次沟通协调。

三、硬件条件

完成调研后,充分考虑各因素,经过专业计算、评估,可初步确定静脉用药集中调配中心的形式与规模,并向医院提出较为具体的方案申请。目前也有一些专业的静脉用药集中调配中心建设的咨询管理公司可以提供全程服务。

(一)场地选择

(1)最好在一楼,周围环境清洁,不要靠近污染源,以保障静脉用药集中调配中心内部环境的洁净及利于洁净设备的保养。交通便利,方便物流快速配送,最好有专用的药物配送电梯。同时也要考虑地面承重问题。

(2)对于病区大楼较分散的医院,选择优势地点,如位于各病区中心区域,或病区相对集中区域,也可考虑位于对药品配送要求高的病区附近。若条件允许,可以在分散的病区分设小型调配中心,如有的医院单独在门诊输液室设立了小型调配中心。

(3)为合理利用资源,也可将静脉用药集中调配中心尽量建在病区药房附近甚至相邻。部分医疗机构在新建院区时,进行病区药房一体化建设,将普通病区药房与静脉用药集中调配中心合二为一,有效利用地理位置特点,实现二级药库及人力资源的共享。

(4)若考虑一个静脉用药集中调配中心同时负责门急诊输液的调配,则应有合适的地点及充分的物流方式配送门急诊药品,方便门急诊患者迅捷使用到药品。

(二)场地要求

(1)不得在地下室或半地下室。

(2)地面平整,不返潮,有上下水位点。

(3)根据选用洁净设备的数量及静脉用药使用情况考虑所选场地的承重情况。

(4)所选场地应保障人流、物流渠道通畅,保障项目建成后的人物流方向合理。

(5)所选场地最好为框架结构,选定区域内墙体均可拆除,便于内部区域的划分和设置。梁底层高不低于 3.5m,便于设置净化空调管道设备系统。

(6)所选场地房型较规则,东西或南北向至少有一侧距离大于 9.5m,以便于静脉用药集中调配中心的流程设计。

(7)应提供放置空调室外机位置,同时保障该区域可以使空调外机有效散热,且不可离空调室内机组太远。

(8)尽量在靠近洁净区位置提供机房面积,便于后期设施设备的管理和维护。

(9)所选场地还需考虑新风口和排风口位置的排布,使之可直接通外墙且新风口和排风口设计不可离得太近。

(三)对装饰材料的总要求

(1)表面平滑、耐磨、耐侵蚀。

(2)不吸湿,不湿透,不易长真菌。

(3)表面不易附着灰尘,易除去附着的灰尘。

(4)良好的热绝缘性,不易产生静电。

(5)容易加工,价格合理。

(6)符合消防要求。

(四)地面要求

(1)具备耐磨性、耐侵蚀(酸、碱、药)、防静电、防滑、可无接缝加工、易清扫等特点。为了防止产尘,与墙面与顶棚相比,地面耐磨更重要。

(2)控制区:可选用卷材板材地面,因其光滑耐磨,略有弹性,不易起尘,易清洗,施工简单;但卷材板材的缺点是易产生静电,紫外线灯照射易氧化。

(3)洁净区:可选用涂料地面,光滑耐磨、不易起尘、可冲洗,但忌重物拖,若基地处理不好,易卷起剥落。也有的医院认为卷材板材相比涂料地面在药品掉落时药瓶不容易破碎。洁净区内不安装地漏等。

(4)调配间有腐蚀的区域:可选用耐酸瓷板地面或玻璃钢地面。

(五)主要零部件和设备

1. 新风口

新风口也称室外采风装置,位于洁净系统的最始端,是进入新风的入口。新风口的地点设置相当重要,可直接影响系统空气处理设备负荷大小及过滤器寿命长短。

(1)新风口应设置在室外含尘浓度较低又变化不大的较干净的空气处。为避免空气中的含尘浓度受地面的影响,新风口的设置高度要比普通空调系统和通风系统的进风口高,至少要离地 3~4m,最好离地 5~15m。若新风口设置在屋面上,同样为避免屋面上灰尘的影响,应高出屋面 1m 以上。

(2)无论在水平还是垂直方向上新风口都要尽量远离或避开污染源。新风口应始终设置在污染源的上风侧。若附近有排风口,则应尽量设在排风口的上风侧并低于排风口。一般排风口比新风口至少要高于 2m。

(3)为避免风雨的影响,新风口处常设薄钢板制作的百叶窗(不使用木制),且应设置在容易清洗的地点,并应使进风口至新风密闭阀之间的管道距离尽量短且不拐弯,以免百叶窗上和管道内的积尘使新风含尘度波动太大。

(4)为了保证在系统停止运行时,减少室外空气对系统内污染,应在新风口安装新风密闭阀,密闭阀需用蜗杆调节,并尽可能使送风机与新风密闭阀连锁。

(5)新风口要求在合适的位置安装新风过滤网,并能方便地拆除清洗。

(6)新风口的空气流通净面积,可根据新风量及风速确定,风速可在 2~5m/s 间选取。

(7)为避免风雨或异物进入新风管道,新风口应安装防水百叶风口。

2. 排风口

净化空调系统中的排风口,是因生产工艺需要而设置的局部通风的排风口。

(1)由于局部通风的排风口往往是直接通到洁净室内的,因此排风口应设置防止室外空气倒灌的装置,如止回阀、密闭阀、中效以上过滤器直至高效过滤器,以及水浴密封池等,主要是防止在系统停止运行时,室外空气对系统内产生污染。

(2)排风口的空气流通净截面积,也可按风速来确定,一般不宜小于 1.5m/s。当然也不能太大,排风风速反映了出口动压损失。

(3)在排风风管的外露部分及排风口要考虑保温,防止在冬季,排出空气中的水蒸气因温度下降而在排气口附近风管中结露结霜。

(4)为避免风雨或异物进入排风管道,排风口需安装防水百叶风口。

3. 回风口

应设置过滤器(层),最好是中效过滤器(层),回风口速度应≤2m/s,走廊回风口速度应≤4m/s。若是有害物质,可在回风口设亚高效或高效过滤器。

4. 风道

风道是空气输送管路。用薄钢板或塑料板材制成的风道也称风管。风道是净化空调系统的重要组成部分,可使空气按照所需要的管路流动。风道在总造价中占有较大的比例。

(1)要求能有效、经济地输送空气。"有效":严密性好,不漏气;不易产尘、不污染;耐火、耐腐蚀、耐潮湿。"经济":材料价格低廉,施工方便;内表面光滑,具有较小的流动阻力以减少运行费用。

(2)净化风管建议采用镀锌薄钢板。根据要求和截面尺寸不同,钢板厚度为 0.5~1.5mm。净化空调系统内因增加了三道过滤器,系统的阻力几乎比一般空调系统大一倍,因此风道严密性尤为重要。用薄钢板制作的风道漏风系统,主要是风道咬口漏风和法兰间及法兰翻边漏风,根据实践经验,根据咬口在风道上的不同部位,可对风道的一些咬口形式作出推荐。此外,咬口处应用密封胶进行密封。

(3)对于排风系统的风道,其制作材料是随着输送气体的腐蚀性程度而定的。若采用涂刷防腐漆的钢板风道仍不能满足要求,则可用硬聚氯乙烯塑料板制作,截面可以选择矩形或圆形,其厚度为 3~8mm。

5. 管件和阀门

合理设置管件,正确选择风阀,使各段风管间保持合适的压力差,才能保证把洁净空气按照要求输送到各洁净室,并保证各洁净室维持所需的正压。而管件和风阀引起的局部阻力大大高于风道的沿程阻力。因此,在管路设计时,要慎重选择管件与风阀。

(1)管件:主要有弯头、渐扩管、减缩管、三通管及四通管等。在风管布置时,要尽量减少这些管件的局部阻力。如弯管的中心曲率半径不要小于其风管直径(或矩形风管边长),一般采用 1.25 倍直径(或矩形风管边长)。大断面风管,可在管内加导流片,以减少阻力。矩形风管的三通要顺气流弯曲分流,支管同样应考虑一定的曲率半径,若非要 90°直角分流,须在弯头内加导流片。

(2)阀门:开关阀(如新风密封阀或排风密封阀)起开关作用,要求全开时阻力小、全关时密闭性能好。经常调节阀(如在送、回风管栅安装阀门)使系统不因三级过滤器积尘或更新造成新风量过大波动。一次调节阀(如蝶阀、三通调节阀、多叶阀、插板阀)是使系统和各支风管段达到设计风量的调节阀,起到一种增加阻力的作用,要求阀门调节后位置不变。

6. 过滤器

(1)初效、中效过滤器有平板式、袋式、折叠式等几种形式,应尽量选用过滤面积大的。
(2)高中效过滤器有袋式、大管式、折叠式等几种形式。
(3)亚高效过滤器有滤管式和折叠式两种,前者属低阻力型。
(4)高效过滤器都是折叠式,但分为有分隔板和无分隔板两种。

四、设计

静脉用药集中调配中心的设计应由专业的、有相关部门认定设计资质的并具有一定经验的设计单位来承担。设计时应提供详尽的平面图,并充分考虑水暖设备、各类管线与网线的铺设、人物流的走向、各类硬件设施的大小、合适的软件系统等。

(一)设计要求

根据《静脉用药集中调配质量管理规范》,目前国内静脉用药集中调配中心的设计有以下几个重点:

(1)总体区域设计布局、功能室的设置和面积应与工作量相适应。

(2)要保证洁净区、辅助工作区和生活区的划分,保证人流和物流的合理流向、衔接与管理。

(3)不同洁净级别区域间应有防止交叉污染的相应设施。

(4)根据药物性质分别建立不同的送、排(回)风系统。

(5)有关洁净室的设计应符合国家标准《洁净厂房设计规范》(GB 50073－2001)、《洁净室施工及验收规范》。空气中洁净度等级划分具有代表性的标准有国际标准化组织颁布的 ISO 14611-1 标准、GMP(《药品生产质量管理规范》2010 版)等。

《药品生产质量管理规范(2010 年修订)》(新版 GMP)于 2011 年 3 月 1 日起施行。新版 GMP 采用了欧盟和 WHO 最新的 A、B、C、D 分级标准,并对无菌药品生产的洁净度级别提出了非常具体的要求。

新版 GMP A 区与 1998 版 GMP 中的百级相似,B 区与 1998 版 GMP 中的相关规定相差很大,它分为静态百级和动态万级。而我国的 GMP 只要求百级在万级的背景区域内。

新旧版 GMP 区别:在新版 GMP 中,A 区的动态、静态以及 B 区的静态都要求为百级,但其含义不同,A 区的百级是有其单向流的要求,而 B 区的百级则无此要求。对于百级区(A 区)单向流的流速,新版 GMP 的标准是 0.45％±20％,1998 版 GMP 的规定是 0.2～0.5m/s。基于不同房间压力不同,新版 GMP 要求相邻不同房间级别的压差为不低于 10Pa,而 1998 版 GMP 要求不低于 5Pa。对于微生物的监控和取样标准也有不同。

由于目前采用的《静脉用药集中调配质量管理规范》于 2010 年出台,至今还没有新的规范出台,其中关于洁净级别的要求仍采用 1998 版 GMP,因此在下文中的洁净级别也仍采用 1998 版 GMP 的要求,但新建的静脉用药集中调配中心可根据新版 GMP 要求进行筹备,以适应未来社会发展的要求。

(二)区域设置

静脉用药集中调配中心应根据场地大小、性状合理安排各区域,为后期水暖及网线的铺设提供依据。

1. 排药区

功能:分类摆放已拆除外包装的输液、注射用药品等,不允许带有外包装的药品进入,为需要调配的药品做好准备工作。有些医疗机构为了保障危害药品的安全性,在排药区保留该类药品的最小外包装。洁净级别要求:无洁净级别,作为控制区域加强管理。

2. 审方打印区

功能:审核医生开具的处方或医嘱,确保药品的相容性、稳定性及合理性,打印成输液标签。一般医疗机构审方后同时进行药品批次的划分。洁净级别要求:无洁净级别,作为控制区域加强管理。

3. 成品核对区

功能：核对已调配完成的药品，确认药品的种类、剂量无误，保证输液外观无沉淀、异物、变色、渗漏等现象。有些医院要求每一份调配好后的成品输液连同调配后的空安瓿或西林瓶（除细胞毒、抗生素药物外）一起经传递窗送出进行成品核对。成品核对后根据病房分布进行封箱外送。洁净级别要求：无洁净级别，作为控制区域加强管理。

4. 一次更衣室

功能：洗手，一次更衣、换鞋，戴无菌帽、口罩等，调配间内的洁具和拖把池一般也放在一次更衣室内。洁净级别要求：十万级。

5. 洗衣间

功能：清洗调配间内使用的洁净服，存放洁净区内清洁用具。洁净级别要求：十万级。

6. 二次更衣室

功能：换洁净服、戴手套、再次手消毒等。洁净级别要求：万级。

7. 调配间

功能：放置洁净工作台，进行静脉用药调配工作及核对调配后的空安瓿或西林瓶（部分医院在仓内完成）。洁净级别要求：万级。

8. 二级药库

功能：存储静脉用药集中调配中心需要使用的药品。一般与中心药房平级。可将药品拆包装、拆零处设置在二级药库，靠近排药区，方便药品进出。洁净级别要求：无洁净级别。

9. 阴凉库

功能：储存要求储存温度在20℃以下的药品。洁净级别要求：无洁净级别，作为控制区域加强管理。

10. 空调机房

功能：存放净化设备所需的空调机组。洁净级别要求：无洁净级别，作为控制区域加强管理。

11. 更衣休息室

功能：更换工作服，工作闲暇时间小憩，放松精神。洁净级别要求：无洁净级别，作为控制区域加强管理。

12. 会议培训室

功能：开部门会议，讨论部门事务，开展部门业务学习。洁净级别要求：无洁净级别，作为控制区域加强管理。

13. 清洗间

功能：清洗药筐、药篮等。洁净级别要求：无洁净级别，作为控制区域加强管理。

14. 洗浴、卫生间

由于静脉用药集中调配中心（室）人员较多，且进出需更换工作服，因此有必要在非控制区设立洗浴及卫生间，以控制区域尘埃粒子，解决工作人员日常需求，从而提高工作效率。洗浴、卫生间一般都放在静脉用药集中调配中心之外。

（三） 软件系统

很多专业软件公司、制药企业的软件部门或本单位信息中心都针对静脉用药集中调配中心的工作需求开发了相应的软件。目前大部分软件系统的框架相似，关键在于能否根据本单位的实际运行需求来进行后期的改善及维护。在选择过程中应考虑与医院原有信息系统的数据对接是否存在问题。相对来说同一公司的软件在数据共享方面具有较好的优势。选择好软件公司以后,静脉用药集中调配中心可将日常工作中的新发现、新需求与软件公司、信息部门以及医院进行积极、良好的沟通,从而提升软件开发优化效率。

五、工程建设

静脉用药集中调配中心(室)工程施工安装应符合《静脉用药集中调配质量管理规范》及推荐的验收标准。安装过程中,每一道工序应验收合格后方可进行下一道工序。在施工过程中应关注并认真检查验收的工序有通风管道系统、空调系统、水电、维护、吊顶结构、地面等。

工程施工完毕后,建设施工单位需提供工程竣工图、使用维护说明及相应材料的保修单、联系电话等,部分技术参数指标应由具备相关资质的第三方单位如药检所、防疫站、技监局等进行测试。

为了保证施工方在计划之内完成静脉用药集中调配中心,药学部门可以安排专门的药师进行现场沟通、协调。

六、验收

2010 年,卫生部正式出台了《静脉用药集中调配质量管理规范》及推荐的验收标准。各地区也据此相应出台了适用于本地区的验收细则。浙江省在 2012 年组织了静脉用药集中调配中心的专业验收,主要包括工程验收、净化验收、院感以及浙江省医院药事管理办法等。

申报流程:已设置静脉用药集中调配中心的医疗机构可根据实际情况向相关部门(一般为本地区卫生行政部门)进行申报,并提供相应申报资料申请验收。卫生行政部门组织具有资质的专家按照"验收标准"进行现场检查验收,提出书面报告。卫生行政相关负责部门进行审核批准。验收一旦通过,相关负责机构颁发《静脉用药集中调配中心(室)合格证》。

拟验收的静脉用药集中调配中心(室)应具备的条件:设计合理;具有合适的室内外环境、房屋、设施和仪器设备;配备符合规定的技术人员。

拟验收的静脉用药集中调配中心(室)需提交的资料:申请表、自查报告、设计图纸、人员组成说明、设备仪器目录、各类管理文件等。

典型案例——开封儿童医院静脉用药集中调配中心验收体会

二维码 2-2
典型案例

参考文献

[1]刘新春,高海青.静脉药物配置中心与静脉药物治疗[M].北京:人民卫生出版社,2006.

[2]刘新春,米文杰,马亚兵.静脉药物配置中心临床服务与疑难精解[M].北京:人民卫生出版社,2009.

[3]蔡卫民,袁克俭.静脉药物配置中心实用手册[M].北京:中国医药科技出版社,2009.

[4]卢来春,傅若秋,赵艳艳,等.我院静脉药物配置中心的建立及运行效果探讨[J].中国药房,2010,21(13):1189-1190.

[5]刘筑,谭可.分散式静脉用药集中调配中心的实践与创新[J].中国药业,2014,23(1):59-60.

[6]余炜,陈秀英,林海燕,等.本院静脉药物配置中心的建设和实践体会[J].中国实用医药,2009,4(26):224-226.

[7]王向东,赖曼娜,郭树科,等.某综合医院静脉用药集中调配中心工作模式的建设与思考[J].今日药学,2012,22(3):185-188.

[8]程晓军,王剑峰,石萍.我院静脉用药集中调配中心运行中关键环节的思考[J].基层医学论坛增刊,2010,14(S1):114-115.

[9]张健,李岚,陆晓彤,等.静脉药物配置中心的建设与实施[J].中国药师,2003,6(8):481-482.

[10]孟凡堰,陈兴锦,韩兴权,等.关于基层医疗卫生机构建立静脉药物配置中心的思考和建议[J].中国药房,2010,21(44):4212-4214.

[11]傅若秋,孟德胜,卢来春.关于静脉药物配置中心建立与运行的几个关键问题的思考和建议[J].中国药房,2010,21(13):1191-1192.

[12]马亚兵,刘新春,米文杰,等.对医院建立静脉药物配置中心设计标准的探讨[J].医院管理杂志,2006,2(12):812-814.

[13]龚婷,郭韧,吴翠芳,等.静脉用药集中调配中心的建设与收费标准探讨[J].药品评价,2012,9(14):38-40.

[14]朱慧娟.开封儿童医院静脉用药调配中心验收体会[J].中国药事.2014,28(4):423-426.

课堂互动

医院开设静脉用药集中调配中心需要考虑哪些方面?

练习题

一、单选题

1.静脉用药集中调配中心的建设需符合哪个标准　　　　　　　　　　　　　　　　(　　)

  A. GMP　　　　B. GSP　　　　　C. GCP　　　　　D. GLP　　　　　E. GAP

2.静脉用药集中调配中心是否可以建设于地下室、半地下室中　　　　　　　　　(　　)

  A. 不能　　　B. 可以　　　　C. 视医院实际情况而定

  D. 规范中无此方面规定　　　E. 地下室可以,半地下室不可以

3.调配肠道营养液及普通静脉药物的净化工作台需符合哪种规格　　　　　　　　(　　)

  A. 垂直层流,相对负压　　　　B. 水平层流,相对负压

　　C. 垂直层流,相对正压　　　　　　D. 水平层流,相对正压　　　　　E. 以上均可

4. 调配危害药品一般采用全排风的生物安全柜,需符合哪种规格　　　　　　　　（　　　）

　　A. 垂直层流,相对负压　　　　　　B. 水平层流,相对负压

　　C. 垂直层流,相对正压　　　　　　D. 水平层流,相对正压　　　　　E. 以上均可

5. 一次更衣室主要有哪项功能　　　　　　　　　　　　　　　　　　　　　　　（　　　）

　　A. 洗手　　　　B. 戴手套　　　　C. 戴口罩　　　　D. 穿洁净服　　　　E. 戴帽子

6. 操作区的净化级别为　　　　　　　　　　　　　　　　　　　　　　　　　　（　　　）

　　A. 十万级　　　B. 万级　　　　C. 三十万级　　　　D. 百级　　　　E. 十级

7. 二次更衣室主要有哪项功能　　　　　　　　　　　　　　　　　　　　　　　（　　　）

　　A. 洗手　　　　B. 戴手套　　　　C. 换鞋　　　　D. 脱外套　　　　E. 换工作服

8. 静配中心场所不得建在以下哪个位置　　　　　　　　　　　　　　　　　　　（　　　）

　　A. 地下室或者半地下室　　　　B. 周边有污染的河流　　　　C. 化粪池

　　D. 污染的地下水　　　　E. 以上都是

9. 危害药品要求的调配室、二次更衣室、一次更衣室中的压强分别是　　　　　　（　　　）

　　A. 负、正、负　　B. 负、负、负　　C. 正、负、负　　D. 负、负、正　　E. 负、正、正

10. 一次更衣室、二次更衣室、层流操作台的洁净级别要求分别为　　　　　　　　（　　　）

　　A. 十万、十万级、万级　　　　　　B. 三十万、万级、百级

　　C. 百级、十万、三十万级　　　　　D. 十万、万级、万级

　　E. 十万、万级、百级

11. 危害药品要求的调配室、二次更衣室、一次更衣室中的压强大小关系是　　　（　　　）

　　A. 调配间＞二次更衣室＞一次更衣室　　　　B. 调配间＜二次更衣室＜一次更衣室

　　C. 调配间＜二次更衣室＞一次更衣室　　　　D. 调配间＞二次更衣室＜一次更衣室

　　E. 调配间≥二次更衣室≥一次更衣室

二、填空题

1. 净化级别,根据 GMP 要求,调配间为_____级,净化台为_____级,控制区包括排药区和成品核对区等为_____级,一更为_____级,二更为_____级,洗衣间为_____级。

2. 大多数静脉用药集中调配中心的人员主要有_____、_____和_____。

3. 静脉用药集中调配中心(室)总体区域设计布局、功能室的设置和面积应当与_____相适应,并能保证_____、_____和_____的划分,不同区域之间的_____出入走向合理,不同洁净级别区域间应当有防止_____的相应设施。

4. 从事静脉药物调配的技术人员应具有_____或以上学历,并经相应的_____,具有丰富的基础理论知识和一定的实际操作技能。

三、综合题

根据静脉用药集中调配中心工作岗位的不同,其工作人员组成如何,分别负责什么工作,学历职称要求如何?

（李亚芳　王　刚）

第三章

无菌操作技术

学习目标

1. 掌握无菌操作技术的基本要求。
2. 熟悉层流净化工作台与生物安全柜的工作原理、使用方法。
3. 了解常用消毒灭菌方法。

第一节　无菌调配设备的原理、使用及维护

一、层流净化工作台

无菌静脉药物调配需要在层流净化工作台内完成，无菌物品需要放置在层流净化工作台内，因此层流净化工作台是静脉用药集中调配中心内最重要的净化设备之一。层流净化工作台根据气流方向的不同可分为水平层流净化工作台（horizontal laminar flow cabinet，HLFC）和垂直层流净化工作台两种。其中水平层流净化工作台是一种通用性较强的局部洁净工作台，广泛用于电子、国防、精密仪器、仪表、制药等领域。而垂直层流净化工作台广泛应用于需要局部洁净的区域，如实验室、生物制药、光电、微电子、硬盘制造等领域。垂直层流净化工作台洁净度高，具有连接成装配生产线、低噪声、可移动性等优点。各医疗机构可根据所调配的药品特性的不同而选择不同的层流工作台。大多数静脉用药集中调配中心常选用水平层流净化工作台作为普通静脉用药的操作台。

目前，最通用的洁净层流系统的国家标准为美国联邦标准 209E，但它是一个洁净环境下的洁净度标准，而不是针对层流净化工作台的标准。其他类似的国际标准有 BS 5295、AS 1386、VDI 2083 和 ISO 14664。其中澳大利亚标准 AS 1386.5 是相对较为理想的适用于静脉用药调配特点的水平层流净化工作台标准。

(一)层流净化工作台的工作原理及作用

1. 工作原理

将室内空气经初效过滤器初滤，由离心风机压入静压箱，再经高效空气过滤器精滤，该洁净气流从一定的均匀的断面风速通过无菌区，从而形成无尘无菌的高洁净度工作环境，最终达到局部百级的操作环境(图 3-1)。

2. 作用

柜内保持正压状态,为工作区域提供已净化的空气;防止水平层流净化工作台外空气进入工作区域;清除工作区域中人和物料带入的微粒。而在层流净化工作台的百级环境下,直径大于 $0.5\mu m$ 的微粒不超过100 个。

图 3-1　层流净化工作台的工作原理

(二)理想的、适用于静脉用药集中调配中心的水平层流净化工作台应具有的条件

(1)具备独立的风机、高效过滤器、适合的工作区域。不与其他的空气循环系统相连接。该风机系统有连续可调风量,从而使净化台工作区域送风风速始终处于理想状态。

(2)新风补充应从工作台顶部进入,并经过初效过滤器(其过滤效率为 20%、可清洗、可更换)的过滤,滤除空气中较大的尘埃粒子。经过初滤的新风再经过高效过滤器送至水平层流净化工作台的工作区域,从而延长高效过滤器使用寿命。

(3)应采用光滑、耐腐蚀、抗氧化、易清洁的材料制成。工作区域的接缝处应具良好的密封性以避免进入液体。不锈钢材料是较理想的制作工作台面的材料。

(4)应有足够高的工作空间,以便于全肠外营养液的调配。理想的工作高度为 76cm,以实现液体的重力转移。

(5)水平层流净化工作台有不同的外形尺寸,长度为 1～2m 不等。为了节省净化空间,国内一般选用工作台面长度为 1.8m 左右的水平层流净化工作台,方便 2 人同时操作。

(6)工作台支撑架应为敞开式的,使室内空气流通,不易造成死角。同时能随时移动,便于定时清洁及维护。

(7)为方便核对药品及调配,工作区域应有足够的照明强度,应配备紫外线灭菌灯,操作面板应有启用及控制装置。

(8)噪声越低越好,避免操作者的人身伤害。

(三)水平层流净化工作台使用方法

(1)工作台内保持正压,主要用于调配对调配人员没有危害的普通药物,如电解质、全肠外营养液、中成药等。

(2)工作人员在工作区域进行操作,层流空气就会产生紊流。需正确了解并利用洁净气流的走向,用标准的无菌调配技术进行操作。水平层流净化工作台送出的空气经高效过滤器过滤后,可滤除 99.99% 的直径为 $0.3\mu m$ 以上的微粒,保障了空气正确的流向和流速。

二维码 3-2 微课视频 水平层流 工作台使用方法

(3)水平层流净化工作台应摆放于洁净间内高效送风口的正下方,洁净间内的空气经高效过滤器过滤后被水平层流净化工作台吸入,再经过一层高效过滤器过滤后送到水平层流净化工作台的工作区域,从而保障水平层流净化工作台内的气流是经过两层高效过滤后的最净化的空气,同时也降低了高效过滤器的损耗。

(4)带有脚轮的工作台,安放定位后必须将箱体下 4 只支撑脚调至平稳,以减少噪声及振动现象。

(5)最好全天 24h 运转水平层流净化工作台,或最少在操作前提前半小时启动机器,从而保障工作区域局部百级的环境。使用时先打开风机开关,同时进行紫外线灯消毒,30min 后关闭灭菌开关即可使用。工作期间无须临时关闭水平层流净化工作台。

(6)各类物品应正确放置在水平层流净化工作台内。水平层流净化工作台分为 3 个区域。内区:最洁净区域,是最靠近高效过滤器的区域,距高效过滤器 10~15cm,可放置已打开的安瓿、已开包装的无菌物品、已消毒的小件物品;工作区:工作台的中央部位,为调配操作区域;外区:从操作台外缘向内 15~20cm 的区域,可放置有外包装的注射器和其他带包装的未经消毒的物品。

(7)避免在工作台上放置过多的用品,大件物品(如输液袋)之间的摆放距离约为 15cm,小件物品(如安瓿、西林瓶等)之间的摆放距离约为 5cm。下游物品与上游物品的距离应大于上游物品直径的 3 倍。

(8)所有的操作应在离工作台边缘 10~15cm 处内进行,避免物体放置过于靠近工作台边缘。工作台边缘区域是万级空气与百级空气的交汇处,若操作太靠近此区域,则无法充分利用水平层流净化工作台的局部百级环境,存在被污染隐患。

(9)每天开始操作前,用 75% 酒精仔细擦拭工作区域的顶部、两侧及台面,顺序为从上到下,从里到外。

(10)物料放入工作区域前,应用 75% 酒精棉签、棉球擦拭或 75% 酒精喷壶喷洒其整个外表,避免带入微粒及微生物。

(11)在调配过程中,每完成一袋输液调配后,清理工作台上的废弃物,用 75% 酒精消毒台面及双手。

(12)操作时,随时保持"开放窗口"。工作台面上的无菌物品或调配操作时的关键部位需享受到最洁净的气流,也就是该无菌物品或关键部位与高效过滤器之间应无任何物体阻碍(见图 3-2A)。不要把手腕或胳膊放置在操作台面上,不要把手放置在所调配物品的洁净空气的上游(即"闭合窗口",见图 3-2B)。

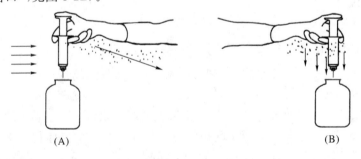

(A)   (B)

图 3-2 "开放窗口"(A)与"闭合窗口"(B)

(13)每天操作完成后,彻底清场,先用清水擦拭,再用 75% 酒精擦拭消毒。

(14)当工作台初次使用或长时间停用再次使用时,应先用湿清洁巾多次擦拭去除表面浮尘,确认无尘后再用 75% 酒精喷在医用纱布上对操作区、内壁板、不锈钢网板及台面进行擦拭消毒。

(15)在调配、清洁、消毒时,酒精只能喷在医用纱布上,千万不能把酒精喷在不锈钢网板上,因为网板内有高效过滤器。避免任何液体溅入高效过滤器而造成高效过滤器破损及真菌滋生。

（16）安瓿用砂轮切割后或西林瓶外盖打开后,用75％酒精喷拭消毒去除微粒。打开针剂时不能朝向高效过滤器,避免药液污染高效过滤器。

（17）应严格遵守无菌操作规则,严格避免用手接触无菌部位。避免在洁净间内进行剧烈动作,避免在调配药物时咳嗽、打喷嚏或说话。

（18）在确保没有人员在场的情况下,开启紫外线灭菌灯。

（19）每周做一次沉降菌监测。方法是将培养皿打开,放置于工作状态下的水平层流净化工作台面上30min,封盖后进行细菌培养并计数菌落。

二维码 3-3
微课视频
沉降菌监测

（四）维护和保养

层流水平工作台是较为精密的仪器,如果使用、维护得当,可取得良好的效果并能延长使用寿命。建议由专业或具备资质的厂家完成定期维护并检测无菌调配设备的各项指标,每年至少1次。测试指标包括空气微粒计数、沉降菌计数、送风风速、邻苯二甲酸辛酯（DOP）法高效过滤器检漏测试、照度测试、噪声测试等。同时记录并签字。

（1）外观检查:检查仪器的总开关、接头、各旋钮是否正常,开机检查各指示灯、指示器是否正常,各个通风口是否通畅,各系统是否正常运行,设备表面是否清洁,及时清除锈迹。

（2）初效过滤器的维护:至少每3个月清洗一次。

（3）中效过滤器的维护:可影响高效过滤器的使用寿命。其无纺布滤料可拆洗,若有积尘或药液溅入,应先放入清水中浸泡,平整挤压,不可搓捏,再放入略高于常温肥皂水中浸泡,再平整挤压数次后用清水洗净,晾干后可安装继续使用。若无纺布滤料有损伤则需要更换。中效过滤器根据使用情况需要定期更换,一般半年可更换一次。

（4）高效过滤器的维护:高效过滤器有一定的使用寿命。随着使用时间的增加,高效过滤器内部积累的尘粒增加,导致阻力增加、风速减小,若风速减小到设备要求的数值以下时,则需要更换。此外,若高效过滤器的滤芯有损伤或密闭不严造成渗漏时,需更换或补漏。高效过滤器只能进行更换,不可清洗。高效过滤器一般1年应更换一次。废弃的高效过滤器应由厚塑料布包裹后焚烧处理。

（5）电动机、电器部分的维护:需要厂家完成。

二、生物安全柜

（一）生物安全柜的工作原理与组成

生物安全柜（biological safety cabinet,BSC）广泛应用于医药、临床、微生物实验室。它依靠合理的高效过滤膜和气流模式,在创造一个百级层流洁净环境的同时,实现安全防护隔离,保护操作者、样品和环境,使其避免暴露于操作过程中可能产生的感染性气溶胶和溅出物。其原理是将柜内空气向外抽吸,使柜内保持负压状态,通过垂直气流来保护工作人员;外界空气经高效过滤器过滤后进入安全柜内,从而避免样品被污染;柜内的空气也需经过高效过滤器过滤后再排放到大气中,以此保护环境。生物安全柜的核心质量指标是:①高效过滤膜的性能;②安全柜的柜体结构和气密性;③生物安全柜的防泄露测试;④优化的气流流速和优良的风机;⑤必不可少的报警功能。

目前生物安全柜检测的主要标准和依据是:

(1)美国 NSF/ANSI 49—2002《Class Ⅱ(Laminar Flow) Biosafety Cabinetry》。

(2)欧盟 EN 12469:2000《Biotechnology-Peformance Criteria for Microbiological Safety Cabinets》。

(3)JG 170—2005 中华人民共和国建筑工业行业标准《生物安全柜》。

(4)YY 0569—2005 中华人民共和国医药行业标准《生物安全柜》。

近年来,生物安全柜的设计也在逐步改进。首先是在排风系统增加了高效过滤器,它能够有效地截留所有已知传染因子,并确保从安全柜中排出的是完全不含微生物的空气。对于直径为 0.3μm 的颗粒,高效过滤器可以截留 99.97%,而对于更大或更小的颗粒则可以截留 99.99%。另一个改进则是实验对象保护,也就是将经高效过滤器过滤的空气输送到工作台面上,保证工作台面上的物品不受污染。

生物安全柜由箱体、风机系统、过滤器、排气管道及电器控制系统组成。

1. 风机系统

风机系统控制风量,维持恒定气流流速。

2. 过滤器

过滤器起到过滤细菌和灰尘颗粒的作用。目前常采用的是对 0.3μm 尘埃粒子截留效率为 99.99% 的高效过滤器,以及截留效率为 99.9998% 的超高效过滤器。后者可提供相当于 ISO3 级的洁净度,有更佳的过滤效率、更紧密的结构和更大的单位过滤面积。

3. 控制和警报系统

安全柜的控制系统用于监控生物安全柜的各项操作数值,可及时发现任何故障和误操作,并通过声光报警通知用户采取措施,自动采取相应的连锁安全措施。系统带有温度补偿功能的流速传感器,可以测定真实的气流流速,包括进气流、下沉气流和外排气流(B2);LED 液晶显示屏实时显示气流流速/流量。

(二)生物安全柜的分类、原理、特点

生物安全柜根据气流及隔离屏障设计结构分为 Ⅰ、Ⅱ、Ⅲ 三个等级,以满足不同的生物研究和防疫要求。其中 Ⅱ 级生物安全柜根据入口气流风速、排气方式及排放气流占系统总流量的比例、循环方式及内部设计结构,分为 A1、A2(原 B3 型)、B1、B2 四种类型。

1. Ⅰ 级生物安全柜

可保护工作人员和环境,也可用于操作放射性核素和挥发性有毒化学品,但由于未灭菌的房间空气通过生物安全柜正面的开口处直接吹到工作台面上,因此不保护样品。Ⅰ 级生物安全柜本身无风机,依赖外接通风管的风机带动气流,房间空气从前面的开口处以 0.38m/s 的低速度进入安全柜,该负压气流经过工作台表面,经高效过滤器过滤后由排风管排出安全柜。虽然保证对生物危险度等级为 1、2 和 3 级的病原体操作具有生物安全,但由于不能保护柜内样品,目前已较少使用。

2. Ⅱ 级生物安全柜

Ⅱ 级生物安全柜是目前应用最为广泛的柜型,对生物危险度等级为 1、2 和 3 级的病原体实施操作的人员、样品及环境进行保护。在使用正压防护服的条件下,Ⅱ 级生物安全柜可用于操作危险度为 4 级的感染性物质。与 Ⅰ 级生物安全柜的不同之处在于,它只让经过高效过滤器过滤的(无菌的)空气流过工作台面。

(1)A 型生物安全柜

A 型生物安全柜的结构原理是:内置风机将房间空气(供给空气)经前面的开口引入安全柜内,并进入前面的进风格栅。供气先通过供风高效过滤器,再向下流动通过工作台面。空气在向下流动到距工作台面 6～18cm 处分开,其中一半会通过前面的排风格栅,另一半则通过后面的排风格栅排出。这样向下的气流迅速带走所有在工作台面形成的气溶胶,并经两组排风格栅排出,从而保护实验对象。气流接着通过后面的压力通风系统到达位于安全柜顶部、介于供风和排风过滤器之间的空间。由于过滤器大小不同,约 70％的空气将经过供风高效过滤器重新返回到生物安全柜内的操作区域,而剩余的 30％则经过排风过滤器进入房间内或被排到外面。

1)A1 型生物安全柜

①前窗气流速度最小量或测量平均值应至少为 0.38m/s;

②70％的气体通过高效过滤器再循环至工作区,30％的气体通过排气口过滤排除;

③下降气流为安全柜部分流入气流和部分下降气流的混合气体,经高效过滤器过滤后送至工作区域;

④污染气流经高效过滤器过滤后可以排到实验室或通过排风管道排到大气中;

⑤安全柜内的污染部位可处于正压状态,并且这些正压区域可以没有负压区域包围;

⑥不能用于挥发性有毒化学品和挥发性放射性核素的实验。

2)A2 型(原 B3 型)生物安全柜

①前窗气流速度测量平均值应至少为 0.5m/s;

②70％的气体通过高效过滤器再循环至工作区,30％的气体通过排气口过滤排除;

③下降气流为安全柜部分流入气流和部分下降气流的混合气体,经高效过滤器过滤后送至工作区域;

④污染气流经高效过滤器过滤后可以排到实验室或通过排风管道排到大气中;

⑤安全柜内所有污染部位均处于负压状态或被负压通道和压力通风系统环绕;

⑥用于以少量挥发性有毒化学品和痕量放射性核素为辅助剂的微生物实验,使用时必须保证所连接的排风系统严密。

(2)B 型生物安全柜

B 型生物安全柜为连接排气系统的安全柜。连接安全柜排气导管的风机连接紧急供应电源,使得机器在断电下仍口保持安全柜负压,以免危险气体泄漏入实验室。其前窗气流速度测量平均值应至少为 0.5m/s。

1)B1 型生物安全柜

①前窗操作口流入气流的最低平均速度为 0.50m/s;

②70％的气体通过排气口高效过滤器排除,30％的气体通过供气口高效过滤器再循环至工作区域。下降气流大部分由流入气流循环提供,经高效过滤器过滤后送至工作区域;

③大部分被污染的下降气流经高效过滤器过滤后通过严密的排气管道排入大气中;

④安全柜内所有污染部位均处于负压状态或者被负压通道和压力通风系统包围;

⑤若挥发性有毒化学物质或放射性核素随空气循环不影响实验操作或实验在安全柜的直接排气区域进行,B1 型安全柜可用于以少量挥发性有毒化学物质和痕量放射性核素为辅

助剂的微生物实验。该型生物安全柜适用于调配抗生素药物,有些医疗机构也用于调配危害药品。

2)B2 型生物安全柜

B2 型生物安全柜为 100% 全排型安全柜,无内部循环气流,可同时提供生物性和化学性的安全控制。

①前窗操作口流入气流的最低平均速度为 0.50m/s;

②下降气流来自实验室或室外空气(即安全柜排出的气体不再循环使用);

③流入气流和下降气流经过高效过滤器过滤后直接排到大气中,不允许回到安全柜和实验室中;

④所有污染部位均处于负压状态或者被直接排气(不在工作区循环)的负压通道和压力通风系统包围;

⑤可用于以少量挥发性有毒化品和痕量放射性核素为辅助剂的微生物实验(图 3-3)。

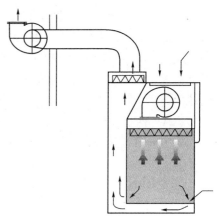

图 3-3　B2 型生物安全柜的工作原理

3. Ⅲ级生物安全柜

柜体完全气密、不漏气,在对生物危险度等级为 1、2、3、4 级的病原体进行操作时为人员、样品和环境提供保护。工作人员通过与生物安全柜连接的密闭手套(俗称手套箱)进行操作。样品通过双门的传递箱进出安全柜以确保其不受污染,适用于高风险的生物试验。生物安全柜内的负压应不低于 120Pa。下降气流经高效过滤器过滤后进入生物安全柜内。排出气流经两道高效过滤器过滤或经高效过滤器过滤后再焚烧或化学灭活处理。当连接的手套脱落时,与柜体连接口的气流流速应不低于 0.7m/s。

二维码 3-4
微课视频
生物安全柜
的使用方法

(三)生物安全柜的使用

(1)生物安全柜应放置于十万级以下的初级净化间,远离人员活动、物品流动以及可能会扰乱气流的地方。

(2)在安全柜的后方以及每一个侧面应留 30cm 的空间,方便对安全柜进行维护。在安全柜的上面应留 30~35cm 的空间,以利于准确测量空气通过排风过滤器的速度,并方便排风过滤器的更换。

(3)使用生物安全柜时应穿着个体防护服。进行一级和二级生物安全水平的操作时,可穿着普通防护服。进行三级和四级生物安全水平的操作时应穿着前面加固处理的反背式隔离衣。手套应套在隔离衣的外面,根据操作需要戴口罩和安全眼镜。

(4)操作前确认玻璃窗处于关闭位置后,提前半小时先启动生物柜循环风机和紫外线灯,对安全柜内工作空间进行灭菌。

(5)灭菌结束后,关闭紫外线灯。抬起玻璃门至正常工作位置。打开外排风机 10min,待安全柜内空气净化且气流稳定后再进行操作。

(6)检查回风格栅,使之不被物品堵塞。

(7)用消毒液彻底清洗手及手臂。操作前用 75% 酒精或中性消毒液擦拭消毒安全柜内表面。

(8)用 75% 酒精擦拭或用喷壶喷洒消毒需移入安全柜操作的全部物品。本次操作所需的全部物品一次移入,不要过载,不要挡住前后风口,避免双臂频繁穿过气幕破坏气流。放入物品后,等2~3min,将工作区域内的空气尘埃清除掉后再进行操作。

(9)将工作区域内的污染物质与洁净物质分开放置。尽量不要将污染物质放到洁净区域内。对有污染的物品要尽可能放到工作区域的后面操作。

(10)将双臂缓慢垂直地伸入安全柜内,至少静止2min,使柜内气流稳定后再进行操作。

(11)生物安全柜内不得放置与本次操作无关的物品。所有的配药操作必须在离工作台外沿20cm、内沿8~10cm,并离台面至少10~15cm的区域内进行。物品应尽量放置在工作台后部靠近工作台后缘的位置,并使其在操作中不会阻挡后部格栅,防止干扰气流正常流动。在柜内操作时动作应轻柔、舒缓,避免随便移动安全柜内物品,避免操作者的手臂在前方开口处频繁移动,以免影响柜内气流。尽量避免在工作时有人进出或在操作者背后走动。

(12)在操作时,可铺设一次性无菌治疗巾。在工作台面上的操作应该按照从清洁区到污染区的方向进行。操作时应避免交叉污染。应准备好75%酒精棉球或用消毒剂浸泡的小块纱布,防止可能溅出的液体,避免用物品覆盖住安全柜的格栅。

(13)在操作时,不可完全打开玻璃视窗,应保证操作人员的脸部在工作窗口之上。玻璃视窗如高过安全警戒线,操作区域内将不能保证负压,造成药物气雾外散,伤害调配人员及污染调配洁净间。在操作区域内也有可能达不到百级的净化要求,一般情况下生物安全柜会报警提示或机器无法开机运行。

(14)在操作完成后,可用75%酒精或0.2%新洁尔灭溶液擦拭工作台面及柜体外表面。柜内使用的物品应消毒后再取出,避免将残留的有害物质带出而污染环境,造成生物危害。关闭玻璃视窗,保持风机继续运转10min,同时打开紫外线灯,照射30min。

(15)用蒸馏水或注射用水清洁台面及台面下的风道,再用70%酒精或异丙醇消毒。定期对风道内进行清洁。定期抬起工作区域下面板,擦拭或冲洗工作面底下空间。在清洁和消毒时,应将生物安全柜关闭。

(16)调配人员应采用正确的无菌操作技术,尽量减少药物气雾或残留物的产生,这是保护操作者安全的最重要途径。

(17)安全柜应定期进行检测与保养。一旦发现安全柜工作异常,应立即停止工作,采取相应处理措施。

(四) 生物安全柜的维护及保养

在生物安全柜投入使用前、挪动位置后、更换配件或滤器后必须做检修或检测。生物安全柜的维护保养方式有:选择生物安全柜生产厂家或专业维护公司进行定期或不定期维保,每年定期对生物安全柜进行检测检修、更换配件,并排除故障;选择具有检测资质的检测单位进行检测认证,出具具有法律效力的检测报告;委托专业公司承担年度维护,定期检修,并由其委托检测单位进行检测。

(1)大多数生物安全柜的设计允许24h工作。Ⅱ级A1型、A2型生物安全柜,在不使用时可以关闭。Ⅱ级B1型、B2型生物安全柜,必须始终保持空气流动以维持房间空气的平衡。

(2)由于使用明火会对气流产生影响,因此在生物安全柜内应避免使用明火。

(3)在生物安全柜中发生有生物学危害的物品溢出时,应立即在安全柜处于工作状态下使用有效的消毒剂进行清理。所有接触溢出物品的材料都要进行消毒和(或)高压灭菌。

(4)不得打开通风系统,若因故障必须打开,打开之前必须经甲醛熏蒸消毒,确认已经有效杀灭致病微生物,并能有效控制滤器所截留的致病微生物溢出、扩散。

(5)生物安全柜内高效过滤器的更换应由专业人员来完成,替换下来的高效过滤器应由厚塑料袋包裹好后焚烧处理或经灭菌处理后作为普通废弃物抛弃。

(6)生物安全柜在移动以及更换过滤器之前,应由有资质的专业人员来清除生物安全柜的污染。最常用的方法是用甲醛蒸气熏蒸。

(7)每天操作前应注意压力指示表读数并记录。

(8)每次操作后用 75％酒精对安全柜内工作区域表面、侧壁、后壁、窗户进行彻底消毒。不要使用含氯的杀菌剂,因其可能对安全柜的不锈钢结构造成损坏。同时对紫外线灯和电源输出口表面进行清洁。当清洁安全柜内部区域时,除了手,身体的其他任何部位不得进入安全柜。

(9)长时间未操作时,每两周需按上述操作方法对安全柜进行清洁维护,定期清洁不锈钢表面使之保持表面的光滑。可以用 MEK(甲基-乙基-酮)清除不锈钢上的顽固污渍,但在清除污渍后立即用清水和中性清洁剂进行清洗。

(10)每月用湿布对安全柜外表面进行擦拭,尤其是安全柜的前面和上部,清除堆积的灰尘。同时检查所有的配件合理使用情况。不要用过强的清洁剂清洁柜体外部,强溶解性或强磨损性清洁剂可能会损坏生物安全柜外表面的粉体膜层。

(11)生物安全柜的回风道应定期用蒸馏水擦拭清洁后,再用 75％酒精消毒。

(12)生物安全柜应根据自动监测指示,及时更换过滤器的活性炭。

(13)每月做一次沉降菌检测。方法:将培养皿打开,放置在操作台上半小时,封盖后进行细菌培养,计数菌落。

(14)初效过滤器需拆下清洗,每 3 个月至少 1 次,防止积尘导致的进风量不足而降低洁净效果。

(15)根据实际情况,每个季度或者半年检测生物安全柜,如有异常及时报修。

(16)每年由具备资质的厂家或相关的认证技术人员对安全柜进行性能认证。根据紫外线灯使用寿命,进行紫外线灯的更换,一般应每年更换一次;当正常调节或清洗初效过滤器后,仍达不到理想的截面风速时,应调节风机的工作电压使之达到理想的均匀风速(注意:新工作台不应调至最高风速)。

(17)当风机工作电压调整至最高点,仍不能达到理想风速时,说明高效过滤器积尘过多(滤料上滤孔已基本被堵,要及时更新),需要更换。一般高效过滤器的使用期限为 18 个月。更换高效过滤器时,应注意型号规格尺寸及其周边密封性,不能发生渗漏现象。

(18)定期用风速仪测量工作室的风速(1 次/2 个月),如不符合则调整其风速达到正常值。

(19)定期由厂家或具相关资质的机构对生物安全柜的完整性、高效过滤器的截留效率、向下气流的速度、正面气流的速度、负压/换气次数、气流的烟雾模式、漏电、光照度、紫外线强度、噪声水平以及振动性等进行测试,并保存检测报告。

(20)操作人员应确保:掌握生物安全柜的性能、检修、结构原理、安全使用和检测等方面的知识;掌握生物安全柜性能状况,相关参数是否在正常范围;掌握检测项目和检测标准主要指标;了解上次检修或检测时间,下次应检修或检测的时间;了解主要部件的更换情况。

第二节　无菌调配技术要求

无菌技术是指根据生产或操作要求所采取的一系列控制微生物污染的方法或措施,从而保持无菌物品、无菌区域不被污染,如空气的生物净化技术、灭菌技术等。无菌技术是一个完整、系统的操作体系,包括无菌环境设施,无菌设备器材、人员的无菌操作等。整个操作体系中的任一环节都不能受到微生物的污染。

依据药品生产洁净度的空气洁净度标准,洁净度级别可以分为百级、万级、三十万级(见表 3-1)。

表 3-1　中国药品生产洁净室的空气洁净度标准

洁净度级别	尘埃最大允许数/(个·m^{-2})		微生物最大允许数	
	≥0.5μm	≥5μm	浮游菌/(个·m^{-3})	沉降菌/(个·皿$^{-1}$)
100	3500	0	5	1
10000	350000	2000	100	3
300000	10500000			

静脉药物将通过静脉给药的方式进入人体内,因此,必须保证药品在调配过程中的每个环节都不会受到微生物的污染,从而保障药品质量体系的连续性。这要求操作人员在洁净的环境中(万级洁净区,局部百级),严格运用无菌操作技术,准确地量取、稀释、溶解、混合调配静脉药品,保障调配药品的安全。

一、对调配场地与装修材料的要求

(1)环境:一般选择在安静区域内周围环境较好的房间,要求其密封性良好,无卫生死角,空气能进行生物净化。房间装修材料应具有表面光滑、不反光、易清洁、易消毒、不起尘、经久耐用等特点。

(2)操作设备:不同特性的静脉药物应分开调配。抗生素类药物、危害药品(包括抗肿瘤药物等)的调配需要在生物安全柜中进行。肠外营养药物和其他药物的调配需要在水平层流净化工作台中进行。

(3)操作室地面:表面光洁、不易起尘、耐腐蚀、易清洗。可采用刚性地面(水磨石)、涂料地面、弹性地面(聚氯乙烯)等。其中刚性地面(水磨石)经久耐用。

(4)操作室墙面:可选用砖墙涂料或板材(如彩钢板)等,洁净区内以采用彩钢板较多。

(5)天花板:可选用硬质型(如混凝土+涂料等)和软质型(如轻钢龙骨+板抹灰、石膏板、彩钢板等)两种材质。洁净区内以采用彩钢板较多。

(6)操作室内门窗:门要简单、平整、密闭性好,不要使用木制材料。门应朝空气压力高的方向或洁净级别要求高的方向开启。窗应无缝隙,室内与墙面平齐,室外窗台应向下倾斜,不易积尘。传递窗两边的门应连锁、密封性好,清洁方便。

二、对调配器械的无菌要求

超净台、输液袋、一次性塑料注射器等静脉药物调配器械能耐受紫外消毒、高温蒸汽消毒或化学气体的消毒，达到无菌要求。

三、对空气净化的要求

由于空气中的悬浮粒子以及悬浮粒子可能携带的微生物会造成产品的污染，因此必须减少空气中悬浮粒子的含量和有效去除已存在的固体颗粒，从而保障产品质量。空气层流技术可为工作区域提供有效的、高质量的空气。

根据空气洁净度划分区域：

（1）三十万级区域：除调配间的外部其他区域。

（2）十万级区域：调配间的一更以及其内的洗涤间。

（3）万级区域：调配间的二更和调配间内。

（4）百级区域：调配间内的操作台的局部区域。

静脉用药集中调配中心需要进行定期检测，一般至少每月一次进行洁净区环境和操作台的微生物检测，医院内检验科可以协助完成；每年至少一次洁净区和操作台的净化相关指标检测，需由资质的检验机构检测。常见检测项目及指标见表3-2。

表 3-2　静脉用药集中调配中心常见检测项目及指标

功能区域 检测项目	一更		二更		成品输液室、调配间	调配成品输液 操作台环境
洁净级别	十万级		万级			百级
尘埃粒子	$\geqslant 0.5\mu m/m^3$	$\geqslant 5\mu m/m^3$	$\geqslant 0.5\mu m/m^3$	$\geqslant 5\mu m/m^3$	$\geqslant 0.5\mu m/m^3$	$\geqslant 5\mu m/m^3$
	$\leqslant 3500000$	$\leqslant 20000$	$\leqslant 350000$	$\leqslant 2000$	3500	0
细菌测试	沉降菌	浮游菌	沉降菌	浮游菌	沉降菌	浮游菌
	$\leqslant 10/皿$	$\leqslant 500/皿$	$\leqslant 3/皿$	$\leqslant 100/皿$	$\leqslant 1/皿$	$\leqslant 5/皿$
换气次数	$\geqslant 15$ 次/h		$\geqslant 25$ 次/h			
静压差	$\geqslant 10Pa$		$\geqslant 15Pa$		$20\sim 25Pa$（万级营养间）$\geqslant 10Pa$（万级抗生素间）	
温度	$18\sim 26℃$					
相对湿度	$45\%\sim 65\%$（至少达到 70% 以下）					
噪声	$\leqslant 60dB$					
工作区域亮度	$\geqslant 300lx$（推荐 $400\sim 500lx$）					
抗生素间排风量	根据抗生素间的设计规模确定					

四、对操作人员的要求

控制操作人员的接触污染是无菌调配技术中最重要的环节。因此,只有经过批准和专门培训(如无菌技术培训、肿瘤化疗药物培训及考核合格)的人员方可进入操作区,操作过程中不应有"一把抓"的手势。

进入无菌操作区的人员必须满足以下要求:身体健康(如遇有呼吸道疾病等情况时不应进入调配间工作)且不佩戴任何饰物;保持双手卫生,并进行彻底洗手消毒(七步洗手法);需更换无菌服、无菌袜套及工作帽,戴无菌口罩及无菌乳胶手套。

洁净服的材质、式样和穿戴方式,应与各功能室的不同性质、任务与操作要求、洁净度级别相适应,不得混穿,并应分开清洗,如危害药品调配间的洁净服需单独用洗衣机清洗烘干(若条件允许,可使用一次性洁净服用于危害药品的调配),其他药物调配时的洁净服可以一起清洗烘干或送到医院洗衣房清洗,有条件的可在洁净服悬挂的柜子内进行紫外线灯消毒或由医院供应室清洗消毒。

第三节　无菌技术标准操作流程

无菌技术贯穿于整个静脉药物调配过程,包括药物调配场地的消毒灭菌、人员的无菌操作、药品的无菌调配、灭菌检测等。此外,无菌技术不仅仅只是洗手、戴手套、清洁环境卫生等操作规程,更重要的是贯穿于整个操作过程的无菌观念,要求防止一切微生物的侵入,保持灭菌物品及无菌区不再受污染。

一、药物调配场地的消毒灭菌

(一)非无菌操作区(控制区)的消毒灭菌

无特殊的消毒灭菌要求。主要根据药品储存条件控制房间的温度、相对湿度、光线和卫生状况等,防止药品发生霉变、氧化等质量变化。同时应根据自身堆放的要求整齐地放置在相应药架上,并定期清洗药架。一般要求如下:

每日工作结束后,用专用拖把擦洗地面,用清水擦拭工作台、凳椅、门框及门把手、塑料筐等。

每周一次消毒地面和污物桶:先用清水清洁,待干后,再用消毒液擦洗地面及污物桶内外,15min 以后再用清水擦去消毒液。

每周一次用 75%酒精擦拭消毒工作台、成品输送密闭容器、药车、不锈钢设备、凳椅、门框及门把手。一般不用消毒液进行上述擦拭消毒,以免长期接触消毒液后会腐蚀器械等。

(二)无菌操作区(洁净区)的消毒灭菌

进行无菌技术操作前半小时,必须停止清扫地面等工作,避免不必要的人群流动,防止尘埃飞扬。要监测消毒液的浓度以确保有效性。每月进行微生物测试。每 6 个月进行空气微粒测试。应有两套清洁用具分别用于清洗控制区和洁净区,这两套清洁用具使用后应分别用0.1g/L 含氯消毒液(临用前调配)进行消毒灭菌。分为每日清洗、每周清洗和每月清洗。清洗时先用清水清洗,待干后,用75%酒精擦拭消毒。

1. 每日清洗

(1)清洗消毒拖鞋。

(2)检测、记录洁净室内外空气压差(5Pa)。

(3)整理层流净化工作台台面,把废弃物丢入垃圾桶。化疗药废物必须用有化疗药标识塑料袋封口,送医院垃圾处理站。

(4)用75%酒精溶液擦洗层流净化工作台风机、照明灯开关的按键、超净台工作区的顶部,然后由里向外、由上向下清洁台面的两壁,最后清洁工作台面。

(5)用75%酒精溶液擦洗和消毒所有的设备及货架、对讲机、座椅和门等。

(6)用75%酒精溶液擦洗和消毒垃圾桶,包括里面和外面,然后套上垃圾袋。

(7)用75%酒精溶液擦洗和消毒传递窗的顶部、两门把手、台面。

(8)用0.1g/L含氯消毒液(临用前配制)擦洗地面,不能留死角。

(9)用0.1g/L含氯消毒液(临用前配制)清洁消毒一更、二更的橱柜。

2. 每周清洗

(1)与每日清洗的步骤相同。

(2)每周应彻底清洗层流净化系统进、出口1次。

(3)检查所有设备的不锈钢表面是否有锈迹,若有,则用百洁布擦去。

(4)每周总消毒1次。

3. 每月清洗

(1)各仪器设备的高处除尘。

(2)用0.1g/L含氯消毒液(临用前配制)擦洗地面、天花板和玻璃等。

(3)每月彻底清洗水平层流净化工作台、生物安全柜,室内空调净化系统初效、中效过滤网,尤其是抽风回风口易藏尘,应拆开仔细清洁。

二、人员的无菌操作

操作人员一般需要经过批准和培训方可进入调配场地,在不同的场地对操作人员有不同的要求。操作人员的更衣流程:入调配间、戴无菌手套、穿防护服及防护鞋、戴口罩、进一更换鞋、洗手、进二更、手消毒。

1. 控制区的操作人员

要求身体健康,无割伤、溃疡等体表损伤;工作服、工作鞋等应整洁干净;不得佩戴首饰和携带食物;在工作前应彻底洗手等。

2. 洁净区的操作人员

对无菌要求较高,要求身体健康,无割伤、溃疡等体表损伤;穿无菌衣裤,佩戴无菌口罩、无菌工作帽等;在操作前要彻底洗手消毒;尽量避免人为因素产生的微生物污染。

3. 操作人员由控制区进入洁净区的操作流程

在非无菌的更衣室(一更)内先洗手;脱去控制区的工作服、工作鞋;用消毒液浸泡或擦拭手约半分钟。

4. 由洁净区(一更)进入洁净区的缓冲室(二更)后的操作流程

戴无菌工作帽(全部遮住头发);穿无菌的洁净服;穿无菌的鞋;戴无菌口罩;戴无菌手套

（双层手套,内层 PE 手套,外层无菌手套）并检查手套与灭菌工作服的密合性,必要时可使用胶带,进入无菌操作区前用镜子检查着装是否完全符合要求;进入无菌操作区前用注射用水小心仔细清洗手套表面,然后用 75％酒精消毒手套表面去除微粒。

5. 操作人员由洁净区出来的操作流程

（1）临时外出:在二更室脱下洁净服,并挂在挂钩上;出洁净区,将一次性灭菌手套、口罩等丢入更衣室外的垃圾桶,按照院内感染的要求,手套和口罩等垃圾需要丢入套有黄色垃圾袋的垃圾桶。在一更室应当更换工作服和工作鞋。重新进入洁净区必须按照之前的更衣程序进入洁净区域。

（2）工作结束:将脱下的洁净服进行清洗,有条件的医院可进行消毒灭菌;将一次性灭菌手套、口罩等丢入更衣室外的垃圾桶;洁净区内用鞋每天在指定的水槽内清洗后,再根据本院情况进行消毒灭菌。一般洁净服和洁净区内用鞋由专人或专岗负责整理、清洗或送洗。

6. 要求在整个操作过程均做到无菌操作

关键点如下:

（1）洗手:是整个操作过程中无菌控制的关键一步,应严格按照七步洗手步骤进行操作。在洗手时,应脱去手表等饰品;最好使用抗菌肥皂清洗,并且泡沫要完全覆盖直至手臂的肘关节处等;应将指甲和指间的空隙处清洗干净。

（2）操作人员衣帽穿戴要整洁。帽子要把头发全部遮盖,口罩须遮住口鼻。在无菌操作前应修剪指甲,在无菌操作过程中禁止交谈、吃食物等,避免打喷嚏、咳嗽等。

（3）在戴无菌手套时,未戴手套的手不可接触手套外面,戴手套的手不可接触未戴手套的手及手套内侧,一旦手套破裂应立即更换。在脱手套时,须将手套口翻转脱下,不可用力强拉手套边缘或手指部分,以免损坏。

（4）在无菌操作过程中,避免无菌服接触地面。避免双手和身体其他部位直接接触无菌服和工作帽的外表面。不要用双手直接接触药品、包装材料、器械。

（5）操作者面向无菌区域,身体应与无菌区保持至少 20cm 距离。取放无菌物品时,应面向无菌区。手臂须保持在腰部或工作台面以上,不可跨越无菌区,不可用手直接接触无菌物品。

（6）无菌的容器不能任意翻转。未经消毒的物品以及手、手臂等其他身体部位不可接触无菌物品,以免污染。

（7）不得将无菌物品或非无菌物品伸入无菌溶液瓶内蘸取溶液或直接接触瓶口倒液。倒出的溶液不可倒回瓶内。无菌物品一经取出,即使未用,也不可放回无菌容器内。

（8）无菌物品、器械等疑有污染或已被污染的,不可使用,应更换或重新灭菌。

（9）调配操作时避免横握注射器,即"一把抓"。

（10）针头不能反复多次使用,以免微粒污染及胶塞脱落。

（11）无菌物品与非无菌物品应分别放置,并标明显标志。无菌物品不可暴露在空气中,必须存放在无菌包或无菌容器内。无菌包应注明无菌名称、消毒灭菌日期,放在固定的地方。无菌包在未被污染的情况下,可保存 7d,过期应重新灭菌。

（12）开包后的无菌包和开封后的无菌溶液有效期均为 24h。

二维码 3-5
微课视频
西林型无菌
粉末调配

二维码 3-6
微课视频
安瓿液体
药品调配

三、药品的无菌调配

操作人员在控制区将要进行调配的药品放进经 75％酒精清洗晾干的药篮中,从控制区侧放入传递窗内,经紫外消毒 30min 后,由在洁净区内的操作人员取出,根据无菌操作规程进行调配。调配完毕后,在加药口粘贴瓶口贴,将成品放入药篮,从洁净区侧放入传递窗,由控制区侧的工作人员取出。

(1)调配操作前 30min,按照操作流程启动洁净间和净化系统,确认其正常运作,操作室室温控制在 18～26℃,相对湿度控制在 40％～65％,室内外压差符合规定。

(2)用蘸有 75％酒精的无菌纱布从上到下、从内到外擦拭洁净台的各个部位(顺序为顶部、两侧及内侧面、防护玻璃、洁净台面)。

(3)根据药物的性质选择相应的洁净台。准备好所需物品(75％酒精喷壶、无菌纱布、砂轮、弯盘、注射器、无菌布、塑料袋等)。

(4)调配前核对标签信息与药品实物是否相符,核对药品有效期及完好性。

(5)根据无菌操作要求摆放各类物品。内区放置已打开的药瓶等无菌物品;在工作区进行操作;外区放置注射器或其他带包装的物品(尽量不放或少放)。

(6)选取合适的一次性注射器,拆外包装,旋转针头连接处,确保针头斜面与刻度区处于同一方向,将注射器垂直放置于层流洁净台的内侧。

(7)输液袋、西林瓶的加药口用 75％酒精消毒,并放置于洁净台工作区。

(8)正确吸取药液,保持"开放窗口"状态。若只抽吸部分药液,需进行标识。

(9)安瓿类药品:消毒瓶颈处(若使用砂轮,需使用后再次消毒),折断安瓿(瓶口不要朝向高效过滤器处),放置于内区,与注射器相距 5cm。左手手心朝注射器,用食指、中指夹住安瓿瓶,使瓶口向下倾斜与水平呈 20°角,余下三指拿注射器针筒尖端处,右手拿活塞柄,针尖插入液体最深点上方,右手食指尖放在注射器针管后端边缘,外推针栓,将液体全部吸入注射器内,转动针尖向上,将针栓稍向下拉一点。

(10)西林瓶药品:除去瓶盖,消毒加药处(待干),将针头插入瓶塞内,往瓶内注入所需药液等量空气,增加瓶内压力,倒转药瓶及注射器,使针头处于液面下,吸取药液至所需处,以食指固定针栓,拔出针头。

(11)结晶、粉剂、油剂类药品:抽吸适量溶媒将结晶或粉剂药品溶解再抽取。调配油剂或混悬剂时应选用稍粗的斜面针头。由于玻璃瓶中的气压会升高,操作应小心,只需相当气压即可,否则瓶中压力过高会溢出药液。

(12)消毒输液袋加药口,拿起加药口使之与桌面呈 45°角,持注射器垂直进针穿透内膜。注入药液后上下转动输液袋,使之充分混匀,并黏上瓶口贴。

(13)调配后再次核对各信息,并签名。

四、灭菌检测

静脉药物无菌调配时,需要定期进行无菌检测,以确认灭菌效果。

(一)空气取样

将直径为 9cm 的普通营养琼脂平板置于监测房间,洁净区暴露 30min,准备区、控制区暴露 5min,检测细菌总数。

取样时间一般选择在消毒灭菌后与进行静脉药物调配操作之间,取样高度一般为离地面的垂直高度的 0.8～1.50m。操作区域面积大小不同,其取样方法也不同。当操作区域的面积≤30m² 时,设一条该区域的对角线,在该对角线上取 3 点,即中心 1 点,两端距墙壁 1m 处各取 1 点。当操作区域面积≥30m² 时,设两条该区域的对角线,共取 5 点,即中心 1 点,两条对角线的两端距墙壁 1m 处各取 1 点。每个操作区域的每个取样点应在同一天取完,并可根据以前的测试资料来增加取样频率。对洁净区的空气培养应每月进行 1 次,并记录结果。

(二)物体表面和医护人员的手

对于药篮、洁净台台面、洁净系统进出风口、房间墙、开关、门把手、物品车和传递窗等物体表面及医护人员的手用无菌棉拭子涂抹采样,检测细菌总数。

(三)消毒液

用无菌针筒吸取各类消毒液(如含氯消毒液、75％酒精等)1ml,分别加 5ml 含 0.5％硫代硫酸钠肉汤、2％吐温肉汤混匀,用无菌吸管吸取上述溶液 0.2ml,滴于普通琼脂平板上。每份样品同时做 2 个平行样,一平板置 20℃培养 7d,观察真菌生长情况,另一平板置 35℃温箱培养 72h,计算菌落数,培养后应无菌生长。

(四) 无菌物品

将使用后的无菌物品清洗干净、擦干和包裹送供应室经高压蒸汽灭菌后存放,在有效期内采样。取无菌物品,在无菌操作下用 2 份蘸有无菌洗脱液的棉拭子反复涂擦采样,并将棉拭子投入 5ml 无菌洗脱液中。将采样管震打 80 次,用无菌吸管吸取 1ml 待检样品放于灭菌平皿内,加入已熔化的 45～48℃的营养琼脂 15～18ml,边倾倒边摇匀,待琼脂凝固,置 37℃温箱培养 48h,计算菌落数。

(五) 自来水

用无菌干试管装 10ml 自来水送检,鉴定评判:菌落数＜100CFU/ml,不能检出大肠杆菌及致病菌。

目前活微生物培养基有营养琼脂培养基、营养肉汤培养基、0.5％葡萄糖肉汤培养基等。常用的为营养琼脂培养基,其制备方法是:取胨 10g 和氯化钠 5g,加入 1000ml 肉浸液内,微温溶解后,调节为弱碱性,煮沸,加入 15～20g 琼脂,调节 pH 使灭菌后为 7.2±0.2,分装,灭菌。在静脉药物调配过程中,取样方法是:将营养琼脂培养基在不同的操作区域按上述规定暴露一定时间,在静态条件下取样后的该培养基放入 35～36℃的培养箱中培养 24h,然后记下培养基上的菌落数,换算成每立方米空气中所含的细菌数,并观察该操作区域是否符合无菌操作的要求。

下述情况时需要进行特别测试:①新建洁净区;②改建、维修洁净区或层流净化工作台,可能对供气的微生物质量造成影响。若改建的设备可能影响供气的微生物质量,如过滤器的更换等,则应在每个影响点进行取样。

第四节 静脉用药集中调配中常用的
消毒灭菌方法

微生物包括细菌、真菌、病毒等,其繁殖力强。细菌的芽孢具较强的抗热力,不易被杀死。消毒指杀死病原微生物、但不一定能杀死细菌芽孢的方法。通常用化学的方法来达到消毒的目的。用于消毒的化学物质叫作消毒剂。灭菌指把物体上所有的微生物(包括细菌芽孢在内)全部杀死或去除的方法。通常用物理方法来达到灭菌的目的。为保障调配的静脉药物安全、有效、稳定,消毒灭菌在操作过程中具重要的作用。常用的消毒灭菌方法分物理法和化学法。

为了对消毒灭菌方法有系统的认识,本节内容将详细阐述物理和化学法,而其中紫外线、75%酒精、碘伏、含氯消毒剂等方法在静脉药物集中调配中心内部的使用较为广泛。实际工作中需选择合适的消毒灭菌方法,同时做好紫外消毒灭菌的记录以及含氯消毒剂现场配制等记录。

一、物理法

物理法是利用物理因子杀灭微生物。其优点为灭菌性能可靠、灭菌速度快、灭菌后无毒害物质残留。常用的有干热灭菌、湿热灭菌、紫外线灭菌、电离辐射灭菌等。

(一)干热灭菌法

干热灭菌法即热空气灭菌,是指利用加热的干燥空气来杀灭微生物或消除热原物质。物品被放置在干热灭菌柜、连续性干热灭菌系统或烘箱等设备中进行灭菌。干热灭菌法适用于耐高温但不宜用蒸汽湿热灭菌法灭菌的物品,是最为有效的除热原方法之一。干热灭菌法有焚烧法、烧灼法、干烤法、干热浴法等。干热灭菌设备根据其加热方式不同可分为对流加热型、传导加热型和辐射加热型。医院主要用的是热空气对流加热型,可用于玻璃器具、瓷器以及明胶海棉、金属制容器、纤维制品、液状石蜡、各种粉剂、软膏等物质的灭菌。但由于热空气温度高和穿透性能较差,不适用于塑料制品、橡胶制品、大部分药物、布类、精密器械、较大器材的灭菌。

干热灭菌的条件一般有 $160\sim170℃$,120min 以上;$170\sim180℃$,60min 以上;$250℃$,45min 以上;也可采用其他温度和时间参数,最终应保证灭菌后的物品其无菌保证水平(sterility assurance level,SAL)$\leqslant10^{-6}$。干热杀菌的物品一般无需进行灭菌前污染微生物的测定,其 SAL$\leqslant10^{-12}$。在 $250℃$,45min 的条件下进行干热灭菌可除去无菌物品包装容器及有关生产灌装用具中的热原物质。

干热灭菌时应注意:

(1)物品放置时不能接触灭菌箱壁,灭菌后需等温度降至 40℃ 以下才能打开灭菌箱门,以免伤害操作人员。

(2)物品表面必须清洁,不得被有机物质污染。配有塞子的烧瓶、试管等容器口应用金属箔或纱布等进行包裹,并用适宜的方式捆扎,防止脱落。干热灭菌箱内物品排列不可过密,从而保障热能均匀穿透全部物品。

(3)被灭菌物品应有适当的包装和装载方式,保证灭菌的有效性和均一性。灭菌时间必须在灭菌物品全部达到指定温度时才能开始计算。

干热灭菌法可进行热分布试验、热穿透试验、生物指示剂验证试验或细菌内毒素灭活验证试验，以此来验证并确认灭菌柜中的温度分布符合设定的标准、确定最冷点位置、确认最冷点标准灭菌时间，从而保证达到 SAL 要求。

（二）湿热灭菌法

湿热灭菌法指利用高压饱和蒸汽或流通蒸汽灭菌、过热水喷淋等手段，将物品置于灭菌柜内使微生物中的蛋白质、核酸发生变性，新陈代谢受到障碍而杀灭微生物的方法。湿热灭菌法的优点是作用可靠、蒸汽比热大、穿透力强、操作简单。该法适用于玻璃器皿、药品溶液、培养基、敷料等耐高温、湿热的物品。影响湿热灭菌的因素有蒸汽的性质、微生物的种类与数量、需灭菌物品的性质和灭菌时间。

湿热灭菌法可在较低的温度下达到与干热法相同的灭菌效果。湿热灭菌法一般采用121℃，灭菌 20～30min，若是产孢子的微生物则需灭菌后在适宜温度下培养几小时，再灭菌一次，用于杀死刚刚萌发的孢子。

采用湿热灭菌时，被灭菌物品应有适当的包装和装载方式，保证灭菌的有效性和均一性。灭菌物品的表面必须洁净，不得污染有机物质。必要时，外表应用适宜的包皮宽松包裹，特别是要防止烧瓶、试管等容器的塞子脱落。灭菌柜内的物品装载方式应保证灭菌蒸汽彻底穿透物品，且不影响蒸汽穿透速度和灭菌后的干燥程度。

湿热灭菌法包括热压灭菌法、煮沸消毒灭菌法、流通蒸汽灭菌法、低温间歇灭菌法、紫外线消毒灭菌法等。

1. 热压灭菌法

热压灭菌在专门的压力蒸汽灭菌器中进行，是湿热灭菌法使用最普遍、效果最可靠的方法，也是医院目前最常用、灭菌效果最好的灭菌技术，其优点是穿透力强、能杀灭所有微生物。适用于耐热耐湿医用器材的处理，如金属器械、布类、橡胶、液体、玻璃等耐高温、耐水器材的灭菌，但不能用于高分子器材、精密器材、干粉剂等灭菌。影响灭菌效果的因素有温度、作用时间、蒸汽质量和冷空气团残留情况，其中冷空气团是较重要的影响因素。根据灭菌器排除灭菌内室冷空气的方式，可分为：

（1）下排汽式灭菌：其灭菌技术条件为温度 121～128℃、压强 0.1～0.2MPa、作用时间 20～30min。缺点是不能保证所灭菌的器材都达到灭菌要求，更适宜用于消毒。

（2）预真空式灭菌：其灭菌技术条件为温度 132～136℃、压强 0.2～0.22MPa、作用时间 6～8min。优点是压力蒸汽渗透均匀，无死角和明显温差，灭菌彻底而且高效，但不宜用于液体和玻璃器皿的灭菌。近年来新发展的脉动真空（多次脉动抽真空）灭菌、"动态脉动式"的新型预真空灭菌技术有效地提高了灭菌效率和缩短灭菌运行时间。

2. 煮沸消毒灭菌法

在常压下，将物品浸没于水中加盖，加热至沸点（100℃），持续一定时间来达到消毒灭菌效果。一般细菌繁殖体持续 5～10min 可被杀灭；肝炎病毒污染物应煮沸持续 20min；注射器灭菌应煮沸持续 30min；若水中加 10g/L 碳酸钠或磷酸钠可提高水的沸点至 105℃，可加速对芽孢的破坏，增强杀菌作用，而且可防止金属物品生锈。高原地区进行煮沸消毒时，由于沸点较低需延长煮沸时间。煮沸过程中不要中途添加新的物品，待水沸后开始计时，若中途加入物品则应重新计时。煮沸消毒时，应将物品清洗干净，应使用蒸馏水，避免物品沾上水垢；用煮沸法灭菌注射器材,尤其要注意将针筒、针筒芯、针头拆卸开,充分进行清洗,针头应用金属丝穿通,清除残留物。经煮沸消毒的器材应及时使用。本法对某些抵抗力较强的芽孢无效,常加入抑菌剂来增强灭菌效果。常用的抑菌剂有甲酚($0.1\%\sim0.3\%$)、氯甲酚($0.05\%\sim0.05\%$)、三氯叔丁醇($0.2\%\sim0.5\%$)、硝酸苯汞或醋酸苯汞($0.0002\%\sim0.001\%$)等。

3. 流通蒸汽灭菌法

在常压条件下,利用蒸屉或专用流动蒸汽消毒器,采用100℃流通蒸汽加热杀灭微生物的方法,灭菌时间通常为$30\sim60$min。该方法设备简单、操作方便、成本低,已广泛用于家庭、食堂、餐馆的餐具消毒和医院辅助用品的消毒,常用于食品、食具和某些不耐高热物品消毒,对有包装的物品、织物、床垫、被褥消毒时,需考虑热穿透时间,适当延长消毒时间。该法可用于消毒以及不耐高热制剂的辅助灭菌,但不能保证杀灭所有芽孢,是非可靠的灭菌方法,常需加入抑菌剂来杀死抵抗力强的芽孢。

4. 低温间歇灭菌法

根据被灭菌物品的耐热程度将其置于间歇灭菌器内,加热至$80\sim100$℃,持续$30\sim60$min,此时物品上的细菌繁殖体可被杀灭。此后放入恒温箱,在37℃左右维持$18\sim20$h,重复上述处理三次,使其中残存细菌芽孢复苏为繁殖体而被杀灭。如此可将物品上污染的细菌全部杀灭。该法主要用于某些畏热培养基、不耐高温的药品、糖类或蛋白质类物质的灭菌。该法耗时长、杀菌效果不彻底,常需加入抑菌剂以增强灭菌效果。

(三)紫外线消毒灭菌法

紫外线是一种不可见光,属低能量电磁波,波长为$200\sim328$nm,杀菌波长范围为$200\sim270$nm,253.7nm处最具杀菌力。紫外线的杀菌能力强大,只要直接照射就足够可杀灭各种微生物,可引起细菌细胞内成分、核酸、蛋白与酶变性,使核酸中的胸腺嘧啶形成特殊连接的二聚体,从而使微生物DNA失去复制能力而死亡。

1. 影响紫外线消毒灭菌效果的因素

(1)不同微生物对紫外线的敏感度不一,繁殖体为最敏感,细菌芽孢次之,真菌孢子最不敏感。

(2)紫外线穿透力较差,遇到障碍物,照射强度可明显减弱,当空气中含尘粒为$800\sim900$个/cm^3时,只能透过$70\%\sim80\%$,空气中水分含量也可影响紫外线的穿透力,紫外线在水中的穿透随其厚度增加而降低,水中有机物质和无机盐均可影响其穿透力。

(3)照射强度与照射距离的平方呈反比,因而杀菌力随照射距离很快减弱。

(4)与环境温湿度密切相关。适宜的温度是$5\sim50$℃,40℃时杀菌效果最好。适宜的湿度为$40\%\sim60\%$,相对湿度越低,杀菌效果越好。

2. 用途

紫外线适用于无菌室等工作室的室内空气消毒、物体表面消毒、水消毒。

(1)空气消毒:将30W低臭氧紫外线灯(按$1.5W/m^2$计算),悬挂于室内中央$2.0\sim2.5$m高处,照射室内上部空气,借助空气对流杀灭细菌,每次消毒时间一般为30min,以防止过多臭氧对人体的损害,如有必要可间隔30min后再次进行消毒。

(2)物体表面消毒:将功率为30W的紫外线灯距离物体表面1m处照射$15\sim20$min。对某些纸张、化验单等污染物品可采用低臭氧高强度($7500\sim12000W/m^2$)紫外线进行短距离($1\sim2$cm)消毒,在30s内可达到消毒要求。需灭菌物品应直接暴露在灯光下,摊开或挂起,扩大照射面。

(3)水消毒:用直管型紫外线灯消毒装置,将紫外线灯固定于液面上 1cm 左右处。水层不超过 2cm,以一定流速单向流动,照射强度一般为 $90000\mu W/cm^2$。不同地区,不同水质含矿物质的量不同,需要紫外线照射剂量不同。医院诊疗用水经过处理后可用于一般器材消毒,可用于去除残留清洗剂和消毒剂的淋洗及外科洗手。

3. 紫外线使用注意事项

(1)紫外线灯管有 15W、25W、30W、40W 不同型号,可根据需求使用。

(2)紫外线灯管应定期用酒精擦拭清洁,防止尘埃、油垢沉积降低灯管的照射强度。紫外线的辐射强度应大于 $70\mu W/cm^2$,每 3~6 个月定期检测 1 次。检测方法:电压 220V,30W 直管型紫外线灯管,在室温(20~25℃)时,用紫外线强度测定仪在灯管垂直位置1m 处测定辐射强度。

(3)计时应从灯亮起 5~7min 开始,关灯后应间隔 3~4min 后才能再次开启或移动。消毒时操作区域应保持清洁,干燥,空气中无灰尘或水雾。若温度过低,相对湿度过高,则应当延长照射时间。

(4)紫外线对人的眼睛和皮肤有强烈的刺激,操作人员应注意个人防护,避免直视光源或皮肤暴露于紫外线灯光下。

4. 紫外线消毒灭菌在静脉药物集中调配中心的应用

紫外线消毒灭菌广泛应用于静脉药物集中调配中心,主要有:传递窗的消毒,一日两次,上班前和下班后各一次,每次 30min;操作台的消毒,一日两次,运行前和一日操作完毕后各 30min;调配间空气的消毒,每日运行前和运行后各 30min;其他如洁净服的消毒等。

(四)辐射灭菌法

本法系指将灭菌产品置于适宜放射源辐射的 γ 射线或适宜的电子加速器发生的电子束中进行电离辐射而达到杀灭微生物的方法。医疗器械、容器、生产辅助用品、不受辐射破坏的原料药及成品等均可用本法灭菌。

辐射源有三种,即 γ 射线、高能电子束射线及金属靶上产生的 X 射线。微生物受射线照射后,体内水即可分解为自由基,在有氧时产生具有强大杀菌作用的物质。同时,电离辐射线也可直接引起微生物死亡。最常用的为 ^{60}Co-γ 射线辐射灭菌,其常用的辐射灭菌吸收剂量为 25kGy。

细菌芽孢,尤其是短小杆菌芽孢 E601 对辐射线的抗力较强,其次是真菌、病毒,最差是细菌繁殖体。因此,在辐射灭菌中常将短小杆菌芽孢 E601 作为灭菌效果指示菌。

辐射灭菌的优点:电离辐射线穿透力强、效果可靠、影响因素少;灭菌过程中温度不升高,不易产生次生辐射和物质变性,灭菌后物品可长时间保存;灭菌物品可严密包装后进行大批量灭菌,已在医疗用品、制药工业中广泛应用,尤其在一次性使用医疗耗材的灭菌消毒领域已取代了环氧乙烷灭菌。

电离辐射灭菌的缺点:耗时较长;对被灭菌物品的材质有较严格的选择性;射线对人体有伤害作用;一次性投资较大。

二、化学法

(一)气体灭菌法

本法指在充有灭菌气体的高压腔室内,用化学消毒剂形成的气体杀灭微生物的方法。常用的化学消毒剂有环氧乙烷、气态过氧化氢、甲醛、臭氧等。本法适用于在气体中稳定的物品灭菌,但不适用于微生物、氨基酸等营养物质的灭菌。采用气体灭菌法时,应注意灭菌气体的可燃可爆性、致畸性和残留毒性。

1. 环氧乙烷灭菌

环氧乙烷又名氧化乙烯,为无色透明液体,沸点 10.8℃,只能灌装于特制安瓿或耐压金属罐中。其气体易燃易爆,空气中浓度≥3%(V/V)时可发生爆炸,一般与 80%～90%的惰性气体二氧化碳或氟利昂混合使用。该法可用于皮毛、皮革、丝、棉、化纤、橡胶、塑料制品、医疗精密器械、贵重物品及书籍文字档案资料、塑料制品等不能采用高温灭菌的物品灭菌,尤其适用于一次性医疗用品的灭菌和设备的表面消毒。含氯的物品及能吸附环氧乙烷的物品则不宜使用。

环氧乙烷有广谱杀菌作用,通过对蛋白质分子的氨基、羟基、羧基的烷基化作用、灭活微生物酶的活性起作用,能杀灭芽孢、真菌、立克次体、多种病毒等,可破坏肉毒梭菌毒素,杀灭昆虫和虫卵。其气体穿透力强,5min 可穿透 0.1mm 厚聚乙烯、聚氯乙烯薄膜和玻璃纸等,使之用作灭菌物品的包装材料。

环氧乙烷灭菌应注意控制各个参数在适宜范围内,即:温度 55～60℃;相对湿度,小件物品控制在 30%～50%,大件物体则为 60%～80%;环氧乙烷浓度 800～1200mg/L,当浓度超过 1500mg/L 时,并不增加杀菌效果;灭菌压强 8×10^5 Pa;灭菌时间 6h。

使用环氧乙烷灭菌时的注意点如下:

(1)环氧乙烷储存温度不超过 35℃。

(2)环氧乙烷溶液对皮肤、黏膜、眼的刺激性很大,一旦接触应立即用清水清洗。

(3)操作现场应有防火防爆设施,通风良好,空气中环氧乙烷含量应低于 $2mg/m^3$。

(4)工业上用环氧乙烷灭菌后,产品应放置在通风良好的库内,不同材质的物品根据其对环氧乙烷的吸附能力不同而分别放置 2～4 周以上。医院采用环氧乙烷灭菌应在通风柜内进行,以 50℃热风吹吸以去除物品上残留的环氧乙烷,残留量应低于 10mg/L。

(5)灭菌条件应予验证。灭菌时,将灭菌腔室抽成真空,通入蒸汽使腔室内达到设定的温湿度平衡的额定值,再通入经过滤和预热的环氧乙烷气体。灭菌后,应采取新鲜空气置换,使残留环氧乙烷和其他易挥发性残渣消散,并对环氧乙烷残留物和反应产物进行监控,以证明其不超过规定浓度,避免产生毒性。

(6)环氧乙烷灭菌法验证试验:泄漏试验(确认灭菌腔室的密闭性);生物指示剂(枯草芽孢杆菌孢子)验证试验;灭菌后换气次数的验证试验(确认环氧乙烷及相应的反应产物含量在限定的范围内)。

2. 甲醛灭菌

将灭菌柜预热,抽气至柜内压强为 8kPa,多次反复输入甲醛,输入蒸汽使其温度保持 60～75℃,相对湿度为 80%～90%,作用至预定时间(一般小于 1h)后,脉冲输入(约 20 次)已滤过除菌的空气,用来排除残留甲醛,并使物品干燥,全程需 4～6h。

影响甲醛灭菌效果的因素主要有温度、相对湿度、甲醛有效浓度、灭菌作用时间和被灭菌物品的包装等。适用于不耐热医疗器材,如呼吸机和麻醉器材、各种内镜、乳胶手套、除颤电极、导线等。

使用时需注意:需灭菌的物品应使用纸质或棉布类进行包装,以利于甲醛穿透;每个物品的包装上应贴有化学指示物,作为灭菌过程的标志;灭菌时柜内装载物品应置于金属丝框架内,使物品间留有空隙,以利于甲醛蒸汽扩散;每次灭菌应进行程序监测;甲醛对人体有害,在操作过程中应防止甲醛泄漏。

3.过氧化氢等离子体灭菌

过氧化氢在高频电场作用下高度电离形成离子体(气浆)后,利用产生活性基团作用使微生物体内蛋白质和核酸物质被反应而死亡、高速粒子击穿作用使微生物菌体被击穿而死亡和紫外线作用杀灭微生物。

其特点是环保和灭菌速度快,通常 50～70min 即可完成,并且低温无毒,无危害性残留物,不会对操作人员和环境造成危害,不需包装,且可直接使用,可用于医院医疗器械和各种器材的灭菌,尤其是应急使用的器材物品,如妇科腹腔镜接台、眼科接台、耳鼻喉科接台、心脏接台等。

缺点是灭菌影响因素较多,如受到包装材料、管道长度及管径等方面限制,不适用于纸张、棉制品等吸水性物品和液体灭菌。

(二)应用化学消毒剂进行消毒灭菌

化学消毒剂可渗透到微生物细胞内,引起微生物代谢障碍、蛋白质凝固变性、膜通透性改变,从而导致细胞破裂、溶解来杀死微生物。

1. 灭菌方法

(1)浸泡法:将物体浸泡在化学消毒剂中,在标准的浓度和时间内达到消毒灭菌作用,其效果与被浸泡的物品性质、化学杀菌剂性质及浓度、浸泡时间等有关。

(2)熏蒸法:在密闭空间内,通过加热或加入氧化剂,使化学消毒剂转变为气体状态,在标准的浓度和时间内达到消毒灭菌作用。熏蒸法可用于被污染物品的消毒。

(3)喷雾法:利用喷雾器,使化学消毒剂呈气雾状态,弥散在空气中,使物体表面湿透,在标准的浓度和时间内达到消毒灭菌作用。喷雾法用于地面、墙壁、环境的消毒。

(4)擦拭法:用易溶于水、穿透性强、无显著刺激性的消毒剂擦拭物体表面,在标准的浓度下达到消毒灭菌作用。擦拭法常用于皮肤、地面、墙壁的消毒。

2. 使用注意事项

(1)严格掌握化学消毒剂的有效浓度、消毒时间和方法。

(2)根据被消毒物品的特性及需杀灭的微生物的特性选择合适的化学消毒剂。

(3)被消毒物品需洗净,去除油脂等。浸泡时物品的轴节要分开,管道内需灌满药液,且所有物品应浸没在化学消毒剂中并严密加盖。

(4)部分化学消毒剂不稳定,需新鲜配制使用。配制容器要清洁,浸泡消毒灭菌物品的容器必须经灭菌处理。

(5)使用化学消毒剂时不能放置纱布、棉花等物品,以免吸附消毒剂,降低消毒效果。同时避免化学消毒剂与其拮抗剂接触而失效。

(6)浸泡时中途加入新物品,需重新计算时间。浸泡过的物品在使用前应用蒸馏水或无菌生理盐水冲洗,以免化学消毒剂残留伤害操作者健康。

(7)化学消毒剂应储存在无菌容器中,定期检测其效价。若化学消毒剂具挥发性,则应加盖密闭,并定期测定其密度。

3. 相关影响因素

(1)温度:随着温度的升高,化学消毒剂所需的消毒灭菌时间缩短。

(2)微生物种类及数量:不同种类及数量的微生物对化学消毒剂的敏感度不同。如革兰阴性菌对化学消毒剂的耐受性强于革兰阳性菌。若微生物数量增多,则需提高化学消毒剂的浓度或延长消毒时间来达到消毒灭菌效果。

(3)浓度:提高或降低化学消毒剂的浓度会显著影响消毒灭菌的效果。

(4)酸碱度:可影响化学消毒剂的电离度而影响其消毒灭菌效果。

4. 常用的化学消毒剂

常用的化学消毒剂有戊二醛、70%～75%酒精溶液、0.1%～0.2%苯扎溴铵溶液(新洁尔灭)、含氯消毒剂(如漂白粉等)等。

(1)戊二醛(2%)溶液:广谱、高效,对金属腐蚀性小,受有机物影响小。用于不耐热的医疗器械和精密仪器等。方法:①灭菌浸泡法。将清洗、晾干待灭菌处理的医疗器械及其他物品浸没于装有 2%戊二醛溶液的容器中,加盖,10h 后无菌操作取出,用无菌水冲净,无菌擦干后使用。②消毒浸泡法。将清洗、晾干待灭菌处理的医疗器械及物品浸没于装有 2%或 1%增效戊二醛溶液的容器中,加盖 10～20min,取出后用无菌水洗净并擦干。注意事项:①对手术刀片等碳钢制品有腐蚀性,使用前先加入 0.5%亚硝酸钠防锈。②加强浓度监测。③对皮肤黏膜有刺激性,应戴橡胶手套,防止溅入眼内或吸入体内。④容器应加盖,放于通风良好处。

(2)过氧乙酸[16%～20%(W/V)]溶液:广谱、高效、低毒,对金属和织物有腐蚀性,稳定性差。用于耐腐蚀物品、环境及皮肤等的消毒与灭菌。方法:①浸泡、加盖。对一般污染物品,用 0.05%(500mg/L)溶液浸泡。对细菌芽孢用 1%(10000mg/L)溶液浸泡 5min。灭菌时浸泡 30min。②擦拭。对大物品或不能用浸泡法消毒的物品用擦拭法。③喷洒。对一般污染表面用 0.2%～0.4%(2000～4000mg/L)溶液作用 30～60min,对肝炎病毒和结核杆菌污染用 0.5%溶液作用 30～60min。注意事项:①储存于通风阴凉处,用前测定有效浓度,原液低于 12%禁用。②稀释液临用前配制。③配制时忌与碱或有机物相混合。④金属和织物浸泡后及时用清水冲洗干净。

(3)过氧化氢:广谱、高效、速效、无毒,对金属和织物有腐蚀性,受有机物影响大,纯品稳定性好,稀释液不稳定。用于丙烯酸树脂制成的外科埋植物、隐形眼镜、不耐热的塑料制品、餐具、服装、饮水等消毒和口腔含漱、外科伤口清洗。方法:①配制。用灭菌蒸馏水稀释。②消毒处理。浸泡(浸没加盖 30min)、擦拭。注意事项:①置于通风阴凉处,用前测定有效含量。②现用现配。③使用浓溶液时防溅入眼内或皮肤黏膜上,一旦溅入眼内或皮肤接触立即用清水冲洗。④被血液脓液污染时适当延长作用时间。⑤忌与还原剂、碱、碘化物、高锰酸钾等强氧化剂相混合。

(4)含氯消毒剂:高效、广谱、速效、低毒或无毒,对金属有腐蚀性,对织物有漂白作用,受有机物影响大,粉剂稳定而水剂不稳定。用于餐具、环境、水、疫源地等消毒。注意事项:①阴凉处避光、防潮、密封保存,水剂应于阴凉处避光密闭保存。②现用现配。③配制时应戴口罩、橡胶手套。④若未加防锈剂,则对金属有腐蚀性,加防锈剂消毒后应用无菌水冲洗干净,擦干后使用。⑤不适用于有色织物的消毒。⑥用于餐具时,应即时用清水冲洗。⑦若存在大量有机物,则应提高使用浓度或延长作用时间。⑧用于污水时,应根据污水中还原性物质含量适当增加浓度。例如,5％次氯酸钠为强碱性溶液。地面消毒用 1‰溶液,配制方法为:取 5％次氯酸钠溶液 200ml,加蒸馏水至 1000ml 摇匀即可。本溶液须在使用前新鲜配制。处理(分装)高浓度 5％次氯酸钠溶液时,必须戴厚口罩和防护手套。

(5)酒精:中效、速效、无毒,对皮肤黏膜有刺激性,对金属无腐蚀性,受有机物影响很大,易挥发,不稳定。用于皮肤、环境表面及医疗器械的消毒。擦拭皮肤用 75％酒精溶液。注意事项:必须使用医用酒精,严禁使用工业酒精和作为原材料配制消毒剂。

(6)碘伏:中效、速效、低毒。对皮肤黏膜无刺激性、无黄染。对铜铝碳钢等二价金属有腐蚀性,受有机物影响很大,稳定性好。碘伏用于皮肤黏膜消毒。

5.化学消毒剂在静脉药物集中调配中心的应用

常用于药品瓶身的消毒方法为 75％酒精消毒,可采用棉签、棉球擦拭或喷壶喷洒,也有医院采用碘伏消毒药品瓶身;75％酒精还较多地用于器具或操作台的消毒;含氯消毒剂较多地应用于地面的消毒。

典型案例——2 种药品瓶口消毒方法研究

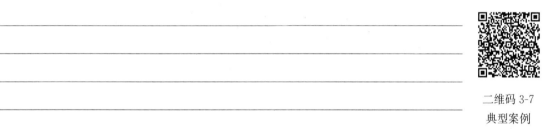

二维码 3-7
典型案例

参考文献

[1]刘新春,高海青.静脉药物配置中心与静脉药物治疗[M].北京:人民卫生出版社,2006.

[2]刘新春,米文杰,马亚兵.静脉药物配置中心临床服务与疑难精解[M].北京:人民卫生出版社,2009.

[3]蔡卫民,袁克俭.静脉药物配置中心实用手册[M].北京:中国医药科技出版社,2009.

[4]吴晓燕,任俊辉,孟德胜.浅谈静脉药物配置中心水平层流工作台的操作与维护[J].中国药房,2010,21(13):1208-1209.

[5]王飙,王锦宏.静脉药物配置中心的水平层流工作台[J].上海护理,2006,6(4):70-71.

[6]曹莎丽,王慢.浅谈静脉药物配置中心洁净层流台的维护与管理[J].医疗装备,2009,22(12):76-77.

[7]李敬华,顾子华.生物安全柜的原理及选择[J].生命科学仪器,2007,5(6):46-48.

[8]王秋娣.生物安全柜原理及其应用[J].中国医学装备,2005,2(12):22-23.

[9]赵利可.生物安全柜安全使用维护及注意事项[J].中国卫生产业,2012(5):184-185.

[10]娄峥,胡晓波.生物安全柜的选择与使用[J].国外医学·临床生物化学与检验学分册,2005,26(2):128-129.

[11]秦德昌,王建国,钟瑞芬,等.医院生物安全柜现状与对策分析[J].中国医疗设备,2013,28(12):104-105.

[12]许宏凯,胥洋. 探讨静配中心的洁净管理[J]. 齐鲁药事,2011,30(8):489-490.

[13]汪立梅,隋颖,王淑荣. 专业培训在静脉药物配置中心运行中的作用[J]. 护理研究,2006,20(7):1959-1960.

[14]张晓霞,张亚婷,任晓东. 静脉药物调配中心的防污染管理[J]. 鲁西北药学杂志,2010,25(1):64-65.

[15]魏静蓉. 医院灭菌技术新进展[J]. 医疗设备信息,2006,21(1):32-33.

[16]袁洽. 常用消毒与灭菌方法[J]. 中国消毒学杂志,2010,27(2):234-237.

[17]李晶. 常用消毒灭菌法效果评价[J]. 北方药学,2014,11(2):139.

[18]傅金泉. 常用消毒灭菌法及其机制与应用[J]. 酿酒科技,1999(2):97-101.

19.赵方允,毛燕娜. 静脉用药调配中心 2 种药品瓶口消毒方法的研究[J]. 中南药学. 2016,14(12):1407-1408.

课堂互动

水平层流净化工作台与生物安全柜在使用方法上的异同点有哪些?

练习题

一、单选题

1.层流台哪个区域放置有外包装的注射器和其他带包装的未经消毒的物品 （ ）

   A.外区   B.中区   C.工作区   D.内区   E.控制区

2.每周做一次什么检测 （ ）

   A.动态浮游菌   B.初效过滤器   C.高效过滤器

   D.操作台风速   E.沉降菌检测

3.层流净化工作台可用于调配哪项药物 （ ）

   A.透析输液   B.危害药品输液   C.抗生素输液

   D.化疗药物输液   E.全营养药物输液

4.调配一袋无菌、安全和符合要求的液体必须符合四个条件,其中最重要的是 （ ）

   A.洁净的环境   B.层流工作台   C.经过培训的人员

   D.无菌操作技术   E.生物安全柜

5.下列哪种药物在生物安全柜中调配 （ ）

   A.TPN   B.抗生素   C.中药   D.危害药品   E.糖皮质激素

6.调配前至少提前多少时间开启调配间和层流台净化系统 （ ）

   A.40min   B.50min   C.60min   D.30min   E.20min

7.下面哪个标准是相对较为理想的适合静脉药物调配特点的净化工作台标准 （ ）

   A.BS 5295   B.AS 1386   C.VDI 2083   D.ISO 14664   E.AS 01386.5

8.层流台哪个区域放置已打开的安瓿、已打开包装的无菌物品、已消毒的小件物品（ ）

   A.外区   B.中区   C.工作区   D.内区   E.控制区

9.哪种生物安全柜是不能保护样品的 （ ）

   A.A1   B.A2   C.Ⅰ级   D.Ⅱ级   E.Ⅲ级

10. 净化工作台里的洁净级别是 　　　　　　　　　　　　　　　　　　　　（　　　）

　　A. 百级　　　　B. 万级　　　　C. 百万级　　　　D. 控制区　　　　E. 千级

11. Ⅱ级生物安全柜按排放气流占系统总流量的比例及内部设计结构分为 　　（　　　）

　　A. A1、A2、A3、A4　　　　B. B1、B2、B3、B4　　　　C. A1、A2、B1、B2

　　D. C1、C2、C3、C4　　　　E. D1、D2、D3、D4

12. 生物安全柜的英文简称是 　　　　　　　　　　　　　　　　　　　　　（　　　）

　　A. BCC　　　　B. BSC　　　　C. BAS　　　　D. ANS　　　　E. HIFC

13. 静脉用药集中调配室温度应控制为 　　　　　　　　　　　　　　　　　（　　　）

　　A. 10～20℃　　B. 15～25℃　　C. 20～30℃　　D. 18～26℃　　E. 25～30℃

14. 静脉用药集中调配室相对湿度应控制为 　　　　　　　　　　　　　　　（　　　）

　　A. 40%～60%　　　　　　B. 45%～65%　　　　　　　　C. 30%～70%

　　D. 40%～70%　　　　　　E. 50%～60%

15. 洁净区清洁消毒频率应为 　　　　　　　　　　　　　　　　　　　　　（　　　）

　　A. 每天一次　　B. 每周一次　　C. 每月一次　　D. 每季度一次　　E. 每年一次

16. 目前国内静脉用药集中调配中心使用的生物安全柜的型号有 　　　　　（　　　）

　　A. A1、B2　　B. B1、B2　　C. A1、A2　　D. C3、C4　　E. A2、B2

17. 根据《静脉用药集中调配质量管理规范》要求,静脉用药集中调配中心应配备下列哪种
设备供肠外营养液和普通输液静脉用药集中调配使用 　　　　　　　　（　　　）

　　A. 生物安全柜　　　　　　B. 水平层流洁净台　　　　　　C. 垂直层流洁净台

　　D. 非单向流洁净台　　　　E. 双向流洁净台

18. 2010年4月颁布的《静脉用药集中调配质量管理规范》指出,哪两类用药应当实行集
中调配 　　　　　　　　　　　　　　　　　　　　　　　　　　　　　（　　　）

　　A. 抗生素和危害药品　　　　　　　　　B. 抗生素和肠外营养液

　　C. 肠外营养液和危害药品　　　　　　　D. 肠外营养液和普通静脉输液

　　E. 危害药品和微泵注射用药品

二、填空题

1. 层流净化工作台根据气流方向的不同可分为_____工作台和_____工作台
两种。

2. 每天开始操作前,用75%酒精仔细擦拭工作区域的顶部、两侧及台面,顺序为_____
____、_____、_____。

3. 操作室室温控制在_____,相对湿度控制在_____,室内外压差符合
规定。

4. 物理灭菌法常用的方法有_____、_____、_____、____
_____。

5. 水平层流净化工作台的英文简称为_____,生物安全柜的英文简称为_____。

6. 静脉用药集中调配中心(室)应当配置_____,供抗生素类和危害药品静脉用药
集中调配使用;设置营养药品调配间,配备_____,供肠外营养液和普通输液静
脉用药集中调配使用。

7.药品、物料储存库及周围的环境和设施应当能确保各类药品质量与安全储存,应当分设_____、_____和_____区域,库房相对湿度应控制在_____。

8.水平层流净化工作台每周应做1次_____。

三、名词解释

1.开放窗口

2.无菌技术

四、简答题

1.在化药间临时外出应如何处置?

2.简述生物安全柜的核心要点。

3.调配工作台工作区域可划分为几个部分,每个部分分别放置什么物品?

4.层流净化工作台的工作原理是什么?

5.简述通风橱、层流净化工作台与生物安全柜的区别。

(李亚芳　王　刚)

第四章

静脉药物治疗

二维码 4-1
教学 PPT

 学习目标

1. 掌握基本概念：静脉药物治疗。
2. 熟悉静脉药物治疗发展史、常用溶媒。
3. 了解现阶段国内静脉药物使用状况、临床用药剂量计算。

第一节 静脉药物治疗概述

一、静脉药物治疗的概念

静脉药物治疗是通过静脉途径注入液体、药物、营养支持液，如电解质液、抗菌药物、危害药品、中药注射剂、营养物质、血液、血液制品、代血浆制剂等，使疾病得以治疗，达到缓解、好转或痊愈的方法，是临床药物治疗的重要方式之一。静脉药物治疗按照给药途径分为静脉滴注（输液治疗）和静脉推注两种主要方式。这两种方式在药物的起效时间和药物作用的持续时间上有所区别，可根据患者疾病的治疗需要进行选择。临床上根据治疗的需要常将一种或几种药物溶解稀释于适当载体输液中。静脉滴注是利用大气压和流体静压原理将液体由静脉输入体内的方法；静脉推注是将药物通过注射器由静脉注入体内的方法。调配在一起的药物品种越多、浓度越高，配伍禁忌或相互作用的发生概率就越大。

静脉药物治疗按照药物的种类分为普通输液药物治疗、全静脉营养治疗、危害药品治疗、抗菌药物治疗和中药注射剂治疗等。

二、静脉药物治疗发展简史

（一）静脉药物治疗的早期实践（17 世纪）

1628 年，William Harvey 提出关于血液循环的理论，为后人开展静脉药物治疗奠定了理论基础，他被称为静脉药物治疗的鼻祖。1656 年，英国医师Chistopher 和 Robert 用羽毛管做针头将药物注入狗的静脉内，开创了静脉药物治疗的先河。1665 年，英国医生 Richaver 对濒死的狗成功进行输血，用银管连接两只狗的颈动脉和颈静脉，证实了输血理论。在医学史上，Lower 被视为最早进行输血的先行者之一。然而后来动物与人体之间输血的混乱应用导致了多起灾难性后果，

二维码 4-2
微课视频
静脉药物
治疗发展史

因此 1687 年教会和法国国会明令禁止将动物血输入人体，输血从此中断了一个半世纪之久。

(二)静脉药物治疗发展的里程碑(19 世纪)

1831 年的欧洲霍乱流行是静脉药物治疗发展史上的一个重要事件。当时，苏格兰人 Thomas Latta 将煮沸后的食盐水注入患者静脉，补充因霍乱上吐下泻而丢失的体液，因此他被认为是第一位成功奠定人体静脉输液治疗模式的医生。1876 年，英国生理学家 Sidney Ringer 配制了含有钠、氯、钾和钙等电解质的静脉注射生理溶液，后人根据他的配方研制出了林格液，开创了输注高张液的新纪元。

(三)静脉输液治疗的快速发展(20 世纪)

1900 年，奥地利人 Landsteiner 研究确定了人类最初的三种血型，即 A、B、O 型，首次宣告开辟了现代输血的道路，Landsteiner 因此被誉为"血型之父"。1902 年，捷克医生 John Jansky 发现人的第四种血型(AB)，确立了 ABO 血型分类。那时最大的问题是静脉输液治疗过程中发生的感染和热原反应。若输液中含致热原、未被灭菌破坏的异体蛋白质，当人们输液时会出现寒战、发热。1931 年，美国医生 Dr. Baxter 与同伴合作在改造后的汽车库内生产出世界上第一瓶商业用输液产品——5％葡萄糖注射液。1935 年，美国人 Emmelt Holt 完成了首例脂肪乳输注实验。1950 年以后，静脉输液在临床普遍应用。现代静脉营养治疗始于 20 世纪 60 年代。1967 年，Dudrick 等开发出的肠外营养疗法，成功救治了一名因先天性肠道闭锁而无法进食的患儿。Dudrick 的静脉高营养奠定了现代静脉营养的基础，被列为现代医学的四大成就之一，Dudrick 也被誉为"肠外营养之父"。1980 年，静脉营养发展为一门学科，称为全胃肠外营养支持。1999 年，卡文在瑞典问世，并于 2004 年进入我国医药市场，它将肠外营养支持全合一从理论变成现实，成为临床营养支持史上一个划时代的突破。

第二节　静脉药物治疗常用溶媒

为了静脉用药的安全、有效、及时，不但要从药品的质量抓起，如制剂质量、药物配伍正确性、用药禁忌等，而且也要从溶媒选择、配药操作、用药速度和用药监护等各方面严加保证。

目前，临床药物溶媒主要有两种：盐水、糖水。盐水主要用于电解质的调节，而糖水则主要补充能量。5％葡萄糖、10％葡糖糖注射液的 pH 为 3.2～5.5(临床上所用的葡萄糖注射液为防变色，其 pH 常调在 3.8～4.0)，5％葡萄糖氯化钠注射液的 pH 为 3.5～5.0，0.9％氯化钠注射液的 pH 为 4.5～7.0，复方氯化钠注射液的 pH 为 4.5～7.5。

选择溶媒的时候主要基于以下几点：

一、患者的实际情况

1. 根据患者的原发病及其并发症而定

(1)若患者有高血压、冠心病或心功能不全，则应减少盐水的摄入，以减轻心脏负担。

(2)若患者有糖尿病但心肾功能尚可，可用盐水，用糖时可加胰岛素兑调(一般是按糖：胰岛素 4：1 配对)。

(3)若患者肾功能不好，则应减少盐水的摄入，减轻钠水潴留。

（4）若患者休克，应先给予盐水补充血容量，再给予葡萄糖补充能量。

（5）若患者为肺性脑病（2 型呼吸衰竭），则最好用生理盐水加抗生素，因为使用葡萄糖会增加二氧化碳的滞留，加重肺性脑病。

2. 根据患者的化验结果而定

（1）根据电解质数据判断是否有低钠血症，若是则给予盐水，反之则用葡糖糖。

（2）根据心肌酶等评测心功能，决定盐糖的选择。

二、药物的稳定性

原则上按药品说明书上明确规定的配液要求来配制。以抗生素为例：溶媒的选择主要从抗生素的稳定性方面考虑。在制剂中，葡萄糖在生产过程中需加入盐酸，成品溶液 pH 多为 3 左右，而生理盐水的 pH 稍高，一般为 4～5。青霉素类、头孢类在盐水中比较稳定，在外界配好后 12h 内静滴都可以，但是在葡萄糖这类大分子物质中，药物会络合，稳定性下降，如青霉素类在近中性（pH 6～7）溶液中较为稳定，酸性或碱性溶液均会使之分解加速，应用时最好用注射用水或等渗氯化钠注射液溶解青霉素类，因为若溶于葡萄糖液（pH 3.5～5.5）中会有一定程度的分解。青霉素类在碱性溶液中分解极快。因此，严禁将碱性药液（碳酸氢钠、氨茶碱等）与其配伍。而合成类抗生素如甲硝唑、喹诺酮类等由于其分子结构的特定性，5％葡萄糖溶液比生理盐水更稳定。如培氟沙星与氯离子会生成沉淀，氟罗沙星需要用 5％葡萄糖溶液溶解，不能用盐水，因为加入盐水会出现白色混浊的悬浮物。临床常用的大环内酯类抗感染药物为乳糖酸红霉素，其 5％水溶液的 pH 为 6.5～7.5，即其水溶液在 pH 为 7 左右时较稳定，pH 大于 8 或小于 4 时易水解失效，本品若直接用生理盐水或其他无机盐类溶液溶解会产生沉淀，一般以 0.3g 加 6ml 注射用水配成 5％溶液。溶解时如出现乳状不溶解物，则是因浓度过高，酌加注射用水即可澄清，再加入适量 5％葡萄糖或生理盐水静注或静滴。四环素类不能用复方氯化钠注射液配制，因为其溶液中含有氯化钙，其钙离子可与四环素络合，使四环素降效，可选不含钙的葡萄糖溶液做溶媒。氯霉素微溶于水，易溶于碱性溶剂中，与酸性药液混合易产生浑浊或沉淀，故适宜在生理盐水中静滴。

三、溶媒量的选择

溶媒使用的量一般以说明书规定的最低量来控制。一般说来，抗生素不能静推，一是因为药物代谢动力学（与房室模型、表观分布等有关）；二是因为抗生素多为水混悬液，有引起血管栓塞的危险；三是大多数静推药物半衰期短，需要快速发挥药理作用，而一般的抗生素半衰期比较长；四是过快注入带来过高的血药浓度易发生不良反应。

注射液常见溶媒选择见表 4-1、表 4-2、表 4-3。

表 4-1 不宜与 0.9％氯化钠注射液配伍的药物

药物名称	选择溶媒的注意事项
注射用两性霉素 B	静脉给药前，加适量灭菌注射用水使本品溶解，不可用氯化钠注射液溶解与稀释，因可产生沉淀，只能用 5％葡萄糖溶液配制
甲磺酸培氟沙星注射液	本品与氯化钠或其他含氯离子的溶液属配伍禁忌，可产生沉淀

续表

药物名称	选择溶媒的注意事项
盐酸胺碘酮注射液	本品不得在同一注射器内与其他制剂混合。使用稀释液时只能用5%葡萄糖溶液,禁用0.9%氯化钠注射液稀释
甘露醇注射液	避免与无机盐类药物(如氯化钠、氯化钾等)配伍,以免引起甘露醇结晶析出
注射用促皮质素	不宜与中性及偏碱性的注射液配伍,如氯化钠、谷氨酸钠、氨茶碱等,以免产生浑浊
三磷酸腺苷注射液	首剂20mg,用葡萄糖注射液稀释至5ml
注射用非格司亭	供静脉给药时须用5%葡萄糖注射液稀释,浓度不低于$15\mu g/ml$

表 4-2　不宜与 5%葡萄糖注射液配伍的药物

药物名称	选择溶媒的注意事项
注射用氨苄西林钠	溶液浓度越高,稳定性越差。药液稳定性可因葡萄糖、果糖或乳酸的存在而降低,亦随温度升高而降低。当溶液呈酸性时,分解较快,故宜用中性液体作溶剂;溶解后立即使用,放置后致敏物质可增多
注射用阿莫西林克拉维酸钾	与含有葡萄糖、葡聚糖或酸性碳酸盐的溶液属配伍禁忌;且在体外不可与氨基糖苷类抗菌药物、血制品、含蛋白质的液体(如水解蛋白等)混合,也不可与静脉脂质乳化液混合
磺胺嘧啶钠注射液	与碳酸氢钠、5%葡萄糖注射液属配伍禁忌,可析出结晶
注射用氨力农	静脉注射液或粉针剂需用0.9%氯化钠注射液稀释为1～3mg/ml的溶液,不能用含右旋糖酐或葡萄糖的溶液稀释
呋塞米注射液	本品为碱性较高的钠盐注射液,静脉注射时宜用氯化钠注射液稀释,而不宜用葡萄糖注射液稀释
注射用异戊巴比妥钠	注射液不稳定,应在临用前用灭菌注射用水或氯化钠注射液溶解成5%溶液后使用。如5min内溶液仍不澄清或有沉淀物,不宜使用
依托泊苷注射液	本品在5%葡萄糖注射液中不稳定,可形成微细沉淀。应使用0.9%氯化钠注射液、无菌注射用水、苯甲醇抑菌注射液或苯甲醇抑菌注射用氯化钠溶液稀释后立即使用,稀释后依托泊苷浓度不超过25mg/dl(溶液浓度越低,稳定性越大)
注射用博来霉素	静脉给药时,本品需用5ml或5ml以上的稀释液(如0.9%氯化钠注射液)溶解;肌内或皮下给药则用1～5ml注射用水或0.9%氯化钠注射液溶解
注射用达托霉素	应将本品稀释于0.9%氯化钠注射液中,静脉给药时间应保持30min
注射用丝裂霉素C	溶液状态易受pH影响,随pH下降稳定性也下降,尽量避免同低pH的注射剂配伍
注射用曲妥珠单抗	国外资料建议用30ml溶媒BWFI(含1.1%苯甲醇作为保存剂)配制本品,配制后浓度为21mg/ml,使用时再用氯化钠注射液稀释。不能用葡萄糖溶液配制,且不可与其他药物混合或稀释,避免蛋白凝固
注射用伊曲康唑	使用本药粉针剂,应先用0.9%氯化钠注射液稀释。严禁用5%葡萄糖注射液或乳酸林格液稀释

表 4-3　不宜与林格注射液配伍的药物

药物名称	选择溶媒的注意事项
苯磺阿曲库铵	在乳酸林格注射液中降解迅速,故不能用其稀释
乳糖酸红霉素	在氯化钠溶液中被复分解,容易将红霉素析出,产生沉淀,因此不能直接用林格注射液稀释
注射用伊曲康唑	不能与林格注射液配伍,以免产生沉淀
注射用苯妥英钠	不能与林格乳酸盐注射液配伍
哌拉西林钠他唑巴坦钠粉针	若与含乳酸盐的林格注射液不相容则不能与其配伍
硫喷妥钠注射液	在林格乳酸盐注射液中析出沉淀,故不能用其稀释
甲磺酸培氟沙星注射液	本品与氯化钠或其他含氯离子的溶液属配伍禁忌,可产生沉淀
注射用头孢曲松钠	与钙离子产生药理性相互作用,不能加入哈特曼氏以及林格氏等含有钙的溶液中使用。与含钙剂或含钙产品合并用药有可能导致致死性结局的不良事件
碳酸氢盐、碳酸盐、磷酸盐、硫酸盐、酒石酸盐类药物	林格注射液中含有钙离子,易产生沉淀

第三节　临床用药常用量计算

一、老年、小儿剂量计算

(一)按年龄估算

按年龄估算老年、小儿剂量的主要方法可参考"老年人和小儿用药剂量换算表"(表4-4)。本表仅供参考,在实际使用时,还需考虑患者的体质、病情及药物性质、药理作用的强弱和不良反应的轻重等方面问题。

表 4-4　老年人和小儿用药剂量换算表

年龄	剂量	年龄	剂量
初生—1个月	成人剂量的 1/18～1/14	6—9岁	成人剂量的 2/5～1/2
1—6个月	成人剂量的 1/14～1/7	9—14岁	成人剂量的 1/2～2/3
6—12个月	成人剂量的 1/7～1/5	14—18岁	成人剂量的 2/3～全量
1—2岁	成人剂量的 1/5～1/4	18—60岁	全量～成人剂量的 3/4
2—4岁	成人剂量的 1/4～1/3	60—80岁	成人剂量的 3/4
4—6岁	成人剂量的 1/3～2/5	80岁以上	成人剂量的 1/2

需要注意的是,若为毒性较大的药物,应按体重计算,或按体表面积计算。

(二)按小儿体重计算

(1)若已知小儿每公斤体重剂量,直接乘以小儿体重,即得每日或每次剂量。

(2)若不知小儿每公斤体重剂量,可按以下公式计算:

$$小儿剂量=\frac{成人每日(或每次)剂量\times 小儿体重(kg)}{60(kg)} \qquad 4\text{-}1$$

小儿体重计算公式如下:

$$1\text{—}6\ 个月小儿体重(kg)=3kg(初生时体重)+月龄\times 0.6 \qquad 4\text{-}2$$

$$7\text{—}12\ 个月小儿体重(kg)=3kg(初生时体重)+月龄\times 0.5 \qquad 4\text{-}3$$

$$1\ 岁以上小儿体重(kg)=2\times 年龄+7\text{—}12\ 个月小儿体重(kg) \qquad 4\text{-}4$$

此法较简便,但计算结果对婴幼儿可能偏低,年长儿偏高,应酌情调整。

(三)按小儿体表面积计算

此为较合理的计算方法,它可用于各年龄包括新生儿及成人的整个阶段,即不论何年龄,其每平方米体表面积的剂量是相同的。某些特殊治疗药,如抗肿瘤药均应以体表面积计算。

(1)若已知每平方米体表面积的剂量,直接乘以小儿体表面积即可。

(2)若不知每平方米体表面积的剂量,可按以下公式计算:

$$小儿剂量=\frac{成人剂量}{1.73(m^2)}\times 小儿体表面积(m^3) \qquad 4\text{-}5$$

(3)根据体重计算体表面积(m^2)

计算公式:

$$体表面积(m^2)=\frac{4\times 体重(kg)+7}{体重(kg)+90} \qquad 4\text{-}6$$

或 $\qquad 体表面积(m^2)=0.0128\times 体重(kg)+0.0061\times 身长(cm)-0.1529 \qquad 4\text{-}7$

或 $\qquad 体表面积(m^2)=0.035(m^2/kg)\times 体重(kg)+0.1(m^2) \qquad 4\text{-}8$

或 $\qquad 体表面积(m^2)=(年龄+5)\times 0.07(用于体重在\ 30kg\ 以下小儿) \qquad 4\text{-}9$

注:用该方法计算小儿用药剂量较为准确,但略显烦琐,故按式 4-6、式 4-7、式 4-8、式 4-9 先算出体表面积,再来计算小儿剂量。

(4)体重与体表面积粗略估算法,见表 4-5。

表 4-5   体重与体表面积粗略估算表

体重(kg)	体表面积(m²)	体重(kg)	体表面积(m²)
3	0.21	12	0.56
4	0.25	14	0.62
5	0.29	16	0.70
6	0.33	18	0.75
7	0.39	20	0.80
8	0.42	25	0.90
9	0.46	30	1.10
10	0.49		

二、溶液浓度的计算与换算

溶液浓度的计算与换算是临床药物治疗工作中的常见问题。

溶液浓度可分为质量浓度（如质量百分浓度）、体积浓度（如摩尔浓度、当量浓度）和体积浓度三类。

(一)溶液浓度的表示方法

1.百分浓度

百分浓度有 3 种表示方法，即质量比质量百分浓度、体积比体积百分浓度、质量比体积百分浓度。本文所指的百分浓度是指质量比体积百分浓度，即 100ml 溶液所含溶质的质量(g)，以符号"％"(g/ml)或"％"(W/V)表示。

$$百分浓度(\%)=\frac{溶质质量(g)}{溶液体积(ml)}\times 100\% \tag{4-10}$$

【例 4-1】　维生素 C 注射液规格为(2.5ml：1g)，则维生素 C 注射液的百分浓度是多少？

解　由式 4-10 得：

$$维生素 C 百分浓度(\%)=\frac{溶质质量(g)}{溶液体积(ml)}\times 100\%=\frac{1}{2.5}\times 100\%=40\%$$

即该制剂的百分浓度为 40％。

2.毫摩尔浓度

溶液的浓度用 1L 溶液中所含溶质的毫摩尔数来表示的叫毫摩尔浓度，用符号 mmol/L 表示。

$$毫摩尔浓度(mmol/L)=\frac{W\times 1000}{M\times V} \tag{4-11}$$

$$毫摩尔数(mmol)=\frac{W\times 1000}{M} \tag{4-12}$$

式中：W 表示溶质质量，g；M 表示溶质的相对分子质量，V 表示溶液的体积，L。

【例 4-2】　250ml 复方氯化钠输液中含氯化钠 2.125g，求钠离子的毫摩尔数(mmol)、毫摩尔浓度(mmol/L)(已知 NaCl 的相对分子质量为 58.45)。

解　由题意知 $W=2.125g$，$V=250ml=0.25L$。由式 4-11、式 4-12 分别得：

$$毫摩尔数(mmol)=\frac{W\times 1000}{M}=\frac{2.125\times 1000}{58.45}=36.36(mmol)$$

$$毫摩尔浓度(mmol/L)=\frac{W\times 1000}{M\times V}=\frac{2.125\times 1000}{58.45\times 0.25}=145.4(mmol/L)$$

即该注射液中钠离子的毫摩尔数、毫摩尔浓度分别为 36.36mmol、145.4mmol/L。

3.比例浓度

比例浓度是指以 1 份溶质质量(或体积)与溶液体积份数(X)的比例表示溶液浓度，表示形式为 1：X。计算公式如下：

$$W=\frac{1}{X}V \tag{4-13}$$

式中：W 表示溶质质量，g；X 表示比例浓度的溶液体积份数；V 表示欲配制溶液的体积，ml。

【例 4-3】　500ml 碘酊溶液中含碘 2.0g，则该溶液的比例浓度是多少？

解 由题意知 $V=500\text{ml}, W=2.0\text{g}$。由式 4-13 得：

$$X=\frac{1}{W}V=\frac{1}{2.0}\times500=250$$

即碘酊溶液的比例浓度为 1：250。

(二)溶液的稀释与混合

1. 溶液的稀释

溶液的稀释即在浓溶液中加入溶剂变成稀溶液的过程。在此过程中,体积增大,但溶质的量保持不变。计算公式如下:

$$C_1\times V_1=C_2\times V_2 \qquad\qquad 4\text{-}14$$

式中: C_1 为浓溶液的浓度, V_1 为浓溶液的体积; C_2 为稀溶液的浓度, V_2 为稀溶液的体积。

【例 4-4】 配制 50%(g/ml)葡萄糖溶液 500ml,则应取 80%(g/ml)葡萄糖溶液多少毫升?

解 由题意知 $C_1=80\%, C_2=50\%, V_2=500\text{ml}$,求 V_1。由式 4-14 得:

$$V_1=\frac{C_2\times V_2}{C_1}=\frac{50\%\times500}{80\%}=312.5(\text{ml})$$

即应取 80%(g/ml)葡萄糖溶液 312.5ml。

2. 溶液的混合

溶液的混合即用两种不同浓度的同种溶液混合后配制成另一个浓度的溶液,混合后溶质的量则为混合前两份溶液的溶质之和。计算公式如下:

$$V_1+V_2=V \qquad\qquad 4\text{-}15$$
$$C_1\times V_1+C_2\times V_2=C\times V \qquad\qquad 4\text{-}16$$

式中: C_1、V_1 分别为浓溶液的浓度和体积, C_2、V_2 分别为稀溶液的浓度和体积, C、V 分别为混合后溶液的浓度和体积。通过列方程式的方法计算。

【例 4-5】 配制 75%酒精溶液 500ml,需 50%和 95%酒精溶液各多少毫升?

解 由题意知 $C_1=50\%, C_2=95\%, C=75\%, V=500\text{ml}$。由式 4-15、式 4-16 得:

$$V_1+V_2=500$$
$$50\%\times V_1+95\%\times V_2=75\%\times500$$

解方程组得: $50\%\times V_1+95\%\times(500-V_1)=75\%\times500$

$$V_1=20\%\times500/45\%=222(\text{ml})$$
$$V_2=500-222=278(\text{ml})$$

即需取 50%和 95%酒精溶液分别为 222ml、278ml。

三、水与电解质补充量的计算

体液由水和溶解于其中的电解质、低分子有机化合物以及蛋白质组成。电解质是指以离子状态溶于体液中的各种无机盐或有机物。水和电解质是维持生命基本物质的组成部分,是细胞正常代谢所必需的条件,是维持人体生命、各脏器生理功能所必需的条件。体内水的容量和分布以及溶解于水中的电解质浓度都由人体的调节功能加以控制,使细胞内和细胞外体液的容量、电解质浓度和渗透压等能够经常维持在一定的范围内,这就是水与电解质的平衡。如果机体无能力进行调节或超过了机体可能代偿的程度,便会发生水与电解质紊乱。当疾病发展到一定阶段,水与电解质平衡紊乱可以成为威胁生命的主要因素。因此,纠正水与电解质平衡用药的计算是临床治疗必须掌握的基本功。

(一)补液量的估算

1. 正常体液总量估算

$$BF(男性)=W\times0.60 \qquad\qquad 4\text{-}17$$
$$BF(女性)=W\times0.55 \qquad\qquad 4\text{-}18$$
$$BF(儿童)=W\times0.65 \qquad\qquad 4\text{-}19$$
$$BF(周岁婴儿)=W\times0.70 \qquad\qquad 4\text{-}20$$
$$BF(足月新生儿)=W\times0.80 \qquad\qquad 4\text{-}21$$

式中:BF 表示正常体液总量,L;W 表示体重,kg。

2. 单纯脱水患者的补液量计算

根据正常体液总量和血清钠浓度计算公式如下:

$$每日补液量(L)=BF\times\frac{测得血清钠浓度(\frac{mmol}{L})-142}{142}\times K+推测继续丢失量+1.5 \qquad 4\text{-}22$$

式中:BF 为正常体液总量,L;142 为正常血清钠浓度,mmol/L;K 为推测累积丢失量的安全系数,一般为 1/2 或 1/3;1.5 为每日生理代谢需水量,L。

【例 4-6】　某男性患者,体重为 65kg,测得血清钠浓度为 160mmol/L,推测继续丢失量为 1.2L,取 1/2,求每日补水量。

解　由式 4-18、式 4-22 得:

$$每日补液量(L)=65\times0.60\times\frac{160-142}{142}\times\frac{1}{2}+1.2+1.5=5.17(L)$$

即该患者每日补液量约为 5.17L。

3. 烧伤患者补液量估算

胶体液指全血、血浆、白蛋白、右旋糖酐-40 或血浆代用品;电解质溶液指等渗盐水、葡萄糖盐水、平衡溶液、碳酸氢钠溶液及乳酸钠溶液等;基础水分指 5% 或 10% 葡萄糖注射液。计算公式如下:

$$补液总量(ml)=胶体液+电解质液+基础水分 \qquad\qquad 4\text{-}23$$
$$胶体液(ml)=电解质液(ml)=烧伤面积(\%)\times体重(kg) \qquad\qquad 4\text{-}24$$
$$基础水分(ml)=2000ml(儿童按 70\sim100ml/kg,婴儿按 100\sim150ml/kg 计算)$$

$$4\text{-}25$$

注:①第 1 个 24h 用全量,其中胶体液和电解质液的用量最好在伤后 8h 内输完,水分则每 8h 各输 1/3;②第 2 个 24h 基础水分用量不变,胶体液及电解质液均为第 1 个 24h 的半量;③第 3 个 24h 补液方法视病情而定。一般烧伤总面积小于 50% 的,不需再进行液体治疗。烧伤总面积大于 50% 的可给予第 1 个 24h 的 1/4 量的胶体液和电解质液。④每个患者对补液的需求是不同的,应根据临床和实验室检查的各项监测指标进行调整。

成人也可由简化公式来估算第 1 个 24h 输液总量(ml):

$$成人第 1 个 24h 输液总量(ml)=烧伤面积\times100\times体重(kg) \qquad\qquad 4\text{-}26$$

【例 4-7】　某烧伤患者体重 60kg,烧伤面积 30%,第 1 个 24h 应补液多少?

解　按式 4-23 得:

胶体液(ml)=电解质液(ml)=30％×100×60=1800(ml)

基础水分(ml)=2000(ml)

即该患者第 1 个 24h 应给予胶体液 1800ml,电解质液 1800ml,5％葡萄糖注射液 2000ml,补液总量为 5600ml。

4. 右旋糖酐-40 用量估算

$$血容量缺少量(ml)=正常血容量-\frac{正常血容量×正常 HCT}{实测 HCT} \qquad 4\text{-}27$$

$$右旋糖酐\text{-}40 用量(ml)=\frac{血容量缺少量}{1.5} \qquad 4\text{-}28$$

式中:HCT 为血细胞比容,正常值以 42％计算;正常血容量(ml)=体重(g)×R,R 正常男性为 7％,肌肉发达男性为 7.5％,超胖男性为 6％,女性一般为 6.5％。

【例 4-8】 某肌肉发达男性患者,体重 60kg,HCT 为 50％,需要用右旋糖酐-40 多少毫升?

解　　　正常血容量=60000×7.5％=4500(ml)

$$血容量缺少量(ml)=4500-\frac{4500×0.42}{0.50}=945(ml)$$

$$右旋糖酐\text{-}40 用量(ml)=\frac{945}{1.5}=630(ml)$$

即需用右旋糖酐-40 630ml。

(二)电解质补充量的估算

1. 代谢性酸中毒补碱量的计算

$$5％碳酸氢钠用量(ml)=(正常[HCO_3^-]-实测[HCO_3^-])(mmol/L)×0.25×W(kg)$$

$$4\text{-}29$$

式中:W 表示体重,kg;$[HCO_3^-]$表示 HCO_3^- 的浓度,mmol/L。

【例 4-9】 某代谢性酸中毒患者,体重 60kg,测得$[HCO_3^-]$为 13mmol/L,需补 5％碳酸氢钠注射液多少毫升?

解　按式 4-29 得:

$$5％碳酸氢钠用量(ml)=(25-13)×0.25×60=180(ml)$$

即需补 5％碳酸氢钠注射液 180ml。

2. 代谢性碱中毒补酸量的计算

$$2％氯化铵用量(ml)=(实测[HCO_3^-]-25)(mmol/L)×W(kg)×0.25×2.2$$

$$4\text{-}30$$

【例 4-10】 某代谢性碱中毒患者,体重 50kg,测得血清$[HCO_3^-]$为 30mmol/L,需补 2％氯化铵注射液多少毫升?

解　由式 4-30 得:

$$2％氯化铵用量(ml)=(30-25)×50×0.25×2.2=137.5(ml)$$

即需用 2％氯化铵 137.5ml。

注:①使用时需将 5％葡萄糖注射液稀释成 0.9％的等渗溶液;②开始先给估算量的 1/3～1/2,3～4h 滴完,然后再根据血气分析结果和临床表现,决定是否继续补酸。

3. 缺钠时补钠量的计算

$$补氯化钠量(mmol)=(142-测得血清钠浓度)(mmol/L)\times W(kg)\times 0.6 \qquad 4-31$$

【例 4-11】　某女性患者,体重 50kg,测得血清钠浓度为 125mmol/L,应补 0.9% 氯化钠注射液多少毫升?

　解　由式 4-31 得:

$$补氯化钠量(mmol)=(142-125)\times 50\times 0.6=510(mmol)$$
$$合 0.9\%氯化钠注射液(L)=510/154=3.3(L)$$

即应补氯化钠 510mmol,折合 0.9% 氯化钠注射液 3.3L。

4. 缺钾时补钾量的计算

$$补氯化钾量(mmol)=(5-血清钾浓度)(mmol/L)\times W\times 0.2 \qquad 4-32$$

【例 4-12】　某男性患者,体重 65kg,测得血清钾浓度为 2.5mmol/L,应补氯化钾量多少毫摩尔?

　解　由式 4-32 得:

$$补氯化钾量(mmol)=(5-2.5)\times 65\times 0.2=32.5(mmol)$$

即应补氯化钾 32.5mmol。

注:①使用时应将 5% 葡萄糖注射液稀释成 0.2% 或 0.3% 溶液静滴;②补钾剂量、浓度和速度应根据病情和血钾浓度及心电图缺钾图形改善等而定。

5. 缺磷时补磷量的计算

$$补磷量(mg)=(1.29-测得血磷浓度)(mmol/L)\times 6.2\times W \qquad 4-33$$
$$或补磷量(mg)=(4-测得血磷浓度)(ml/dl)\times 10\times 0.2\times W \qquad 4-34$$

四、输液速度和时间的计算

1. 一般输注速度的计算

$$输注速度(ml/min)=要求的输注剂量(mg/min)/输注药物的浓度(mg/ml) \qquad 4-35$$

或　　　　　$$输注速度(ml/min)=输液总量(ml)/预期输注时间(min) \qquad 4-36$$

(1)已知每分钟滴数,计算每小时输入量。

$$每小时输入量(ml)=每分钟液滴数\times 60(min)/每毫升相当滴数(一般为 22 滴)$$
$$4-37$$

【例 4-13】　每分钟液滴数为 60 滴,计算每小时输入量。

　解　每小时输入量(ml)$=60\times 60/22=164(ml)$

(2)已知输入总量与计划输注时间,计算每分钟液滴数。

$$每分钟液滴数=输液总量\times 每毫升相当滴数(一般为 22 滴)/输注时间 \qquad 4-38$$

2. 输液时间的计算

计算公式如下:

$$输液时间(min)=\frac{液体总量(ml)\times 静滴系数}{要求输注滴数(滴/min)} \qquad 4-39$$

式中:静滴系数=滴数/ml,此值应视输液器的类型及输液的黏稠性而定。对一般输液而言,乳胶管玻璃莫菲滴管输液器按 15 滴/ml 计,一次性输液器按 20 滴/ml 计。

【例 4-14】　用一次性输液器给某患者以 200 滴/min 的速度输注 0.9% 氯化钠注射液

250ml,求输注时间。

解 由式 4-39 得：

$$输液时间(min)=\frac{250(ml)\times20}{200(滴/min)}=25(min)$$

五、微量输液泵应用的计算

1. 泵注浓度的计算

$$泵注浓度(mg/ml)=\frac{药量(mg)}{药液体积(ml)+稀释液体积(ml)} \qquad 4\text{-}40$$

2. 每小时所需药量的计算

$$每小时所需药量(mg)=医嘱泵注剂量(mg/min)\times60(min) \qquad 4\text{-}41$$

3. 泵注速度的计算

$$泵注速度(ml/h)=\frac{每小时所需药量(mg/h)}{泵注浓度(mg/ml)} \qquad 4\text{-}42$$

六、肠外营养的配比计算

肠外营养的适应证主要有胃肠道瘘、短肠综合征、肾衰竭、大面积烧伤、严重创伤、感染、急性胰腺炎等。作为辅助治疗的有大手术围手术期、呼吸功能衰竭、长时间呼吸机辅助呼吸、重症颅脑损伤的早期、骨髓移植、恶性肿瘤患者的营养支持等。

1. 能量的计算

Harris-Bendeict 公式至今一直作为临床上计算机体基础能量消耗(BEE)的经典公式：

$$男:BEE(kcal/d)=66.4730+13.7513W+5.0033H-6.7750A \qquad 4\text{-}43$$

$$女:BEE(kcal/d)=655.0955+9.5634W+1.8496H-4.6756A \qquad 4\text{-}44$$

式中：W 为体重,kg；H 为身高,cm；A 为年龄,年。1kcal≈4.184kJ。

2. 每日所需能量的粗略估算

基础代谢:20kcal/kg；

安静基础值:25～30kcal/kg；

轻活动:30～40kcal/kg；

发热或中等活动:35～45kcal/kg。

3. 肠外营养配比方案

一般糖脂比=1:1。

a. 葡萄糖:占总热量的 50% 　　　　　　　　　　　　　　　　1g 相当于 4kcal

b. 氨基酸:氮源(合成蛋白质)1～1.5g/kg 　　　　　　　　　1g 相当于 4kcal

c. 脂肪:①热量；②必需脂肪酸 0.5～1g/kg(<3g/kg) 　　　　1g 相当于 9kcal

d. 维生素和微量元素

水溶性:复合制剂不能满足需要,需要额外补充维生素 C 及 B 族维生素。

脂溶性:代谢慢,禁食时间>1 周应用。

e. 水:尿≥800ml,不显失水 600ml,粪 100ml。1000kcal 相当于 1000～1500ml 补水量。

4. 肠外营养每日推荐量

能量 25～30kcal/(kg•d)[每 1kcal/(kg•d) 给水量 1～1.5ml]；

葡萄糖 2~4g/(kg·d);

脂肪 1~1.5g/(kg·d);

氮量 0.1~0.25g/(kg·d),氨基酸 0.6~1.5g/(kg·d);

电解质(肠外营养成人平均日需量)中钠 80~100mmol、钾 60~150mmol、氯 80~100mmol、钙 5~10mmol、镁 8~12mmol、磷 10~30mmol;

脂溶性维生素:维生素 A 2500IU、维生素 D 100IU、维生素 E 10mg、维生素 K_1 10mg;

水溶性维生素:维生素 B_1 3mg、维生素 B_2 3.6mg、维生素 B_6 4 mg、维生素 B_{12} 5μg、泛酸 15mg、烟酰胺 40mg、叶酸 400μg、维生素 C 100mg;

微量元素:铜 0.3mg、碘 131μg、锌 3.2mg、硒 30~60μg、钼 19μg、锰 0.2~0.3mg、铬 10~20μg、铁 1.2mg。

第四节　静脉药物稳定性

一、危害药品的稳定性

《医疗机构药事管理规定》第二十九条规定:肠外营养液、危害药品静脉用药应当实行集中调配供应。越来越多的医疗机构已建立了静脉用药集中调配中心。其中,危害药品集中调配,有利于保证输液质量,有利于环境保护,防止污染,医务人员免受危害药品伤害,因此是非常必要的。

1985 年,美国医院药师协会(ASHP)颁布危害药品操作指南,将具有致癌、致畸、生殖毒性、低剂量致系列器官损伤的药物归为危害药品,按此标准,抗肿瘤药物属于危害药品。目前经临床验证至少有 50 种的危害药品可用于肿瘤的治疗,现将临床上常用于静脉输入的危害药品的溶媒选用、稀释液最终浓度、配制后输注液储存时间等详细情况列于表4-6中。

表 4-6　常用危害药品的配制和稳定性

药品通用名(商品名)(剂型)	生产企业	溶媒	稀释液最终浓度	配制后输注液储存时间	储藏条件	备注
紫杉醇(福王)(水针)	扬子江药业	0.9%氯化钠,5%葡萄糖或 5%葡萄糖林格氏液	0.3~1.2mg/ml	室温 27h	遮光,密闭,25℃以下保存	滴注时间至少 3h,专用输液器
紫杉醇(安泰素)(水针)	Hospira Australia Pty Ltd	0.9%氯化钠或 5%葡萄糖	0.3~1.2mg/ml	室温 24h	25℃以下避光保存	滴注时间至少 3h,专用输液器
白蛋白结合型紫杉醇(Abraxane)(粉针)	美国医药伙伴公司	0.9%氯化钠	总给药容积(ml)=总剂量(mg)÷5(mg/ml)	分散溶解后瓶中悬浮液的稳定性:2~8℃8h;分散溶解后输液袋中悬浮液的稳定性:20~25℃8h	含药物的药瓶放在原装盒中,室温(20~25℃)条件下避光保存	静滴时间 30min
紫杉醇脂质体(力朴素)(粉针)	南京思科药业	5%葡萄糖		室温 24h	遮光,密闭,在2~8℃保存	静滴时间 3h

续表

药品通用名（商品名）（剂型）	生产企业	溶媒	稀释液最终浓度	配制后输注液储存时间	储藏条件	备注
多西他赛（艾素）（水针）	江苏恒瑞医药	初溶：专用溶剂。进一步稀释：0.9%氯化钠或5%葡萄糖	不超过0.9mg/ml		2～8℃，密闭、遮光保存	滴注时间1h
多西他赛（泰索帝）（水针）	Aventis Pharma S. A.	初溶：专用溶剂。进一步稀释：0.9%氯化钠或5%葡萄糖	不超过0.74mg/ml	室温4h	储存温度不得高于25℃或低于2℃。在原包装中保存以避光	滴注时间1h
伊立替康（艾力）（粉针）	江苏恒瑞医药				遮光，密闭	滴注时间30～90min；不可静推
伊立替康（开普拓）（水针）	Pfizer（Perth）Pty Ltd.	0.9%氯化钠或5%葡萄糖	0.12～2.8mg/ml	2～8℃ 24h，室温6h	遮光，30℃以下保存，不要冻存	联合用药滴注时间30～90min；单药滴注时间90min以上
托泊替康（和美新）（粉针）	葛兰素史克	初溶：注射用水。进一步稀释：0.9%氯化钠或5%葡萄糖	25～50μg/ml	30℃以下24h	30℃以下，遮光、密封保存	静脉30min输注
替尼泊苷（卫萌）（水针）	百时美施贵宝	0.9%氯化钠或5%葡萄糖		终浓度≤0.4mg/ml室温24h，终浓度为1mg/ml室温4h	25℃以下储存	滴注时间不小于30min
依托泊苷（水针）	江苏恒瑞医药	0.9%氯化钠	不超过0.25mg/ml	稀释后立即使用	遮光，密闭保存	滴注时间不小于30min；不得作胸腔、腹腔和鞘内注射；禁用于儿童肌肉注射
表柔比星（艾达生）（粉针）	海正辉瑞制药/浙江海正药业	注射用水	不超过2mg/ml		遮光，密闭，在阴凉处（不超过20℃）保存	不可肌肉注射和鞘内注射
表柔比星（法玛新）（粉针）	辉瑞制药（无锡）	注射用水或0.9%氯化钠	不超过2mg/ml		遮光，密闭保存	不可肌肉注射和鞘内注射
吡柔比星（粉针）	深圳万乐药业	5%葡萄糖或注射用水		室温6h	遮光，密闭，在阴凉处（不超过20℃）保存	
多柔比星（粉针）	浙江海正药业	初溶：注射用水			遮光、密闭，在阴凉处（不超过20℃）保存	
多柔比星（粉针）	辉瑞制药（无锡）	初溶：注射用水或生理盐水。进一步稀释：氯化钠注射液、5%葡萄糖注射液、氯化钠葡萄糖注射液		2～8℃ 24h	室温密闭保存	

续表

药品通用名（商品名）（剂型）	生产企业	溶媒	稀释液最终浓度	配制后输注液储存时间	储藏条件	备注
阿柔比星（粉针）	深圳万乐药业	0.9%氯化钠或5%葡萄糖			遮光,密闭,在凉暗干燥处（避光并不超过20℃）保存	
伊达比星（善唯达）（粉针）	阿特维斯（佛山）制药	初溶:注射用水。进一步稀释:0.9%氯化钠		2~8℃ 24h	25℃以下	仅用于静脉注射,静注时间5~10min
伊达比星（艾诺宁）（粉针）	浙江海正制药	初溶:注射用水。进一步稀释:0.9%氯化钠			密闭,在干燥处保存	5~10min内静脉注射
顺铂（诺欣）（水针）	江苏豪森药业	0.9%氯化钠或5%葡萄糖			遮光,密闭保存	需充分水化
顺铂（水针）	Hospira Australia Pty Ltd	0.9%氯化钠		室温 24h	15~25℃避光保存	需充分水化
卡铂（波贝）（水针）	齐鲁制药	5%葡萄糖		室温 8h	避光,阴凉处（不超过20℃）保存	
卡铂（伯尔定）（水针）	Bristol-Myers Squibb S. R. I.	0.9%氯化钠或5%葡萄糖	0.5mg/ml	4℃ 24h,室温8h	室温（15~30℃）避光保存;避免接触铝化物	
奥沙利铂（艾恒）（粉针）	江苏恒瑞医药	5%葡萄糖	≥0.2mg/ml	2~8℃ 24h	密闭,在25℃以下保存	滴注时间2~6h
奥沙利铂（奥铂）（粉针）	南京制药有限公司	5%葡萄糖			密闭,在25℃以下保存	滴注时间2~6h
奥沙利铂（乐沙定）（粉针）	赛诺菲安万特（中国）投资有限公司	5%葡萄糖	≥0.2mg/ml	2~8℃ 24h	包装好的产品:没有储存的特殊警告;避免接触铝化物	滴注时间2~6h
奈达铂（奥先达）（粉针）	江苏奥赛康药业	0.9%氯化钠			遮光,密闭,在阴凉处（不超过20℃）保存;忌与含铝器皿接触	滴注时间不应小于1h
奈达铂（捷佰舒）（粉针）	南京先声东元制药	0.9%氯化钠			遮光,密闭,30℃以下保存;忌与含铝器皿接触	滴注时间不应小于1h
奈达铂（鲁贝）（粉针）	齐鲁制药	0.9%氯化钠			遮光,密闭,在阴凉处（不超过20℃）保存;忌与含铝器皿接触	滴注时间不应小于1h

续表

药品通用名 （商品名）（剂型）	生产企业	溶媒	稀释液最终浓度	配制后输注液 储存时间	储藏条件	备注
丝裂霉素（粉针）	浙江海正药业	0.9％氯化钠			遮光,密闭保存	
吉西他滨（泽菲） （粉针）	江苏豪森药业	0.9％氯化钠	不超过 40mg/ml	室温 24h,稀释后不可再冷藏,以防结晶析出	密闭,在干燥处保存	滴注时间 30min
吉西他滨（健择） （粉针）	Lilly	0.9％氯化钠	不超过 40mg/ml	室温 24h,稀释后不可再冷藏,以防结晶析出	室温保存（15～30℃）	滴注时间 30min
阿糖胞苷（赛德萨）（粉针）	Actavis Italy S. P. A.	静脉给药:注射用水,0.9％氯化钠或 5% 葡萄糖鞘内注射:0.9％氯化钠,勿用含苯甲醇的稀释液	不超过 100mg/ml	室温 24h	未配制的产品应在规定的室温下储藏（15～25℃）。用含防腐剂的稀释液配制后,此溶液可在规定的室温下储藏 48h。若用不含防腐剂的稀释液配制,此溶液应尽快使用以保证溶液的无菌状态	禁用于儿童肌肉注射
长春地辛（西艾克）（粉针）	杭州民生药业	0.9％氯化钠或 5%葡萄糖		药物溶解后应在 6h 内使用	遮光、密闭,在冷处保存。注射液于应用前新鲜配制	滴注时间 6～12h
长春瑞滨（诺维本）（水针）	法国皮尔法伯制药	0.9％氯化钠		室温 24h	置于冰箱内（2～8℃）,避光保存	15～20min 内静脉输入
长春瑞滨（盖诺） （水针）	江苏豪森药业	0.9％氯化钠			遮光,密闭,在 2～8℃保存	15～20min 内静脉输入
长春新碱（粉针）	浙江海正药业	0.9％氯化钠			遮光,密闭,在冷处（2～10℃）保存	本品不能作为肌肉、皮下或鞘内注射
放线菌素 D（粉针）	浙江海正药业	0.9％氯化钠			遮光,密闭保存	
环磷酰胺（粉针）	江苏恒瑞医药	0.9％氯化钠		水溶液仅能稳定 2～3h,最好现配现用	遮光,密闭,在 30℃以下保存	
异环磷酰胺（匹服平）（粉针）	江苏恒瑞医药			水溶液不稳定,须现配现用	遮光,密闭,在冷处（2～10℃）保存	

续表

药品通用名（商品名）（剂型）	生产企业	溶媒	稀释液最终浓度	配制后输注液储存时间	储藏条件	备注
甲氨蝶呤（粉针）	江苏恒瑞医药				遮光、密闭，在阴凉处（不超过20℃）保存	
甲氨蝶呤（水针）	辉瑞制药有限公司	鞘内注射：0.9%氯化钠	鞘内注射：1mg/ml		在25℃以下避光保存	
甲氨蝶呤（粉针）	浙江海正药业	初溶：注射用水2ml			遮光、密闭，在阴凉处（不超过20℃）保存	滴注时间不宜超过6h
氟尿嘧啶（粉针）	山西普德药业	初溶：注射用水			遮光，密闭保存	
氟尿嘧啶（水针）	天津金耀药业				遮光，密闭保存	滴注时间不得少于6h
氟脲苷（粉针）	浙江海正药业	初溶：注射用水。进一步稀释：0.9%氯化钠或5%葡萄糖		2～10℃2周	遮光，密封保存	
平阳霉素（粉针）	天津太河制药	静脉注射：生理盐水或葡萄糖。肌肉注射：生理盐水。动脉注射：添加抗凝血剂（如肝素）的生理盐水			密封，在凉暗干燥处保存。（避光不超过20℃）	
博莱霉素（粉针）	日本化药株式会社	肌肉、皮下或静脉注射：注射用水，0.9%氯化钠或5%葡萄糖。动脉注射：0.9%氯化钠或5%葡萄糖			室温	
羟喜树碱（水针）	黄石飞云制药	0.9%氯化钠			遮光，密闭保存	
羟喜树碱（水针）	湖北美尔雅美升药业	0.9%氯化钠			遮光，密闭保存	
柔红霉素（粉针）	深圳万乐药业	0.9%氯化钠			遮光，密闭，在阴凉处（不超过20℃）保存	滴注时间不宜超过1h
柔红霉素（粉针）	浙江海正制药	0.9%氯化钠			遮光，密闭，在阴凉处（不超过20℃）保存	滴注时间不宜超过1h
柔红霉素（粉针）	Actavis Italy S.P.A.			4～10℃48h，室温24h	密闭，阴凉干燥处保存	
L-门冬酰胺酶（粉针）	日本协和发酵	初溶：注射用水2～5ml		溶解后应尽快使用	冷处保存（15℃以下）	给药前需皮试。水溶液的稳定pH范围为6.0～8.5

续表

药品通用名（商品名）（剂型）	生产企业	溶媒	稀释液最终浓度	配制后输注液储存时间	储藏条件	备注
门冬酰胺酶（粉针）	北京双鹭药业	皮试液：注射用水或0.9%氯化钠。静注：注射用水或0.9%氯化钠。静滴：0.9%氯化钠或5%葡萄糖。肌注：0.9%氯化钠		稀释后8h内使用	遮光、密闭、冷处（2～10℃）	给药前需皮试
达卡巴嗪（粉针）	南京制药厂	初溶：0.9%氯化钠。进一步稀释：5%葡萄糖		不稳定，现配现用	遮光、密闭，在2～8℃保存	滴注时间不小于30min
达卡巴嗪（粉针）	山西普德药业	初溶：0.9%氯化钠。进一步稀释：5%葡萄糖		不稳定，现配现用	遮光、密闭，在阴凉处（不超过20℃）保存	滴注时间不小于30min
培美曲塞二钠（普来乐）（粉针）	江苏豪森药业	0.9%氯化钠		室温或冷藏24h	遮光、密封，干燥阴凉处保存	滴注时间不小于10min
培美曲塞二钠（力比泰）（粉针）	Lilly	0.9%氯化钠		室温或冷藏24h	室温保存	滴注时间不小于10min
氟达拉滨（福达华）（粉针）	Genzyme Europe B. V.	初溶：注射用水。进一步稀释：0.9%氯化钠		室温8h	室温（最高温度30℃）保存	滴注时间30min
氟达拉滨（依达福）（粉针）	浙江海正药业	初溶：注射用水。进一步稀释：0.9%氯化钠		室温8h	遮光、密闭，在冷处（2～10℃）保存	滴注时间30min
卡莫司汀（水针）	天津金耀氨基酸	0.9%氯化钠或5%葡萄糖			遮光、密闭，在冷处（2～10℃）保存	快速点滴
白消安（白舒非）（水针）	Otsuka Pharmaceutical Co. Ltd.	0.9%氯化钠或5%葡萄糖	约为0.5mg/ml	2～8℃ 12h，室温8h，输注必须在这一时限内完成	2～8℃	滴注时间2h。切记始终是将本品加入溶剂，而不是将溶剂加入本品。不要使用聚碳酸酯注射器以及带有聚碳酸酯滤器的针头
西妥昔单抗（爱必妥）（水针）	德国默克公司	0.9%氯化钠			本品应储藏在冰箱中（2～8℃），禁止冰冻	初次给药滴注时间为120min，随后每周给药的滴注时间为60min，最大滴注速度不得超过10ml/ml。本品在给药期间必须使用0.2μm或0.22μm微孔径滤器进行过滤

续表

药品通用名（商品名）（剂型）	生产企业	溶媒	稀释液最终浓度	配制后输注液储存时间	储藏条件	备注
利妥昔单抗（美罗华）（水针）	Roche Pharma (Schweiz) Ltd.	0.9％氯化钠或5％葡萄糖	1mg/ml	2～8℃ 24h，室温12h	瓶装制剂保存在2～8℃。未稀释的瓶装制剂应避光保存	初次滴注：推荐起始滴注速度为50mg/h，最初60min后，可每30min增加50mg/h，直至最大速度400mg/h。以后的滴注：利妥昔单抗滴注的开始速度可为100mg/h，每30min增加100mg/h，直至最大速度400mg/h
尼妥珠单抗（泰欣生）（水针）	百泰生物药业	0.9％氯化钠		2～8℃ 12h，室温8h	本品在2～8℃储存和运输，不得冷冻	滴注时间1h以上
曲妥珠单抗（赫赛汀）（粉针）	Roche Pharma (Schweiz) Ltd.	初溶：专用溶剂或注射用水。进一步稀释：0.9％氯化钠	所需溶液的体积＝体重(kg)×剂量（4mg/kg、8mg/kg负荷量或2mg/kg、6mg/kg维持量)/21(mg/ml，配制好溶液的浓度)	用配套专用溶剂溶解的初溶液：2～8℃ 28d。最终稀释液：2～8℃ 24h	2～8℃避光保存和运输	初次滴注：静脉输注90min以上；以后的滴注：若首次输注耐受良好，可改为30min。勿静推或静脉快速注射
贝伐珠单抗（安维汀）（水针）	Roche Pharma (Schweiz) Ltd.	0.9％氯化钠	1.4～16.5mg/ml	2～8℃ 24h	避光，2～8℃在原包装中保存和运输。不要冷冻保存。不要摇动	首次输注时间90min。如果第一次输注耐受性良好，则第二次输注的时间可以缩短到60min。如果患者对60min的输注也具有良好的耐受性，那么随后进行的所有输注都可以用30min的时间完成。不能采用静推或快速注射

资料来源：药品说明书

二、肠外营养液的稳定性

由于肠外营养混合液由数十种物质组成，混合液保存与使用的时间通常在24h以上，因此各组分间的相互作用对其稳定性的影响受到关注，其中尤以脂肪乳的稳定性最易受到各因素的影响。

（一）脂肪乳稳定性

脂肪乳是一种用乳化剂将植物油乳化而成的白色乳状液体，是由微小的脂肪粒子（油相）分散在水相中形成的两相体系。其正常乳粒的平均粒径大约是 $0.4\sim1\mu m$，每个乳粒表面的大量负电位，使乳粒之间产生同性相斥，从而保证乳粒间相互分离。而《中国药典》（2015版）

规定:大多数乳粒应为 $0.5\mu m$ 左右,在大于 $0.5\mu m$ 的乳粒总数中,大于 $1\mu m$ 的乳粒数不得超过 3%,并不得检出大于 $5\mu m$ 的乳粒。$5\sim20\mu m$ 的颗粒就有致肺栓塞的危险。

1. 影响因素

(1)电解质和微量元素:通常脂肪乳的电位值在 $-30mV$,以维持较好的稳定性。但若营养液中的阳离子浓度超标,则阳离子能中和脂肪粒子上磷脂的负电荷,使乳粒间的负电位被中和,乳粒间排斥力减弱,导致乳粒之间发生聚集,形成大的乳粒。

(2)pH:

①葡萄糖的 pH 为 $3.5\sim5.5$,属于酸性液体。当 pH 降至 5.0 以下时,脂肪乳即丧失其稳定性;当 pH<2.5 时,负电位完全消失,脂肪颗粒排斥力为零,脂肪颗粒聚集融合,形成破乳(图 4-1)。含 5%、25% 葡萄糖的肠外营养液中的脂肪乳至少在 24h 内不引起凝聚,粒子表层不受破坏。而葡萄糖浓度达 50% 时,几乎所有脂肪粒子均凝聚,一部分粒子表层受破坏,且粒子之间的空隙消失。因此,在配制过程中葡萄糖不能直接与脂肪乳剂混合,并且在肠外营养液中的葡萄糖浓度最好控制在 23% 以下。最终肠外营养液的 pH 应控制在 $5\sim6$。

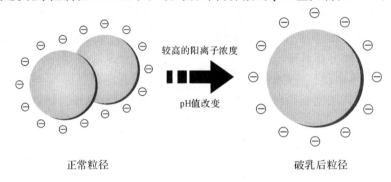

正常粒径　　　　　　　　　　破乳后粒径

较高的阳离子浓度

pH值改变

图 4-1　脂肪乳破乳示意图

因此,配制完的肠外营养液中要求 1 价阳离子($Na^+ + K^+$)溶度<150mmol/L,2 价阳离子($Ca^{2+} + Mg^{2+}$)溶度<5mmol/L 以保持营养液的稳定性。电解质的离子价越高,中和负电荷的能力越强,即二价电解质的常用量对脂肪乳微粒的影响明显高于一价电解质,更容易形成油水分离现象。

②肠外营养液中的氨基酸液有缓冲与调节 pH 的作用,可防免脂肪乳 pH 的降低和粒子大小、分布的相应变化。

③维生素 C 为强酸性物质,应尽量避免加入营养液中,而且过大的加入量易导致营养液变色,甚至破乳。由于人体每天所需的维生素 C 含量为 100mg,所以最多可以往营养液中加入 100mg 的维生素 C。

(3)温度:温度升高,脂肪颗粒易发生聚集,常温下储存液 48h 后发生破乳,而 4℃ 条件下的储存液,在 $1\sim2$ 个月后才发生破乳现象。因此,配好的储存液应在 $2\sim8℃$ 下冷藏,不得冷冻,并应尽快使用。

(4)氧气:有氧气存在时,多不饱和脂肪酸和必需脂肪酸会发生过氧化,导致氧化应激和中毒。而空气中的氧可透过大多数的储存材质,同时微量元素、温度和光照等也明显增加氧化,建议采用多层袋以减少透气,避光置冰箱保存。输注前再加入微量元素,输液装置采用黄色遮光物,以减少输液中过氧化物的产生。

（5）储存材质与时间：不同储存材质的三升袋在不同温度下的药物储存时间见表4-7。

表4-7　不同储存材质的三升袋在不同温度下的药物储存时间

储存材质	室温储存时间	4℃储存时间
聚氯乙烯（PVC）	24h	24h
乙烯乙酸酯（EVA）	24h	7d
工业化多腔袋（无药物加入）	24h	6d,恢复室温后可保存48h
工业化多腔袋（混合加药）	24h	24h

采用聚氯乙烯（PVC）材质的三升袋存放肠外营养液,会释放出增塑剂,对脂肪微粒有破坏作用,但室温24h内可维持稳定,使用是安全有效的。建议使用乙烯乙酸酯（EVA）作为储存材质或使用工业化多腔袋。

（6）调配流程：在调配过程中,应该注意调配顺序,除葡萄糖不能直接与脂肪乳同时灌注到营养袋中外,也应避免将电解质、微量元素直接加入脂肪乳剂内。另外应注意,脂肪乳要最后加入营养袋中。在加入脂肪乳时,要不停摇晃营养袋,以避免局部浓度过高导致营养液油水分层。

2. 脂肪乳剂的不稳定阶段

（1）可逆阶段——乳油形成：在三升袋中的液体顶端会出现白色致密层和其下方的稍致密层。此时,乳油颗粒大小没有明显改变。如果轻轻摇动,致密层和稍致密层会混合均匀,不影响使用。

（2）不可逆阶段——凝结：此时由于乳油颗粒之间的机械性和静电性屏障都被破坏,易产生较大、游离的油滴。这一阶段不可逆,此时肠外营养液不可用。

（3）不可逆阶段——脂滴破裂：聚集的游离脂肪乳滴表面破裂,释放出游离脂肪。这一阶段不可逆,此时肠外营养液不可用。

（二）维生素稳定性

水溶性维生素除维生素 B、C 外,脂溶性维生素除维生素 A 外,其余的均较稳定,维生素 B_2 遇紫外线会降解,维生素 C 遇空气易发生氧化降解为草酸。维生素 B 和 C 可能由于微量元素中金属离子的作用易发生氧化反应而降解。Cu 能使维生素 B_{12} 的活性降低,同时易使维生素 B_2 磷酸盐的溶解度降低,甚至析出结晶。维生素 A 易被容器或输液装置吸收。

因此,在避光的条件下输注,维生素的稳定性显著提高。或者加入脂肪乳剂中,可保护某些维生素免受紫外线照射。同时建议给予乙烯乙酸酯（EVA）材质的输液装置以减少脂溶性维生素的吸附。

（三）钙和磷稳定性

钙和磷易发生沉积,可能会导致导管阻塞、间质性肺炎、呼吸窘迫综合征,最终导致患者死亡。即刻发生的钙磷沉积容易被发现,但加入脂肪乳剂后,则会掩盖其沉积,导致临床不良结局发生。

影响其沉积的因素有钙和磷的高浓度、选择无机磷（复合磷酸氢钾）、低浓度氨基酸和葡萄糖加入高浓度的脂肪乳剂（作为周围静脉配方）、混合液 pH 增大（添加碳酸氢盐）、环境温度升高、渗透压增加以及输注速度过慢等。在同一输液管中添加钙磷后应常规冲洗,以避免钙磷沉积。

钙磷沉积的控制措施:①[Ca]×[P]>72(mmol/L)时,将破坏钙和磷的稳定性。②使用有机磷制剂(如甘油磷酸钠和葡萄糖-1-磷酸)。③输液终端添加精密输液器(粒径<5μm)。④输完肠外营养液后建议用生理盐水冲管。

(四)微量元素稳定性

多种微量元素注射液,本身无色或微黄,药物性质属于酸性且不稳定,与其他药物配伍易发生化学反应。虽然说明书中注明可加入氨基酸注射液或葡萄糖注射液中,但有文献报道,若多种微量元素注射液加入葡萄糖溶液就会变成淡黄色,原因是产生毒性物质5-羟甲基呋喃甲醛(5-HMF)。而氨基酸注射液由于有很好的缓冲作用,是安全可靠的。因此,调配时建议加入氨基酸注射液,不宜加入葡萄糖注射液中。

此外,已知的微量元素沉淀还有磷酸铁、半胱氨酸铜或硒盐降解为不溶性的元素硒。

三、抗菌药物的稳定性

静脉用抗菌药物是临床治疗感染性疾病的重要药物剂型。由于抗菌药物品种繁多,现将临床上常用于静脉输入的抗菌药物的稳定性及储存条件列于表4-8中。

表 4-8　临床上常用于静脉输入的抗菌药物的稳定性及储存条件

药品名称	稳定 pH	溶媒	用于静脉滴注时稀释液	储存条件	储存时间
青霉素 G	6～7	NS	NS		新鲜调配
苯唑西林	5	NS、GS、RS、RL	NS、GS、RS、RL		当本品溶于 5% GS 或 NS 中,同时有磷酸盐缓冲溶液存在时室温放置 24h 效价无变化
氯唑西林	5～7	静脉注射液:NS;注射用水静脉滴注液:NS、5%GS	NS、5%GS		
氨苄西林	5.5～6.5	静脉注射液:注射用水;静脉滴注液:NS、RS	NS、RS		新鲜调配
阿莫西林	3.5～5.5	NS	NS		新鲜调配
哌拉西林	5～7	注射用水、NS	NS、5%GS、GNS		室温下 24h 内保持稳定,冷藏 7d 内保持稳定,冷冻 1 个月内保持稳定
替卡西林	6～8				
美洛西林	4.5～8	GS、NS、GNS、RL	GS、NS、GNS、RL		冰箱内保存不超过 24h

续表

药品名称	稳定 pH	溶媒	用于静脉滴注时稀释液	储存条件	储存时间
阿洛西林	6～8	注射用水	GS、NS、GNS、RL		0.5～1h
磺苄西林	5～7	静脉注射液：注射用水、5%GS；静脉滴注液：5%GS、NS	5%GS、NS		1～8h
阿莫西林/氟氯西林	5.5	NS、GNS、5%GS	NS、GNS、5%GS	室温	0.5～2h
氨苄西林/舒巴坦		注射用水、NS、RL	NS、RL	<30℃	立即使用，静注液<1h，静滴液<8h
阿莫西林/克拉维酸	3.5～5.5	注射用水、NS	NS	凉暗处避光	静注液 20min内使用，静滴液应在4h内使用完，不要冷冻
阿莫西林/舒巴坦	3.5～5.5	注射用水、NS	NS		及时使用
替卡西林/克拉维酸	4～6	注射用水、5%GS	NS、5%GS、RL	<24℃	浓缩液在21～24℃时6h内保持稳定，冷藏72h内保持稳定，调配好的注射液宜现配现用
美洛西林/舒巴坦		注射用水、NS	GS、NS、GNS		
哌拉西林/他唑巴坦		NS	NS		
哌拉西林/舒巴坦	5.5～6.3	NS、注射用水、5%GS	NS、5%GS		0.5～1h
头孢唑林钠	3.5～7	注射用水	GS、NS、GNS、RS、RL	避光	室温下 48h
头孢拉定	3.5～6	静脉注射液：注射用水、5%GS；静脉滴注液：5%GS、NS	5%GS、NS		静注液室温下2h，5℃冷藏可保持24h；静滴液室温条件下10h，5℃冷藏可保持48h
头孢呋辛钠	4～6	注射用水	NS、GS、GNS、RS、RL		现配现用，室温保存不宜超过24h
头孢噻肟钠	4.5～7.0	注射用水	NS、GS、GNS、RS、RL		室温下24h

续表

药品名称	稳定 pH	溶媒	用于静脉滴注时稀释液	储存条件	储存时间
头孢匹胺		GS、NS、GNS、RL、RS、氨基酸	GS、NS、GNS、RL、RS、氨基酸		迅速使用,保存的溶解液须于 24h 内使用
头孢曲松钠	4.5～6.5	静脉注射液:注射用水;静脉滴注液:NS、GS	NS、GS		静注液室温下 6h,2～8℃下 24h
头孢哌酮	3～5.5	静脉注射液:NS、5%GS;静脉滴注液:NS、GS、GNS、RS、RL	NS、GS、GNS、RS、RL		室温下 24h,冷藏 5d
头孢他啶	3.5～5.5	静脉注射液:注射用水、NS、GS、GNS、RS、RL;静脉滴注液:NS、GS、GNS、RS、RL	NS、GS、GNS、RS、RL		2～8℃下 24h
头孢美唑		注射用水、NS、5%GS	GS、NS、右旋糖酐注射液、复方氨基酸	避光	尽快使用,室温保存不宜超过 24h
头孢西丁钠	5.0～6	注射用水、5%GS	NS、GS、右旋糖酐注射液、复方氨基酸		室温下 48h,冷藏 7d
头孢米诺钠	4.5～6		GS、GNS、NS、RS		
头孢吡肟		GS、NS、GNS、RS	GS、NS、GNS、RS		室温下 24,冷藏 7d
头孢地秦钠	5.5～6.5	注射用水	NS、RS		应尽早使用,室温下 6h,2～8℃ 不超过 24h
头孢硫脒		注射用水、NS	NS、5%GS		现配现用
头孢替安	4.5～6	注射用水、NS、5%GS	5%GS、NS		迅速使用,若必须储存应在 8h 内用完
头孢唑肟		注射用水、NS、5%GS	NS、GNS、GS、RS、RL、氨基酸		室温下 7h,冰箱中 48h
头孢孟多		注射用水、NS、5%GS	NS、5%GS		室温下 24h,冷藏 96h
头孢尼西		注射用水	GS、NS、RL		现配现用
拉氧头孢钠		注射用水、NS、5%GS	NS、5% GS、右旋糖酐-40 注射液		现配现用

药品名称	稳定 pH	溶媒	用于静脉滴注时稀释液	储存条件	储存时间
氟氧头孢钠	3.5～5.5	注射用水、NS、5%GS	5%GS、NS		尽快使用，常温不宜超过 6h，冷藏不宜超过 24h
头孢哌酮/舒巴坦	3.5～5.5	注射用水、NS、5%GS	5%GS、NS、GNS		0.5～1h
头孢噻肟/舒巴坦	4.0～6.5	注射用水	5%GS、NS、GNS		1～6h
头孢曲松/舒巴坦	4.5～5.5	注射用水	NS、5%GS		0.5～1h
亚胺培南/西司他汀钠		GS、NS、GNS	GS、NS、GNS		室温下 4h 内保持稳定，冷藏 24h 保持稳定
美罗培南	4.5～6.5	注射用水	NS、GS、GNS		立即使用，NS 溶解时，室温下应于 6h 内使用，冷藏 24h
帕尼培南/倍他米隆		NS、5%GS	NS、5%GS		尽快使用，不宜储存超过 6h
厄他培南		注射用水、NS	NS		室温下 6h，冷藏 24h，并在移除冰箱后 4h 内使用
阿米卡星	3.5～5.5	NS、5%GS	NS、5%GS		室温下 24h，冷藏 96h
妥布霉素	4.5～6	NS、5%GS	NS、5%GS		NS 中 24℃ 下 48h 稳定，在复方氯化钠注射液中 25℃ 下 24h 稳定
庆大霉素	4～6	NS、5%GS	NS、5%GS		1～4h
奈替米星	4～5	注射用水、NS，大容量注射剂可直接用于静脉注射	NS、5%GS		0.75～2h
异帕米星		NS、5%GS、RS	NS、5%GS、RS		
依替米星	4～5	NS、5%GS，大容量注射剂可直接用于静脉注射	NS、5%GS		0.5～1h
四环素	3～5	注射用水、GS	GS		1～6h
多西环素	3～5.5	注射用水	NS、5%GS、RL		1～6h

续表

药品名称	稳定 pH	溶媒	用于静脉滴注时稀释液	储存条件	储存时间
氯霉素	5.5～7	NS,5%GS	NS,5%GS		1～4h
红霉素	4～8	注射用水	NS		室温 24h,冷藏 14d
阿奇霉素	4.5～6.5	注射用水	NS,5%GS		室温 24h,冷藏 7d
去甲万古霉素	4～6	注射用水	5%GS,NS		1～2h
万古霉素	3.5～6.5	注射用水	5%GS,NS		室温和冷藏下 14d,－20℃下 12 周
替考拉宁		注射用水	NS,5%GS,RL		4℃下 4h
林可霉素	4.5～6.5	GS,NS	GS,NS		室温下 24h
克林霉素	3～5	5%GS,GNS,NS,RS	5%GS,GNS,NS,RS		室温下 24h
磷霉素	4～6	注射用水	GS,NS		1～3h
多黏菌素 B	3.5～6.5	5%GS	5%GS		1～3h
夫西地酸钠		专用缓冲溶液	NS,5%GS		在 24h 内用完
磺胺甲噁唑		5%GS	5%GS		
左氧氟沙星	4.0	5%GS,GNS,NS,大容量注射剂可直接用于静脉注射	5%GS,GNS,NS	避光	室温下 72h,冷藏 14d,－20℃下 6 个月
环丙沙星		GS,NS,RS,RL	GS,NS,RS,RL	避光	室温下 14d
洛美沙星		NS,5%GS,GNS	NS,5%GS,GNS	避光	0.5～1h
培氟沙星	5.0	5%GS,大容量注射剂可直接用于静脉注射	5%GS	避光	1～2h
莫西沙星		可直接用于静脉滴注	GS,NS,RS,RL	避光	
甲硝唑		可直接用于静脉滴注	NS,5%GS,RS		
替硝唑		可直接用于静脉滴注	NS,5%GS		
奥硝唑		GS,NS	GS,NS		
利奈唑胺		可直接用于静脉滴注	NS,5%GS,GNS,RL		
两性霉素 B	6	注射用水	5%GS	避光	室温下 24h,冷藏 7d
伊曲康唑		NS	NS	2～8℃	24h
氟康唑	4.8	可直接用于静脉滴注	NS,5%GS,RL		1～4h
伏立康唑		NS,5%GS,GNS,RL	NS,5%GS,GNS,RL		

续表

药品名称	稳定 pH	溶媒	用于静脉滴注时稀释液	储存条件	储存时间
醋酸卡泊芬净		注射用水	NS、RL		＜25℃ 下，在 24h 内使用，2～8℃ 冷藏时 48h 内使用
米卡芬净		NS、5%GS	NS、5%GS	避光	
阿尼芬净		专用溶媒	NS、5%GS	室温	24h

备注：NS—0.9%氯化钠注射液，GS—葡萄糖注射液，5%GS—5%葡萄糖注射液，GNS—葡萄糖氯化钠注射液，RS—复方氯化钠注射液，RL—乳酸钠林格注射液

典型案例——电解质对新生儿肠外营养液稳定性的影响

二维码 4-3
典型案例

参考文献

[1]廖海强,刘玉兰,谢冰玲.配制全胃肠外静脉营养液 617 例/次的体会[J].中国药房,2002,13(3):181.

[2]刘新,张士俊,任晓雯.全肠道外营养液稳定性影响因素分析[J].天津药学,2010(22):2-25.

[3]张崃鹏,姜德春.肠外营养液配置不合理处方中影响破乳因素分析[J].中国药物与临床,2011(11):1297-1298.

[4]蒋朱明,于康,蔡威.临床肠外与肠内营养[M].2 版.北京:科学技术文献出版社,2010.

[5]徐丽华,卞晓洁.安达美在不同溶液中的稳定性研究[J].护理学杂志,2010(25):90-92.

[6]吴永佩,焦雅辉.临床静脉用药集中调配与使用指南[M].北京:人民卫生出版社,2010.

[7]张建新,张国斌,王强,等.哌拉西林/他唑巴坦粉针剂与不同溶媒配伍的稳定性[J].中国医院药学杂志,2003,23(12):764-765.

[8]曾昭全,吴燕,刘锡钧.静滴抗生素溶媒的正确选择[J].海峡药学,2003,15(3):72-73.

[9]孙艳,刘皈阳.临床静脉用药集中调配技术[M].北京:人民军医出版社,2011,4.

10.邓树荣,张柳红,闫丽娜,等.电解质对新生儿肠外营养液稳定性的影响[J].中国药房,2015,26(25):3493-3495.

课堂互动

抗菌药物如何保持稳定性?

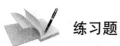 **练习题**

一、单选题

1. 安达美主要成分为 （   ）
   A. 氨基酸   B. 维生素   C. 微量元素   D. 脂肪乳   E. 电解质

2. 下列哪项属于营养补充剂 （   ）
   A. 氯化钠液   B. 右旋糖酐   C. 甘露醇液   D. 氨基酸液   E. 林格液

3. 目前医院静脉输液方式以第几代为主 （   ）
   A. 第一代全开放式   B. 第二代半开放式   C. 第三代全封闭式
   D. 第四代全真空式   E. 第四代全封闭式

4. 世界上第一瓶商用输液产品——5％葡萄糖注射液是哪位科学家开发的 （   ）
   A. Thomas Latta   B. Dr. Baxter   C. Harvey
   D. Chistopher   E. Stadelmann

5. 15AA 是哪一种氨基酸的简称 （   ）
   A. 营养型氨基酸   B. 创伤型氨基酸   C. 癌症用氨基酸
   D. 肾病用氨基酸   E. 肝病用氨基酸

6. 下列哪个是脂溶性复合维生素制剂 （   ）
   A. 水乐维他   B. 维他乐匹特   C. 安达美   D. 派达益儿   E. 九维他

7. 静脉药物治疗的鼻祖是什么事件 （   ）
   A. 开发林格液   B. 用盐水注入患者静脉   C. 提出血液循环理论
   D. 确定 ABO 血型系统   E. 开发 5％葡萄糖注射液

8. 乐凡命属于哪一种氨基酸 （   ）
   A. 营养型氨基酸   B. 创伤型氨基酸   C. 癌症用氨基酸
   D. 肝病用氨基酸   E. 肾病用氨基酸

9. 平衡液指的是哪种输液 （   ）
   A. Darrow 液   B. 乐凡命   C. 甘露醇   D. 乳酸林格液   E. 碳酸氢钠

10. 林格液是在 NaCl 溶液中添加了哪两种离子 （   ）
    A. Ca^{2+} 和 Mg^{2+} B. Mg^{2+} 和 K^+ C. Ca^{2+} 和 K^+
    D. Ca^{2+} 和 Fe^{3+} E. Fe^{3+} 和 K^+

11. 临床使用的三升袋哪种材质会释放出增塑剂,对脂肪微粒有破坏作用,目前已经较少
    使用 （   ）
    A. PVC   B. EVA   C. PVP   D. PCP   E. PCV

二、填空题

1. 小儿剂量计算方法有_____、_____、_____。

2. 输液微粒危害有_____、_____、_____、_____。

3. 静脉输液产品的容器演变经历了_____、_____、_____和
   _____。

4.静脉药物治疗按照药物的种类分为_____、_____、_____、_____和_____。

5.静脉药物治疗按照给药途径分为_____和_____两种主要方式。

三、名词解释

静脉药物治疗

四、简答题

简述静脉滴注和静脉推注两种方式的区别。

五、综合题

试分析安全应用静脉药物治疗的现状,你认为如何才能改进这样的现状。

（陈 婷 俞 佳 施 菁）

第五章

静脉药物医嘱审核

二维码 5-1
教学 PPT

学习目标

1. 掌握静脉药物配伍禁忌和相互作用的基本概念。
2. 熟悉医嘱审核的内容。
3. 了解药品批次设定原则。

第一节　医嘱审核的目的和意义

一、医嘱审核的目的

在美国,每年大约有 98000 人因用药错误而死亡,这甚至超过了美国每年交通事故导致的总死亡人数。在澳大利亚,每年大约有 1% 的患者由于用药错误而受到伤害,而这些错误中,3/4 是可以被预防的。

我国红十字会统计显示,我国每年约 40 万人因医疗损害事件而非正常死亡,是交通事故致死人数的 4 倍,其中很大一部分与不合理用药有关。不合理用药包括错误的药品、错误的患者、错误的给药途径、错误的给药剂量、错误的给药时间等这些药害事件,这给整个社会带来了巨大的经济损失。

药师的医嘱审核,是拦截不合理医嘱,确保患者安全,保证经济、合理用药,提高药物的治疗水平,减少药物不良反应的发生,预防用药差错的重要手段。

二、医嘱审核的意义

1. 保证法律法规有效执行

《处方管理办法》第三十五条规定,药师应当对处方用药适宜性进行审核,医疗机构设立专职的审方药师的岗位,进行全医嘱的审核。

2. 药学监督落到实处

通过药师对医嘱的审核,使患者的每一次用药都得到了药学的监督审查,体现了药师的责任和权利。合理用药管理由"事后"干预变为"事前"阻止和预防,由"被动"变"主动",有力地保证了患者用药的安全、有效、合理和经济,减少了医院药害事件的发生和药物相关的医疗纠纷,是医院强化合理用药的重要途径。

3. 临床药学服务作用的体现

医嘱审核也是临床药学的重要部分,实行全医嘱审核后,接受临床药学服务的患者数量比接受专职专科的临床药学服务的患者数量更多,药师的优质资源在医院药学工作中的利用达到最大化。药师对医嘱的审核,加强了药师的主动性和责任心,提高了自己的业务素质,克服了知识结构的限制,扬长避短,用较小的投入使全部住院患者都能得到高质量的药学服务,用创新的思维拓宽药学服务领域。

4. 提升相关人员合理用药意识

药师发现不合理医嘱后与医生进行沟通,告知医生正确的给药方案,这相当于及时对医生进行了用药培训。

第二节　医嘱审核药师的资格要求与审核内容

一、医嘱审核药师的资格要求

(一)职称要求

(1)依照《处方管理办法》第三十一条规定,具有药师以上专业技术职务任职资格的人员负责处方的审核、评估、核对、发药以及安全用药指导。因此,审方药师应该具备药师以上专业技术职务任职资格。

(2)医嘱审核要求药师具有较高的药学专业水平,并掌握一定的医学知识、药学理论知识和丰富的医院药学实践经验,因此审方药师应该具备中级或以上职称且有一定的英语基础。

(二)通过相应的药学知识和技能的考核

(1)药师在处方审核中必须具备扎实的药学理论知识,这是指导医生合理用药必不可少的条件之一,考核是确认审方药师资质的有效方法。

(2)作为合格的审方药师,要求能熟练运用和掌握信息系统和审方技巧,必须通过审方的实际技能的考核。

二、审核内容

《处方管理办法》第三十五条规定,药师应当对处方用药适宜性进行审核,审核内容包括:

(一)规定必须做皮试的药品,处方医师是否注明过敏试验及结果的规定

药品说明书上要求做过敏试验的药物,例如青霉素类抗菌药、破伤风抗毒素、维生素 B_1 注射液、头孢曲松针等,药师应检查医生是否注明过敏试验及结果的判定。

(二)处方药物与临床诊断的相符性

药师在审方时发现医生为患者开具的药物与临床诊断不符时,应当及时与医生进行沟通来确定医嘱的合理性。

(三)剂量、用法的正确性

药品的剂量、用法必须以药品的说明书为指导,如甲氧氯普胺针注射液每日极量成人为

0.5mg/kg,超出极量会增加它的锥体外系的不良反应。莫西沙星注射液,说明书标注的给药频度为每日一次,错误的医嘱常常为每日 2 次。

(四)选用剂型与给药途径的合理性

有些注射液说明书标注的给药方式只能肌肉注射,如维生素 B_1 注射液、苯海拉明注射液、黄体酮注射液,错误的给药方式为静脉注射,对于这些药物,药师审核医嘱时应特别注意。

(五)是否存在重复给药现象

同类药物或含有相同化学成分的药物联用,因作用相同或相似,会造成剂量过大,不良反应的发生率也增加。

(六)是否有潜在的临床意义的药物相互作用和配伍禁忌

1. 注射液溶媒的选择

药物因其理化性质的原因,选择不同的溶媒对药物的稳定有很大的影响,如多烯磷脂酰胆碱注射液,只能用不含电解质的葡萄糖注射液(5%或 10%葡萄糖注射液等)稀释,严禁用电解质溶液(氯化钠注射液、复方氯化钠注射液等)稀释。

2. 药物与药物在体外的配伍禁忌

如维生素 C 注射液不能与胰岛素注射液在同一组输液里,因维生素 C 注射液会降低胰岛素的效价。维生素 B_6 注射液与地塞米松磷酸钠注射液配伍会产生浑浊。

3. 药物与药物在体内的相互作用

如糖皮质激素与降糖药合用,糖皮质激素可促进糖原异生,减少外周组织对葡萄糖的摄取与利用,从而使血糖升高,减弱口服降糖药物和胰岛素的作用。

(七)其他用药不适宜情况

1. 关注重点患者

(1)对于肝功能不全患者:审方时药师需重点考虑所选药物是否会增加肝脏损害程度、是否会对药物的体内过程产生影响等。首先,要慎用主要由肝脏清除且有肝毒性的药物,避免因肝功能减退时药物清除减少导致毒性反应的发生,若必须使用经肝脏代谢的药物,应注意调整剂量或延长给药间隔时间,包括红霉素酯化物、利福平、异烟肼、磺胺类、氯霉素等。据统计,在我国急性肝炎住院患者中 10%~15%是药源性肝炎。因此,肝功能不全患者应慎用此类药物。

(2)对于肾功能不全患者:肾脏是药物排泄的重要器官,肾功能不全患者可使药物的排泄减慢,造成药物的半衰期延长,会引起药物的蓄积,造成对机体的损伤。审方时药师需关注患者的肌酐指标,根据患者的肾功能情况,合理调整药物剂量和给药间隔时间,制定个体化给药方案,减少不良反应的发生。特别是一些对肾功能有损害的药物,如氨基糖苷类、万古霉素等应严格控制用药指征。

(3)对于老年患者:由于老年人各系统功能减退,尤其是肝肾功能的衰退,导致药物在体内的吸收、分布、代谢和排泄等功能减弱,且老年人往往多种疾病共存,多种药物联合使用导致药物相互作用也相应增加。药师审方时要关注老年患者的肝肾功能及药物在体内和体外的相互作用,注意给药的适当性及剂量的个体化。

(4)妊娠期、哺乳期患者:在选择应用药物时,除考虑到药物对孕妇、哺乳期患者自身疾病治疗的需要、禁忌证及副反应外,必须同时选用对胎儿生长发育影响较小的药物。妊娠期用药,应选用已有循证医学证据表明对胚胎、胎儿危害较小的药物,如有 B、C 级药物可用,则尽量选用 B 级药,在无 A、B 级药物可选时,则应慎用 C 级药,D 级药物只在无其他药物可选且孕妇病重急需时才选用,但仍应权衡利弊,充分知情同意。X 级药物在妊娠期绝对禁用。对未经动物试验及临床资料报告证实是否有危害的药物,尽量不用。

(5)儿童用药:儿童的肝肾功能、中枢神经系统、内分泌系统等发育尚不完善,因此应用某些在肝内代谢的药物易引起中毒,例如氯霉素主要在肝内代谢,早产儿及新生儿的肝功能发育未完善,对氯霉素代谢缓慢,用药后易引起中毒(灰婴综合征)。一些经肾排泄的药物如苯巴比妥、氨苄西林等排泄缓慢,儿童用药时剂量应减少。喹诺酮类药物可致婴幼儿及 18 岁以下青少年关节病变,因此不宜用于 18 岁以下的小儿及青少年。

(6)使用化疗药物及全肠外营养液(TPN)的患者:骨髓抑制是化疗药物最常见的副反应之一,约 90% 接受化疗的患者会出现不同程度的骨髓抑制。审方时要根据患者的临床检验指标与体表面积计算化疗药物的剂量。同时还要关注化疗的辅助用药,用顺铂前需要水化,减少顺铂对患者肾脏的损害。使用多西他塞的前一天要预服糖皮质激素(如地塞米松),预防多西他塞的过敏反应等。审核 TPN 医嘱时需关注 TPN 组方的糖脂比及稳定性:糖脂比是否合理,二价离子(Ca^{2+},Mg^{2+})浓度是否超标,低浓度氨基酸的量是否足够,还要关注胰岛素、肝素的用量。

2. 关注有浓度、输注速度规定的药物

有浓度和输注速度规定的药物必须严格按照说明书上的要求控制好浓度和输注速度以减少不良反应的发生。如万古霉素浓度为 5mg/ml(最高不超过 10mg/ml),给药速度不高于 10mg/min。氢化可的松针(0.1g：20ml)外周静脉给药时,一支必须要用 500ml 的溶媒进行稀释。莫西沙星针(0.4g：250ml)静脉滴注时间至少为 90min。

(八)与医生联系

1. 核实任何有疑惑的内容

审方时发现有任何不合理的医嘱,要及时与开医嘱的医生取得联系,告知其医嘱的不合理性,以确保患者能及时、合理用药,同时也给医生进行了业务培训。

2. 记录干预内容和结果

审方时发现的每一条不合理的医嘱都应该有记录,定期对这些医嘱进行总结和分析,为医院的合理用药、减少用药差错提供有用的参考资料。记录格式可参照表 5-1。

表 5-1　不合理医嘱记录格式

日期	本次差错	病历号	病区	医生	科别	采取措施	处方医生	给药途径	药物相似性	药物类型	差错类型

年　　月　　审方药师

第三节　静脉药物配伍禁忌和相互作用

输液治疗是治疗疾病、输注药物和补充营养的重要手段。临床抢救治疗患者时往往会用到多种不同的静脉药物,同时静脉给药也需要有不同的输注载体,因此考虑药物与药物之间、药物与载体之间的配伍以及相互作用是保证输液质量,保障用药安全与有效的关键。

配伍禁忌,是指两种以上药物混合使用或药物与辅料制成制剂时发生体外的相互作用,出现使药物氧化、还原、中和、水解等理化反应,这时可能发生浑浊、沉淀、产生气体及变色等外观异常的现象。有些药品配伍使药物的治疗作用减弱甚至完全失效,导致治疗失败;有些药品配伍使副作用或毒性增强,可引起不良反应,严重者可危及患者的生命安全等。

药物相互作用指的是两种或两种以上药物同时或在一定时间内先后应用所产生的疗效变化或不良反应,对患者造成不利后果的可以看成是治疗上的配伍禁忌。药物相互作用的结果包括:①协同作用:增加药物有效性,联合效应大于每种药物独立作用的效果;②拮抗作用:降低药效,两种或多种药物的综合效应小于每种药物单独效应的总和;③新的效应:任何一种药物单独使用时不会显示出来的新效应(例如毒性)。

药物配伍禁忌和药物相互作用的区别在于:药物配伍禁忌通常是指药物在进入机体以前的体外配伍过程中出现的作用,多发生于液体制剂,如在静脉输液中或注射器内即可发生,而药物相互作用是药物在体内受到人体药动学四方面(吸收、分布、代谢和排泄)以及药效学的影响。

二维码 5-2
微课视频
药物配伍
禁忌

一、药物配伍禁忌

通常与静脉药物使用有关的配伍禁忌包括物理学配伍禁忌和化学配伍禁忌。

(一)物理学配伍禁忌

药物的物理学配伍禁忌通常指的是某些药物混合在一起因离子化和溶解度的改变而发生物理变化,改变了原先药物的溶解度、外观性状等物理性质,导致相分离或沉淀。物理学药物配伍禁忌常见的外观变化有分离、沉淀等。

1. 溶媒改变导致析出

有些药物在水中溶解度很小,为了增加药物溶解度和稳定性,往往将其与非水溶媒(如酒精、丙二醇、甘油等)制成制剂。当这些含药的非水溶媒与输液配伍时,由于溶媒组成改变,药物溶解度下降,往往导致药物析出,产生结晶或浑浊、沉淀现象。如地西泮注射液含 40％丙二醇和 10％酒精,以 5％葡萄糖注射液或 0.9％氯化钠注射液稀释时易析出地西泮。氢化可的松在水中溶解度小,其注射液的溶剂含 50％的酒精,静脉滴注时应加 25 倍的 0.9％氯化钠注射液或 5％葡萄糖注射液稀释后使用,以防氢化可的松结晶析出。因此,在稀释这些以非水溶媒做溶剂的药物时,应缓慢加到足够量的输液介质中,且在配制完毕后仔细检查有无细微结晶或沉淀产生。

2. 溶剂选择不当导致不溶

红霉素乳糖酸盐粉针剂可溶于水,在注射用水中相当稳定,但在 0.9％氯化钠注射液中溶解不良,如用 0.9％氯化钠注射液直接溶解药物,则会生成胶状物而不溶;如果将粉针剂溶于注射用水中,再加到 0.9％氯化钠中则顺利溶解。

3. 盐析

甘露醇为一组织脱水药,地塞米松有抗炎作用,两者配伍有利于消除水肿。由于 20％甘露醇为过饱和溶液,在联合应用其他药物时,可能会因新的溶质的加入而改变甘露醇的溶解度导致析出甘露醇结晶。故两者最好分别使用，以防止发生盐析。氟罗沙星为一种大分子化合物，结构中既有酸性基团，又有碱性基团，其注射液在电解质溶液（如 0.9%氯化钠注射液）中，会因同离子效应而使氟罗沙星溶解度降低，致使形成的微粒在短时间内凝聚而生成沉淀。因而临床使用时，氟罗沙星注射液切忌与电解质溶液配伍。类似的还有甲磺酸培氟沙星，也不能用氯化钠溶液稀释，以免产生沉淀。两性霉素 B 针与含氯化钠、氯化钾、氯化钙注射液合用也可发生盐析作用而出现沉淀，滴注前需加灭菌注射用水溶解，再用 5%葡萄糖注射液稀释，且浓度不能超过 1mg/ml。

4. 聚集

脂质体作为药物转运系统，具有许多优点。药物如两性霉素 B、紫杉醇、多柔比星，由脂质体携带后，能改变其体内的药动学行为，降低毒副作用和提高疗效，但脂质体是物理不稳定体系，其应用程度受到稳定性的限制。注射用脂质体使用时只能用 5%葡萄糖注射液溶解和稀释，不可用 0.9%氯化钠溶液或其他溶液溶解、稀释，否则会发生脂质体聚集。

（二）化学配伍禁忌

某些药物混合在一起会发生化学反应，不但改变了药物的性状，更重要的是使药物减效、失效或毒性增强，甚至引起燃烧或爆炸等。化学配伍禁忌常见的外观现象有变色、产气、沉淀、水解、燃烧或爆炸。

1. 水解反应

每种输液都有规定的 pH 范围，2015 版《中国药典》规定葡萄糖注射液、葡萄糖氯化钠注射液、氯化钠注射液、复方氯化钠注射液的 pH 依次为 3.2~6.5、3.5~5.5、4.5~7.0、4.5~7.5，它们的 pH 对所加入药物的稳定性有极大的影响。很多药物如抗生素对输液介质的 pH 要求较高，像青霉素钠水溶液的最适 pH 范围为 6.0~6.8，用葡萄糖注射液稀释青霉素钠进行输注时，其 β-内酰胺环极易水解而使效价降低。青霉素类及其酶抑制剂中除苯唑西林等有耐酸性质在葡萄糖液中稳定外，其余药物不耐酸，在葡萄糖注射液中会发生一定程度的分解。氨苄西林、阿莫西林在葡萄糖注射液中不仅被葡萄糖催化水解，还能产生聚合物，增加过敏反应，因此此类药物宜选用氯化钠近中性的注射液做溶媒。头孢类的 β-内酰胺环较青霉素类稳定，可与葡萄糖配伍。有机磷酸酯类杀虫剂中毒的解毒剂碘解磷定注射液在碱性溶液中易水解为氰化物，故忌与碱性药物配伍。有些注射用粉针剂自带了调节 pH 的溶媒，在配制前必须先用这些特定的溶媒溶解。如奥美拉唑具有亚磺酰基苯并咪唑的化学结构，其水溶液的稳定性易受 pH、光线、重金属离子、氧化剂等多种因素的影响，在碱性条件下比较稳定，在酸性条件下极易分解，出现变色、浑浊，甚至产生沉淀。因此，有的奥美拉唑产品配了专用的碱性溶媒，也有的将奥美拉唑、乙二胺四乙酸钠和能使 pH 达到 12 的氢氧化钠用冻干法直接制成粉针剂。

2. 沉淀反应

（1）药物与药物的沉淀反应：离子型药物，特别是无机离子，如常用的钙离子、镁离子、磷酸根离子，常常较静注的非解离性药物更易与其他药物产生难溶性沉淀。如葡萄糖酸钙禁止与氧化剂、枸橼酸盐、可溶性碳酸盐、磷酸盐及硫酸盐配伍，否则会生成不溶性钙盐沉淀，危及生命。地塞米松磷酸钠、克林霉素磷酸酯、三磷酸腺苷二钠、复合磷酸氢钾等注射液中都含有磷酸盐，不能与含钙注射液配伍，否则会产生沉淀。钙离子除常用钙盐注射液外，还存在于复方氯化钠注射液（林格溶液）、乳酸钠林格注射液输液介质中，在这些介质中加入其他治疗药物时，应考虑是否会与介质中的钙离子生成钙沉淀。头孢曲松钠为阴离子，极易与钙阳离子形成不溶性沉淀,因此除不能与氯化钙注射液、葡萄糖酸钙注射液混合使用外,也不能用林格注射液、乳酸钠林格注射液、复方乳酸钠葡萄糖注射液等含钙注射液作为稀释介质,否则形成不溶性头孢曲松钙沉淀,很快会在胆管或胆囊及肾收集系统形成结石(或泥沙)。

沉淀反应往往是输液使用过程中最常见和最易发生的配伍反应,它不仅会发生在输液瓶中,当两种可产生沉淀反应的药物顺序通过同一条输液管通路时,也极易在输液管中产生浑浊或沉淀,可能造成严重的后果。如在静滴头孢哌酮舒巴坦后使用氨溴索注射液,会使输液管中的药物全部变为乳白色。使用复方丹参注射液静滴,续用氧氟沙星注射液时,两者会在输液管中发生反应生成沉淀。在序贯输入头孢哌酮、环丙沙星时两者也会在输液管中生成沉淀。因此对于两药物之间有配伍禁忌的输液,应合理安排输液顺序,或在换瓶时应用生理盐水冲洗输液管。

(2)药物与注射液附加剂的沉淀反应:在注射剂的生产过程中,往往会根据需要加入一些助溶剂、增溶剂、潜溶剂等附加剂。虽然多数附加剂为惰性物质,与主药无配伍禁忌,但在与其他药物混合使用时,此类物质也可能是配伍禁忌的源头,这一点极具隐蔽性,配伍时必须考虑。如辅酶 A 中赋形剂葡萄糖酸钙与地塞米松的磷酸盐可发生相互作用,生成磷酸钙沉淀。

(3)药物与输液介质的沉淀反应:多烯磷脂酰胆碱注射液的主要成分为亚油酸、亚麻酸和油酸,会与强电解质溶液(如氯化钠注射液、林格液)产生沉淀,破坏乳化剂,使脂肪凝聚进入血液,导致微血管栓塞,所以严禁用氯化钠注射液、林格液作为溶媒,只能用不含电解质的注射液(如 5% 或 10% 葡萄糖注射液、5% 木糖醇)来稀释。若用其他溶液配制,其混合液的 pH 不应低于 7.5。配制好的溶液在输液过程中应保持澄清。

3. 氧化还原反应

维生素 C 具有参与氨基酸代谢、神经递质的合成、胶原蛋白和组织细胞间质的合成、降低毛细血管的通透性、加速血液的凝固、刺激凝血功能、促进铁在肠内吸收、促使血脂下降、增加对感染的抵抗力、参与解毒、抗组胺及阻止致癌物质(亚硝胺)生成等作用。维生素 K_1 可被肝脏利用来合成凝血酶原Ⅶ、Ⅸ、Ⅹ因子。在临床上两药合用是有利的。然而维生素 C 具有较强的还原性,维生素 K_1 属醌类药,具氧化性,两者混合后可发生氧化还原反应,在混合放置一定时间后,维生素 K_1 即被完全破坏而不能发挥治疗效果。因此,若须同时使用维生素 C 和 K_1,则应分开输注。

4. 中和反应

三磷酸腺苷二钠注射液在 pH 为 8～11 时稳定,遇酸产生沉淀,而维生素 B_6 为水溶性盐酸吡多辛,其 pH 为 3～4,两药混合后可能会因酸碱中和反应产生沉淀,影响滴注。盐酸氨溴索注射液(pH 5.0)不能与 pH>6.3 的其他溶液混合,因为 pH 增加会导致本药游离碱沉淀,因此不能加碳酸氢钠注射液、替硝唑注射液、氨茶碱注射液等。

二、药物相互作用

当一种药物的作用因为另一种药物、食品、饮料或化学物质的存在而改变,即产生了药物的相互作用,其结果可能导致药物疗效降低或毒性增加,但有时也可以达到一种药物所不能达到的疗效,使患者获益。患者服用药物越多,发生不良反应的可能性越大。有研究表明服用 6～10 种药物的患者不良反应发生率为 7%,而服用 16～20 种药物的患者不良反应发生率则会上升至 40%,其原因就是药物发生了相互作用。药物相互作用机制可分为两类:药动学的相互作用和药效学的相互作用。

(一)药动学相互作用

药动学方面药物相互作用是指一种药物使另一种并用的药物发生药动学的改变,从而使后一种药物的血浆浓度发生改变。机体对药物的处置是药物与机体相互作用的一个重要组成部分。药物代谢动力学过程包括药物的吸收、分布、代谢(亦称生物转化)和排泄等四个环节,在这四个环节上均有可能发生药物相互作用。其后果均能影响药物在其作用靶位的浓度,从而改变其作用强度(加强或减弱)。

1. 药物吸收相互作用

口服是最常用的给药途径,药物在胃肠道的相互作用将导致药物吸收速率和吸收量的变化,从而使药物难以达到有效血浆浓度和延缓药物显效时间。影响药物在胃肠道中吸收的因素如下:

(1)胃肠道 pH 的改变:药物以被动扩散的方式被胃肠道黏膜所吸收,药物解离程度是决定被动扩散过程的重要因素。药物的不解离部分脂溶性较高,易扩散通过黏膜。胃肠道 pH 对药物的解离浓度有重要影响:酸性药物在酸性环境下以及碱性药物在碱性环境下的解离程度低,药物的未解离部分占多数,因而脂溶性较高,较易扩散通过黏膜被吸收。如果一种药物影响了胃肠道 pH,继而影响另一可解离药物的解离度,最终可影响后者吸收速率和血药浓度。如酮康唑、喹诺酮类药物在酸性环境下吸收良好,若使用 H_2 受体拮抗剂或质子泵抑制剂,可导致胃肠道 pH 上升,从而显著减少酮康唑、喹诺酮类药物的吸收。

(2)螯合与吸附:喹诺酮类和四环素类抗菌药物不宜与铁制剂或含钙、镁、铝等金属离子的药物同时服用,因为两者同服会形成难溶性络合物,使抗生素在胃肠道的吸收受阻,在体内达不到抗菌有效浓度。考来烯胺是一种阴离子交换树脂,它通过结合胃肠道中的胆汁酸和胆固醇代谢物来达到降血脂效果,同样它对阿司匹林、地高辛、华法林、甲状腺素等酸性分子也有很强的亲和力,从而妨碍了这些药物的吸收。

(3)胃肠蠕动的改变:胃肠运动能影响药物吸收。由于大多数药物在小肠上部吸收,所以改变胃排空、肠蠕动速度的因素能明显地影响药物到达小肠吸收部位和药物在小肠滞留的时间。例如,丙胺太林可延缓胃排空,减少对乙酰氨基酚的吸收,而甲氧氯普胺则作用刚好相反。

(4)药物转运蛋白的诱导或抑制:肠道转运体在药物的吸收过程中起到很重要的作用,联合用药时,药物在转运体水平的竞争性结合可能造成显著的药物相互作用,其机制可能有以下几种:①两种药物竞争同一转运体的结合位点,导致吸收或外排下降;②一种药物使转运体的表达水平上调,即诱导转运体的生成,同时服用另一种底物导致后者吸收或分泌增多;③一种药物抑制了转运体的表达使合用的另一种药物的吸收或分泌减少。P-糖蛋白是其中一种外排性药物转运蛋白,它可以将已扩散通过胃肠道的药物重新外排至胃肠道,从而降低一些口服药物的生物利用度。地高辛是其底物,P-糖蛋白诱导剂如利福平,可能会降低地高辛的生物利用度。而罗红霉素等大环内酯类药物能抑制 P-糖蛋白,减少地高辛被泵回肠腔,提高其血药浓度,有可能增加地高辛的毒性。

(5)药物引起的吸收不良:一些药物如新霉素、对氨基水杨酸和环磷酰胺等能损害肠黏膜的吸收功能,可减少一些药物,如地高辛和甲氨蝶呤的吸收。

2. 药物分布相互作用

影响药物分布的方式可表现为相互竞争血浆蛋白结合部位,改变游离型药物的比例,或者改变药物在某些组织的分布量,从而影响其消除。

(1)蛋白结合相互作用:被吸收之后,药物会随着血液循环快速分布至全身,其中有一部分药物与血浆蛋白,特别是白蛋白发生结合,称为结合型药物,另一部分未与蛋白结合的称为游离型药物。只有游离型药物才能起药理作用,而结合型药物不呈现药理活性,不能通过血脑屏障,也不被肝代谢或被肾排泄。药物与蛋白的结合是可逆的,游离型和结合型药物之间会达到动态平衡。当游离型药物被代谢后,结合型药物会进行解离补充,显示正常药理活性。

药物的血浆蛋白结合率各不相同。当应用一种或同时应用多种药物时,它们有可能在蛋白结合部位发生竞争,结果将使某一药物从蛋白结合部位被置换出来变成游离型,加大了游离型的比例,有更多的游离型药物作用于靶位受体,这样在剂量不变的情况下,加大了该药的毒性。药物的浓度和与蛋白结合力的强弱决定了置换对象和最终的效应。阿司匹林、吲哚美辛、氯贝丁酯、保泰松、水合氯醛及磺胺类等都有蛋白置换作用。例如,磺胺甲噁唑与氨茶碱联用时,两者可竞争与血浆蛋白结合而致氨茶碱血药浓度显著升高,但由于在游离型药物增多的情况下,其代谢消除也会加快,从而保持游离型药物量不变,不至于造成严重的临床后果。但当静脉给予半衰期短、治疗指数窄的药物时,蛋白结合相互作用应予以重视。

(2)药物转运蛋白的诱导或抑制:目前越来越多的人认识到药物分布进入大脑和睾丸等一些其他器官受限于药物转运蛋白,如 P-糖蛋白的作用。这些蛋白能将被动扩散入细胞的药物主动转运出细胞,因而转运蛋白抑制剂可以提高大脑对底物药物的摄取,从而提高了脑内药物浓度,也有可能增加中枢神经系统副作用。

(3)改变组织分布量:一些作用于心血管系统的药物能改变组织的血流量。例如,去甲肾上腺素减少肝血流量,减少了利多卡因在其主要代谢部位肝中的分布量,从而减少该药的代谢,结果使血中利多卡因浓度增高;异丙肾上腺素则相反。

3. 药物代谢(生物转化)相互作用

除小部分药物是以原形经肾分泌排泄外,大部分药物要在肝脏中经微粒体酶催化而代谢,形成脂溶性小的代谢物,再经肾排出体外。药物代谢主要有两种反应类型,Ⅰ相反应(包括氧化、还原或水解)将药物变成极性更大的化合物,Ⅱ相反应将药物与其他一些物质结合(如葡萄糖醛酸),使药物失活。绝大部分Ⅰ相反应是经细胞色素 P450 催化进行,其他如单胺氧化酶和环氧化物水解酶也起到一定作用,Ⅱ相反应中起作用的酶主要有 UDP-葡萄糖醛酸基转移酶(UGT)、甲基转移酶与 N-乙酰转移酶(NAT)等。

(1)酶诱导:一些药物能促进肝微粒体酶,其中主要是细胞色素 P450 同工酶的合成,使其催化活性增强,这种现象称为酶诱导。如果同时使用经由该酶代谢的药物,则此药物的代谢会加速,由于大多数药物在体内经过生物转化后的代谢物会失去药理活性,因此酶诱导结果将使受影响药物的作用减弱或缩短,需要使用更高的剂量以保证治疗效应。不少药物具有酶诱导作用,如巴比妥类、苯妥英钠、利福平、卡马西平等。例如,患者在口服抗凝血药双香豆素期间使用苯巴比妥,后者会使血中双香豆素的浓度下降,抗凝作用减弱,表现为凝血酶原时间缩短。在个别情况下,药物被代谢转化为毒性代谢性,如异烟肼产生肝毒性代谢物,若与卡马西平合用,后者酶诱导作用将加重异烟肼的肝毒性。酶诱导的程度取决于药物及剂量,但它可能需要几天甚至2～3周才完全表现出来,当停用酶诱导剂后,其效应可能也会持续类似的时长,这意味着酶诱导发作迟,解除慢。

(2)酶抑制:肝微粒体酶的活性能被某些药物抑制,称为酶抑制,通常它比酶诱导更常见。该酶被抑制将使受影响药物的代谢减少,药物在体内积蓄,使其作用加强或延长,甚至产生毒性。与酶诱导需几天甚至几周才能完全表现出来不同,酶抑制在 2～3d 就可发生,从而导致毒性的快速发生。通常受抑制的酶也是细胞色素 P450 同工酶,许多药物对该酶具有抑制作用,如西咪替丁、氟喹诺酮类(环丙沙星、依诺沙星)、雌激素、唑类抗真菌药(伊曲康唑、酮康唑、伏立康唑)、大环内酯类(克拉霉素、红霉素)、质子泵抑制剂(埃索美拉唑、奥美拉唑)、异烟肼、胺碘酮等。如红霉素与氨茶碱联用 4d 即可发生相互作用,联用 1 周以上,氨茶碱的清除率明显下降,血药浓度显著升高,国内已有治疗剂量的两者联用致氨茶碱中毒死亡的报道。同样,西咪替丁与氨茶碱联用 2d 后,氨茶碱的清除率平均减少 30%～37%,半衰期平均延长 40%～63%,血药浓度升高 2～3 倍,故两者联用时,氨茶碱的剂量应减少并注意监测血药浓度。除了 P450 酶系,丙戊酸钠可抑制卡马西平的葡萄糖醛酸化,氨基水杨酸抑制甲基转移酶可造成硫唑嘌呤水平的升高。

4. 药物排泄相互作用

除了吸入麻醉剂,大多数药物经胆汁或尿液排出体外,其中肾脏排泄为药物的主要排泄途径。尿液生成包括肾小球滤过、肾小管和集合管重吸收、肾小管和集合管分泌与排泄三个基本步骤。血液流经肾小球毛细血管时,血浆中足够小的分子(水、无机离子和一些药物)通过滤过膜滤入肾小囊囊腔形成原尿,而较大的分子,如血浆蛋白和血细胞仍存留于血液中。当原尿流经肾小管和集合管时,其中的水分和各种溶质全部或部分透过小管上皮细胞重新吸收入血。同时,肾小管和集合管上皮细胞也能将代谢产物或血液中的某些物质排入小管液中。药物及其代谢物可通过肾小球滤过、肾小管分泌后随尿排出。肾小管对药物的重吸收有主动和被动两种类型。能影响肾小管滤液 pH、主动转运系统和肾脏血流量的药物可以改变其他药物的排泄。

(1)尿液 pH 的改变:肾小管重吸收主要是被动重吸收。肾小管上皮为类脂质屏障,因而药物的被动扩散取决于药物的解离型与非解离型比例,药物只有在非解离状态下才能扩散通过脂质膜。药物本身的 pK_a 以及肾小管滤液的 pH 决定了药物的解离程度。酸性药物在酸性环境或碱性药物在碱性环境中在肾小管的重吸收增加,尿中排泄减少,相反,酸性尿和碱性尿分别促进碱性药和酸性药在尿中排泄。例如,碳酸氢钠通过碱化尿液促进水杨酸类、巴比妥类药物的排泄,在药物中毒时有实际应用价值。碱化尿液还可促进磺胺类药物的排泄,减少泌尿道磺胺结晶的析出,保护肾脏不受损害。

(2)肾小管主动分泌的改变:肾小管分泌是一种主动转运过程,要通过肾小管的特殊转运载体,即酸性药物载体与碱性药物载体,当两种酸性药物或两种碱性药物并用时,会相互竞争载体,出现竞争抑制,使其中一药由肾小管分泌明显减少,有可能增强其疗效或毒性。例如,丙磺舒可减少青霉素和其他 β-内酰胺类药物的分泌,目前多数认为丙磺舒通过肾脏阴离子转运体竞争性抑制了这些阴离子药物的分泌,从而降低了药物肾清除率,显著延长其体内半衰期,发挥较持久的药效,但同时要注意毒性也可能增加。因此,当两者合用时,应注意减少用药剂量。丙磺舒也可能通过抑制肾脏的 ATP 结合转运体改变药物肾脏消除。

(3)肾血流的改变:肾的血流量部分受到肾组织中扩血管的前列腺素生成量的调控,当前列腺素的合成受抑制时,肾血流量减少,从而妨碍药物经肾排泄,但这种情况在临床上并不多见。有报道指出,如果这些前列腺素的合成被非甾体抗炎药所抑制,则锂的肾排泄量会降低并伴有血清锂水平的升高,这提示服用锂盐的患者又要合用非甾体抗炎药时,应密切监测血清锂水平。

(4)胆汁排泄和肠肝循环:有部分药物会以原形或结合状态(如葡萄糖醛酸苷)经胆汁排泄,有些结合物可被肠道菌群代谢为母体化合物而被重新吸收。该循环过程延长了药物在体内的停留,但如果肠道菌群因使用抗菌药物而减少,药物则不再进行肠肝循环,并快速丢失。这可能可以解释为何同时使用青霉素类或四环素类药物会导致激素避孕失败。同样,肠道菌群的减少可能会降低柳氮磺胺吡啶的活化。

(二)药效学相互作用

药效学方面的药物相互作用是指一种药物的生理作用或药物效应在作用位点受另一种药物影响而改变,而血药浓度无明显影响。有时这些药物采用直接方式竞争受体,但通常这些相互作用较为间接,涉及对生理机制的干扰,其结果可分为药物效应的协同作用和药物效应的拮抗作用。

1. 协同作用

如果两种药物的药理效应相同或相似,合用时作用可能发生累加或协同,表现为联合用药的效果等于或大于单用效果之和,药物的主要作用及副作用均可相加。临床上当一种药物单独使用时即使其作用达到顶峰也不能达到治疗目的时,可利用药物协同作用达到治疗目标而减轻不良反应。常见的如恶性肿瘤的联合化疗、某些感染性疾病多种抗微生物药的联合使用等。但如果药物联合应用,毒性因协同而增强,则可引起不良反应,乃至危害患者。如酒精、巴比妥类药物、苯二氮䓬类药物、阿片类镇痛药、抗抑郁药、抗组胺以及具有中枢神经系统抑制作用的药物联合应用可发生过度困倦,甚至呼吸抑制、昏迷和死亡。抗胆碱药物阿托品,与同样具有抗胆碱作用的其他药物,如氯丙嗪、抗组胺药、三环类抗抑郁症药、丁酰苯类药物合用时,可引起胆碱能神经功能过度低下的中毒症状,如中毒性精神病、麻痹性肠梗阻、湿热环境易中暑等。依他尼酸、呋塞米与氨基糖苷类抗生素合用时,两者在听神经损害方面有相加作用,合用后耳聋的发生率明显增加,尤其尿毒症患者更易发生。西咪替丁、氨基糖苷类抗生素、克林霉素均能与神经-肌肉接头处突触前膜上的钙结合部位结合,而阻断乙酰胆碱的释放,产生神经-肌肉接头阻断作用,联合应用时对神经-肌肉阻断作用加强,有可能引起呼吸抑制,危及生命,故合用时一定要注意,一旦发生呼吸抑制情况,应立即注射氯化钙以对抗。

2. 拮抗作用

两种或两种以上药物作用相反,或发生竞争性或生理性拮抗作用,表现为联合用药时的效果小于单用效果之和。药物可在靶位上通过直接竞争特殊受体产生拮抗作用,如在 M 胆碱受体上阿托品拮抗乙酰胆碱与受体结合;酚妥拉明拮抗肾上腺素对受体的作用。拮抗作用也可能是有益的,如华法林服用过量引起的凝血时间延长可以通过静脉注射维生素 K 拮抗,阿片拮抗剂纳洛酮可用于阿片类镇痛药过量的解救,抗胆碱药苯海索可用于治疗止吐药和抗精神病药引起的锥体外系反应等。

3. 神经递质摄取相互作用

一些在肾上腺素能神经元发挥作用的药物可因其他药物的存在而被阻止到达作用部位。三环类抗抑郁药可抑制外周肾上腺素能神经元对去甲肾上腺素的再摄取,因而服用三环类药物的患者,注射去甲肾上腺素有明显血压升高、心动过速等反应。同样,胍乙啶的摄取会被氯丙嗪、氟哌啶醇、三环类抗抑郁药等药物所阻断,降低了抗高血压作用。因此这些药物联合使用时,需清楚地了解药物之间在药理、药效方面的特殊关系,严格掌握用药指征,以达到满意的治疗效果。

4. 药物与中药的相互作用

随着中药应用的普及和中药制剂品种的日益增加,临床上中西药配伍治疗的情况日益增多,中药制剂引起不良反应的报告也随之增加,尤其是临床上中药注射剂与其他注射剂的配伍应用越来越多,产生很多甚至比较严重的不良反应。中药注射剂的成分复杂,未知物多,生产和使用过程中受影响的因素多,不合理的联合配伍后容易生成不溶性微粒,甚至可能与其他成分发生化学反应,产生有害物质或过敏物质。另一方面,中药注射剂药理作用机制复杂,与其他药物配伍,可能发生的反应无法预测,合并用药越多,发生相互作用的概率也越高,这也是引起用药安全的原因之一。如有报道含麻黄碱制剂与氨茶碱注射液并用想获得协同作用,但两药联用后效果反而不及单独应用氨茶碱效果好,严重失眠、头痛等不良反应发生率却明显增加。双黄连粉针剂治疗小儿病毒性肺炎时,不宜与地塞米松注射剂配伍,否则会影响疗效,使治疗病程延长。茵栀黄注射液不宜与氯霉素注射液配伍,因茵陈色原酮成分能够拮抗氯霉素的抗菌作用。因而通常中药注射剂应单独使用,禁忌与其他药品混合配伍使用;如确需联合使用其他药品,则应谨慎考虑与中药注射剂的间隔时间以及药物相互作用等问题。

三、重视药物配伍,规范联合用药

药物联合使用时,药物之间的配伍以及相互作用是影响药物疗效和引发药物不良反应及毒性反应的重要原因。由于药物间相互作用十分复杂,难以预测,临床医药人员应根据患者身体状况,如疾病状态、年龄、性别、遗传特性、肝肾功能等,充分考虑和评估药物之间是否有可能存在相互影响,规范联合用药,以达到提高治疗效果,防范因药物相互作用产生的严重不良反应。以下是几点通用原则:

(1)尽量减少用药种类。"能用一种药物就不要用两种药物"应成为医生开具处方时必须遵循的最基本原则。单一用药无效或疗效不佳时,可以考虑联合用药,但必须严格按照药品说明书规定,联合用药品种应少而精。

(2)尽量采用口服给药。联合用药时重视给药方式,能口服给药的,应尽量避免静脉给药,特别是不用输液治疗,尽量降低输液治疗带来的风险。

(3)对任何治疗窗窄或必须保持合适血药水平的药物(如抗凝血剂、降糖药、抗癫痫药、抗高血压药、抗感染药物、危害药品、洋地黄苷、免疫抑制剂等)联合用药时应保持警惕,必要时进行血药浓度监测。

(4)牢记一些关键的酶诱导剂,如苯妥英、巴比妥类、利福平等,以及酶抑制剂,如唑类抗真菌药物、HIV 蛋白酶抑制剂、红霉素、选择性 5-羟色胺摄取抑制剂(SSRIs)。

(5)详细了解药物的基本药理作用,考虑作用相同受体的药物联合使用时可能会发生什么相互作用,并牢记许多药物会影响多种类型的受体。

(6)对于老年患者这样的高风险患者,因肝、肾功能减退,药物清除率减慢,对药物的耐受力差,易出现不良反应,联合用药时特别要小心。

第四节　药品批次设定原则

　　静脉用药集中调配中心的药品批次指的是在满足临床需求、符合医嘱规定、切合药品属性的前提下,同一连续调配周期中调配完成的静脉用药,具有可跟踪、可追溯的属性。

　　在静脉用药集中调配的整个过程中,药品批次设定是非常关键的一个环节,因为不仅影响到工作效率,也关系到药品的供应保障与合理用药的程度。药品批次设定也是非常灵活的一个环节,根据医院的属性(是综合还是专科)、调配的范围(是包括所有静脉用药还是仅包括肠外营养液和危害药品)、涵盖的医嘱(是长期、临时都调配还是仅调配长期医嘱)等事项来具体情况具体分析。由于不同的医院情况不一样,药品批次设定没有一个统一的模式,只有一些原则,通过对这些原则的遵守来达到合理分配输液、保证临床需求的目的。

一、药品批次设定总的原则

　　供应及时、科学合理。

二、药品批次设定具体内容

(一)批次设定需考虑调配空间与调配能力

　　由于抗肿瘤药物、抗菌药物与营养药及普通药物的调配分属不同的调配间,因此设定批次时需充分、有序利用空间,同一批次的药物中可相应地有一定量的抗菌药物和非抗菌药物,且与调配空间和调配能力相匹配。

(二)批次设定首先满足医嘱要求的执行时间

　　以下为临床常见的医嘱和参考执行时间:

QD:8:00

BID:8:00　16:00

TID:8:00　12:00　16:00

QID:8:00　12:00　16:00　20:00

Q8H:8:00　16:00　24:00

Q6H:8:00　14:00　20:00　2:00

ST:立即执行(<15min)

(三)批次设定需符合容量因素

1. 批次的间隔时间与容量相匹配

　　已调配完的药品若长时间放置,有可能导致药品疗效降低、毒副作用增加的不良后果,因此为保证各批次的合理衔接,两批次之间的间隔时间应与输液容量相匹配。按临床常规的滴注速度 1ml=15 滴,1min 输 60 滴估算,250ml 液体约需 1h 进行大致的估算。

2. 同一患者如有多袋输液应分设不同批次

　　同一患者如有多袋输液应分设不同批次,尽可能减少输液滞留待挂的时间。

（四）批次设定需考虑药品属性

1. 根据药品调配等级设定批次

药品可根据属性设立不同的调配等级，如即刻、优先、普通等。

（1）急救药品即刻调配，如抗休克血管活性药、抗心律失常药等。

（2）需快速起效的治疗药物优先调配，如止血药、利尿药、升/降压药等。

（3）其余药品默认设定为普通。

2. 有明确治疗顺序的药物分批次依次给药

如止吐药、抗过敏药第一批，抗肿瘤药第二批。

3. 根据药理学特征设定批次

（1）按时辰药理学特征设定。如激素类，8：00—10：00 给药符合人体生理分泌特征，副作用小；抗肿瘤类药物，肿瘤细胞在上午增殖速度最快，10：00 左右给药能较好地发挥药效，控制肿瘤细胞生长。

（2）按药动学特征设定。如抗菌药，浓度依赖型每日 1 次即可，如氨基糖苷类；时间依赖型则应根据药物的半衰期按点给药，如 β-内酰胺类、大环内酯类。

（五）批次设定自动生成

（1）批次设定由电脑系统根据以上原则自动生成。

（2）生成的每批次药品在同一批内能按照科室（病区）→药物→溶媒同类项合并的方法进行调整，标签依次打印，以便提高效率、减少差错。

（3）医生对用药时间有特别要求的，备注在医嘱中，电脑系统支持对备注内容的识别。

（六）批次设定可修改

若遇特殊情况，允许药师人为修改批次。

典型案例——抗肿瘤药物不合理医嘱分析

二维码 5-3
典型案例

参考文献

1. Ferner R E, Aronson J K. Medication errors, worse than a crime[J]. Lancet, 2000, 355(9208): 947-948.

2. Runchiman W B, Roughead E E, Semple S J, et al. Adverse drug events and medication errors in Australia [J]. Int J Qua Health Care, 2003, 15(Suppl 1): i49.

3. 吴永佩, 焦亚辉. 临床静脉用药集中调配与使用指南[M]. 北京: 人民卫生出版社, 2010.

4. 何爱娇,欧阳群芳,周宏亮,等. 浅析静脉输液配置中常见的理化配伍禁忌[J]. 中外医疗,2009(16):88-89.

5. 林臻玉. 多烯磷脂酰胆碱注射液与 10 种常用注射液的配伍禁忌[J]. 海峡药学,2015,27(1):13-14.

6. 张健,刘克辛. 药物转运体介导的小肠吸收、肾脏排泄与药物相互作用的关系[J]. 药学学报,2010,45(9): 1089-1094.

7. 陈世才,刘宪军. 氨茶碱和常用抗菌药物的相互作用[J]. 临床药物治疗杂志,2008,6(2):24-28.

8. 吴国明,康钦树,钱桂生,等. 西咪替丁对血浆氨茶碱浓度的影响[J]. 中国药房,1995,6(2):27.

9. Mizuno N, Niwa T, Yotsumoto Y, Sugiyama Y. Impact of drug transporter studies on drug discovery and development[J]. Pharmacol Rev, 2003(55):425-461.

10. 胡应伦,陈伟民. 联合用药的药物相互作用探讨[J]. 中国药物滥用防治杂志,2008,14(6):352-354.

11. 杨文昌,李素民,樊得厚,等. 注射药物配伍实验方法研究概况[J]. 中国医院药学杂志,1998,18(5): 225-226.

12. 曾宏辉,范琛蓉,方忠宏,等. 静脉药物配置中心临床用药批次的程序化运行模式[J]. 中国药事,2012,26 (3):305-307.

13. 刘新春,米文杰. 静脉用药集中调配中心(室)教程[M]. 上海:复旦大学出版社,2014.

14. 江山,傅若秋,任俊辉. 浅谈我院静脉药物配置中心实施批次决策的作用和存在的问题[J]. 中国药房, 2010,21(13):1197-1198.

15. 赵欢,吴志强,王建华. 某院静脉用药调配中心抗肿瘤药物不合理医嘱分析[J]. 现代医药卫生,2013,29 (20):3074-3075.

课堂互动

审核处方(医嘱)要注意哪几方面?

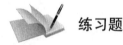

练习题

一、单选题

1. 多烯磷脂酰胆碱注射液用的溶媒可以是   （   ）
   A. 0.9%氯化钠注射液   B. 林格注射液   C. 5%葡萄糖注射液
   D. 注射用水   E. 葡萄糖氯化钠注射液

2. 需要即刻调配的药物是哪个   （   ）
   A. 止血药   B. 利尿药   C. 抗心律失常药
   D. 抗肿瘤药   E. 降压药

3. 下列药物中可与维生素 C 注射液配伍的是   （   ）
   A. 维生素 K_1 B. 奥美拉唑   C. 胰岛素   D. 维生素 B_6 E. 氨茶碱

4. 青霉素类药物宜用哪种注射液作溶媒   （   ）
   A. 10%氯化钾注射液   B. 葡萄糖氯化钠注射液
   C. 5%葡萄糖注射液   D. 0.9%氯化钠注射液
   E. 甘露醇注射液

5. 诺氟沙星注射液用的溶媒可以是   （   ）
   A. 0.9%氯化钠注射液   B. 林格注射液   C. 5%葡萄糖注射液

D. 注射用水　　　　　　　　　　E. 葡萄糖氯化钠注射液

6. 盐酸氨溴索注射液可与下列哪种药物配伍　　　　　　　　　　　　　（　　）

A. 碳酸氢钠注射液　　　　　　　B. 替硝唑注射液　　　　C. 氨茶碱注射液

D. 三磷腺苷二钠注射液　　　　　E. 维生素 B_6

7. 不需要优先调配的药物是哪个　　　　　　　　　　　　　　　　　　（　　）

A. 止血药　　　　B. 利尿药　　　　C. 升压药　　　　D. 抗肿瘤药　　　　E. 降压药

8. 《静脉用药集中调配质量管理规范》中规定"负责静脉用药医嘱或处方适宜性审核的

人员,应当具有药学专业（　　　　　　）以上学历、5 年以上临床用药或调剂工作经验、

（　　　　　　）以上专业技术职务任职资格"。　　　　　　　　　　　　（　　）

A. 专科　药师　　　　B. 专科　主管药师　　　　C. 本科　药士

D. 本科　药师　　　　E. 本科　主管药师

9. 奥美拉唑产品的专用溶媒应为　　　　　　　　　　　　　　　　　　（　　）

A. 酸性　　　　B. 碱性　　　　C. 中性　　　　D. 两性　　　　E. 有机溶剂

10. 下列药品不属于高危药品的是　　　　　　　　　　　　　　　　　　（　　）

A. 10%氯化钾注射液　　　　　　B. 胰岛素注射液　　　　C. 50%硫酸镁注射液

D. 0.9%氯化钠注射液　　　　　　E. 肾上腺素注射液

11. 下列哪一种药物输注时滴速不宜过缓　　　　　　　　　　　　　　　（　　）

A. 氨茶碱　　　　B. 苯巴比妥　　　　C. 血管活性药

D. 利多卡因　　　　　　　　　　E. 氨基糖苷类抗生素

12. 从医嘱下达到最后给患者输液,规范操作经过几步核对　　　　　　　（　　）

A. 五　　　　B. 六　　　　C. 七　　　　D. 八　　　　E. 九

13. 下列哪种输液可加入其他药物中　　　　　　　　　　　　　　　　　（　　）

A. 20%以上浓度的甘露醇　　　　B. 注射用氨基酸制剂　　　　C. 血液制品

D. 碳酸氢钠输液　　　　　　　　E. 脂肪乳

14. 医嘱审核不包括哪项内容　　　　　　　　　　　　　　　　　　　　（　　）

A. 溶媒选择　　　B. 批次设定　　　C. 特殊用量　　　D. 给药途径　　　E. 浓度审查

15. 一般输液容器距离穿刺点的垂直距离应在多少厘米左右　　　　　　　（　　）

A. 85　　　　B. 90　　　　C. 95　　　　D. 105　　　　E. 110

16. 1L 溶液中加入氯化钾不可超过　　　　　　　　　　　　　　　　　（　　）

A. 10ml　　　　B. 7.5ml　　　　C. 35ml　　　　D. 5ml　　　　E. 25ml

17. 患者体位对输注速度的影响的正确顺序　　　　　　　　　　　　　　（　　）

A. 平卧位＞穿刺卧位＞半坐卧位＞坐卧位

B. 半坐卧位＞平卧位＞坐卧位＞穿刺卧位

C. 坐卧位＞平卧位＞半坐卧位＞穿刺卧位

D. 半坐卧位＞平卧位＞穿刺卧位＞坐卧位

E. 穿刺卧位＞平卧位＞坐卧位＞半坐卧位

18. 喹诺酮类药物可与哪种溶液配伍　　　　　　　　　　　　　　　　　（　　）

A. 0.9%氯化钠注射液　　　　　　B. 葡萄糖氯化钠注射液

C. 5%葡萄糖注射液　　　　　　　D. 10%氯化钾注射液

　　E.甘露醇注射液

二、填空题

1.两种浓度不同的药物配伍时,应先加_____至输液瓶中摇匀后,再加_____
_____,以减慢发生反应的速度。

2.核对后的成品输液应当有_____,危害药品应当有_____。

3.药师应当按《处方管理办法》有关规定和《静脉用药集中调配质量管理规范》,审核用药
医嘱所列静脉用药混合配伍的_____、_____和_____,对不合理用
药应当与医师沟通,提出调整建议。

4.一般补钾时要求氯化钾注射液浓度不超过_____,输注速度不超过_____。

5._____、_____,_____,可保证调配输液成品
的质量,起到安全、有效的治疗作用。

三、名词解释

1.配伍禁忌

2.药物相互作用

四、简答题

影响静脉药物配伍稳定性的因素有哪些? 请说出其中 5 种。

　　　　　　　　　　　　　　　　　　　　　　　　（管　燕　方红梅）

第六章

静脉用药集中调配的标准操作规程

 学习目标

二维码 6-1
教学 PPT

　　1. 掌握静脉用药集中调配中心调配的注意事项；掌握静脉用药集中调配中心调剂流程；掌握 TPN 及危害药品的基本调配步骤；掌握进仓前洗手更衣和无菌手套的穿戴步骤。

　　2. 熟悉静脉用药集中调配中心审核事项；熟悉静脉用药集中调配中心的药品领用及养护环节；熟悉静脉用药集中调配中心的清洁消毒流程及消毒剂的选择；熟悉静脉用药集中调配中心日常职业防护。

　　3. 了解静脉用药集中调配中心电子信息系统；了解静脉用药集中调配中心打印标签与标签管理。

　　为提高静脉用药质量，促进静脉用药合理使用，保障静脉用药安全，2010 年 4 月，卫生部出台了《静脉用药集中调配质量管理规范》（简称《规范》），标志着我国静脉药物治疗工作已进入有章可循的新阶段。随着各个省（区、市）医疗机构静脉用药集中调配中心（室）（简称静配中心）的不断建立，部分省（区、市）以及一些医疗机构根据卫生部《规范》也制定了相应的静脉用药集中调配的标准操作规程。本章将围绕静脉药物调剂、静脉药物调配，以及配送环节分别介绍相关操作规程和有关注意事项。同时，鉴于静配中心员工较多时间处于密闭环境中，经常会接触危害药品，调配任务繁重以及连续性机械操作等因素，本章第四节也将探讨静配中心如何采取有效防护措施以减少职业损害等问题。

第一节　静脉药物调剂标准操作规程

　　从医嘱开具到给患者静脉输注用药，静脉药物治疗工作涵盖了医师、药师、护士以及工人等共同参与的十多个环节，具体流程如图 6-1 所示。其中，药师审核、打印标签、贴签摆药、核对是由药师完成的静脉药物调剂环节，而做好药品与物料领用管理、运用信息系统提升工作效率和质量也是做好静脉药物调剂工作的前提和保障。因此，静脉药物调剂标准操作规程主要包含药品与物料领用管理规程、电子信息系统操作规程、审核处方或医嘱操作规程、打印标签与标签管理操作规程、贴签摆药与核对操作规程等。

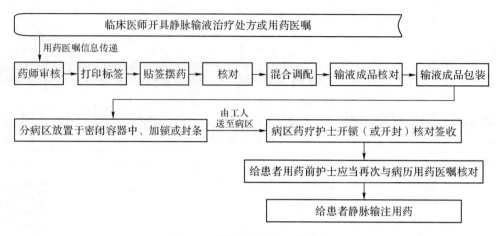

图 6-1 静脉药物治疗工作流程

一、药品与物料领用管理规程

(一)药品、物料的请领、保管与养护应当由专人负责

(二)药品的请领

(1)静配中心原则上不得调剂静脉用药以外的处方。个别医疗机构为加强危害药品的统一管理,依据医疗机构内部管理规定,将膀胱或胸腔冲洗用、皮下注射用、肝动脉介入用以及鞘内注射用等非静脉使用的危害药品均纳入静配中心调剂调配范畴。

(2)作为医院药学部的一个部门,静配中心一般不得直接对外采购药品,所需的药品一律由药学部门药品科(库)统一采购供应。

(3)静配中心的药品请领应当根据每日消耗量填写药品请领单,定期向药库请领,负责人或指定人员应当在药品请领单上签名或依据权限管理规定在信息系统中直接生成请领单据和完成请领工作。

(三)药品的验收

(1)负责静配中心等二级药库管理的药师应当依据药品质量标准、请领单、发药凭证与实物逐项核对,包括品名、规格、数量及有效期是否正确,药品标签与包装是否整洁、完好,核对合格后,分类放置于相应的固定货位,并在发药凭证上签名,同时需完成信息系统中单据审核和登账工作。

(2)凡对药品质量有质疑、药品规格数量不符、药品过期或有破损等的,应及时与药品科(库)沟通,退还或更换,并做好记录。

(四)药品的储存管理与养护

(1)药库应当干净、整齐,地面平整、干燥,门与通道的宽度应当便于搬运药品和符合防火安全要求;药品储存应当按"分区分类、货位编号"的方法进行定位存放,库位上的药品标签名称及内容应与实物保持一致;对高危药品应设置显著的警示标志(高危药品标识或不同颜色的存放容器)。

(2)做好药库温湿度的监测与记录。药库应具备确保药品与物料储存要求的温湿度条件:常温区域 10~30℃,阴凉区域不高于 20℃,冷藏区域 2~8℃(个别药品有更严格的温度要求),库房相对湿度 40%～65%。

(3)药品堆码与散热或者供暖设施的间距不小于 30cm,距离墙壁间距不小于 20cm,距离房顶及地面间距不小于 10cm。

(4)规范药品堆垛和搬运操作,遵守药品外包装图示标志的要求,不得倒置存放。

(5)每种药品应当按批号及有效期远近依次或分开堆码并有明显标志,应遵循"先产先用""先进先用""近期先用"和按批号发药使用的原则。

(6)对不合格药品的确认、报损、销毁等应当有规范的制度和记录。

(五)建立药品电子信息管理系统

已建立医院信息系统的医疗机构,应当建立药品电子信息管理系统,药品存量应当与一级库建立电子网络传递联系,可加强药品成本核算,方便账物管理和提高药品请领效率。

(六)定期清点

静配中心所用药品应当做到每月清点,账物相符,如有不符应当及时查明原因。重点药品(贵重药品、高危药品等)应每日清点。可以根据实际需要调整重点药品目录。

(七)注射器和注射针头等物料的领用和管理

注射器和注射针头等物料的领用和管理应当依据卫生部《规范》的有关规定和参照药品请领、验收管理办法实施,并应当与药品分开存放。

二、电子信息系统操作规程

(1)由医师按照《处方管理办法》和《电子病历基本规范(试行)》有关规定,负责将患者处方或用药医嘱分组录入电脑。

(2)将静脉输液医嘱直接传递或由护士执行后传递至静配中心。

(3)药师审核处方或用药医嘱的适宜性,并对输液进行人工或系统自动的批次设定,自动生成输液标签及备份输液标签(或采用电子信息系统方式保留备份输液标签),上述标签或记录均应当有各道工序操作人员的信息,有条件的医疗机构应对贴签摆药、核对、计费、混合调配、输液成品核对、工人配送、病区护士核对签收、给患者静脉输注用药等各个环节均实现条码扫描确认,达到静脉输液治疗全程溯源追踪管理。

(4)处方或用药医嘱在完成调配操作流程和计费后,自动减去处方组成药品在二级库所存药品数量,做到账物相符,并自动形成药品月收支结存报表。

三、审核处方或医嘱操作规程

针对处方或医嘱审核,卫生部《规范》中已有基本的规定和操作规程,另外,医疗机构结合自身开展审核工作的需求和实际情况,一般也制定有具体的审方制度和操作规程。

(一)卫生部《规范》中的审核医嘱操作规程

负责静脉用药医嘱或处方适宜性审核的人员,应当具有药学专业本科以上学历、5 年以上临床用药或调剂工作经验、药师以上专业技术职务任职资格。

负责处方或用药医嘱审核的药师逐一审核患者静脉输液处方或医嘱,确认其正确性、合理性与完整性,主要包括以下内容:

(1)形式审查:处方或用药医嘱内容应当符合《处方管理办法》《病例书写基本规范》的有关

规定,书写正确、完整、清晰,无遗漏信息。

(2)分析鉴别临床诊断与所选用药品的相符性。

(3)确认遴选药品品种、规格、给药途径、用法、用量的正确性与适宜性,防止重复给药。

(4)确认静脉药物配伍的适宜性,分析药物的相容性与稳定性。

(5)确认选用溶媒的适宜性。

(6)确认静脉用药与包装材料的适宜性。

(7)确认药物皮试结果和药物严重或者特殊不良反应等重要信息。

(8)需与医师进一步核实的任何疑点或未确定的内容。

对处方或用药医嘱存在错误的,应当及时与处方医师沟通,请其调整并签名。因病情需要的超剂量等特殊用药,医师应当再次签名确认。对用药错误或者不能保证成品输液质量的处方或医嘱应当拒绝调配。

(二)医疗机构医嘱审核工作制度和流程

目前,随着静脉用药集中调配工作的不断推广,医嘱审核工作得以有效地开展。部分医疗机构在医嘱审核工作方面投入了较多的人力和物力,取得了一些良好的成效,并制定了更为详细的、符合自身医院特点和实际情况的审核制度和操作流程。以下是某三甲医院医嘱审核的工作制度与操作流程,其工作制度主要规定了审方药师的资格,强调了审方的重要性,列举了审方的工具,明确了审方时必需的患者信息,以及指出了审方时实际会出现的若干注意事项及应对方法。而其医嘱审核的操作流程主要分为长期医嘱、临时医嘱的审核流程,同时也再次强调了一些审核要点,有一定的借鉴意义。

1. 某院医嘱审核工作制度

(1)住院医嘱审核是指审方药师对通过医院信息系统发送至电子审方系统的住院患者用药医嘱,就药品的遴选、药品名称、规格、用法、用量、药品相互作用、配伍禁忌以及选用的溶媒、载体的适宜性、相容性等进行适宜性审核,以保证患者用药安全的药学技术服务过程。

(2)医嘱审核岗位即审方药师应由经过培训并考核合格的药学人员担任,对医嘱的正确性和适宜性负责。

(3)所有医嘱必须经过审核,审核合格后静脉用药集中调配中心和住院药房方可进行摆药调配。

(4)审方药师通过大医通用药软件或医院自行开发的用药软件进行医嘱审核。

(5)审方药师在审核医嘱时能简便地获取患者姓名、病区、住院号、诊断、性别、年龄、身高、体重、用药史、过敏史、临床检验指标、手术记录或者详细病历等信息,以及住院期间的所有用药医嘱(药品名称、规格、剂量、溶媒、数量以及调配批次)等。

(6)审方药师应依据《处方管理办法》《医院处方点评管理规范(试行)》等有关规定对处方内容的适宜性和正确性进行科学的审核和评价,确保用药安全。审核评价内容主要包括:处方信息是否完整;给药剂量及用法、给药途径、选用溶媒与载体是否适宜,体积是否正确,配伍是否合理(药物相容性、稳定性、相互作用、配伍禁忌);是否存在重复用药医嘱;给药时间和顺序(批次划分)是否恰当;给药输注速度、遮光或避光给药等特殊要求是否明确等。

(7)审方药师应对患者的所有医嘱(包括口服用药、针剂、外用药等)进行综合审核和评价,其中对新开的医嘱应优先审核,对危害药品以及全肠外营养液(TPN)应重点审核。

(8)审方药师应及时审核医嘱,尤其是临时医嘱,确保药品调剂和发送的及时性。

（9）医嘱审核时如遇到缺药情况，需及时通知病房修改，并登记缺药沟通信息。

（10）审核医嘱时应做好同一患者医嘱审核意见的前后连贯性以及临时医嘱和长期医嘱审核意见的一致性。

（11）审方药师发现不适宜处方或不合理用药时应保留医嘱审核的意见和建议，并及时联系病区处方医师或当班护士，督促修改和确认。药师不得擅自修改医嘱。审方药师不可随意更改约定的给药时间和顺序（批次）。

（12）发现危害药品或 TPN 不合理用药、大医通用药软件提示的严重不合理用药以及已明确为重复用药等不合理用药医嘱时需两名或两名以上审方药师共同确认后方可保留医嘱并进行临床反馈。

（13）依患者病情需要超说明书用药时，应得到临床医师确认，审方药师应进行充分风险评估，确认对患者无损害，并将其临床反馈信息登记后方可对医嘱放行。

（14）若临床医师拒绝修改有明显配伍禁忌或严重不合理用药或违反有关法律法规的处方，审方时应拒绝放行，登记并向药学部门主任和医务科报告。

（15）审核合格的医嘱必须经审方药师电子身份确认后方能传输到静脉用药集中调配中心或住院药房进行用药标签的打印及摆药调配。

（16）审方药师应做好清场工作和交接班工作，确保无药物医嘱滞留逾期。

（17）审方药师需对登记保留的医嘱定期汇总分析，及时反馈临床和医务科等相关部门。

（18）审方药师需要对药品基本信息进行动态维护，以提高医嘱审核软件的准确性。

2. 某院医嘱审核操作流程

（1）药物医嘱分类：待审核的医嘱，按用药时间划分为明日（长期）医嘱和今日（临时）医嘱；按药品属性划分为普通药物医嘱（医嘱前标注"普"）、抗生素医嘱（医嘱前标注"抗"）、全肠外营养液医嘱（医嘱前标注"营"）和危害药品医嘱（医嘱前标注"化"）。

（2）审核医嘱流程：审核医嘱流程主要包括医嘱选择、批次划分、逐条审核医嘱、问题医嘱的保留及临床反馈等环节。以下是某医院审核医嘱流程：

进入"PIVAS"电脑系统→单击"调配管理"模块→选择"输液调配"栏目→选择"审核接收"→选择"明日（长期）医嘱"或选择"今日（临时）医嘱"→双击"某一个病区"并单击"单个病区审核"或"全选"所有病区并单击"批量审核"→医嘱显示后单击"批次"，选择"自动批次"，跳出对话框"是否自动定义批次全部输液"，选择"是"（选择"否"表示只定义鼠标当前点到的蓝色医嘱的批次）→逐条审核，尤其关注自行开发的审方软件所提示的错误医嘱及所在的错误点→对不合理医嘱进行"保留"（用鼠标右键单击该医嘱"方式"→单击"调配方式"，选择"保留"→跳出"医嘱错误登记"对话框，选择"处理方式"→录入处理意见→保存）；对不合理批次进行更改批次（用鼠标右键单击该医嘱"方式"→单击"调配方式"→选择相应的批次）→单击"接收"，跳出对话框"是否要接收全部输液"，选择"是"（选择"否"表示只接收鼠标当前点到的蓝色医嘱），录入审核药师工号，按"确定"（流程详见图6-2）。

1）选择"明日（长期）医嘱"或选择"今日（临时）医嘱"进行审核，系统支持某一个病区单独审核或全选所有病区批量审核。

2）医嘱审核前先定义输液批次，系统支持自动批次划分。

3）结合审核医嘱界面提供的患者基本信息，逐条审核医嘱。基本信息包括以下内容：科室、病历号、医生姓名和电话，医嘱开具时间和用药时间，患者姓名、性别、年龄、身高、体重、体

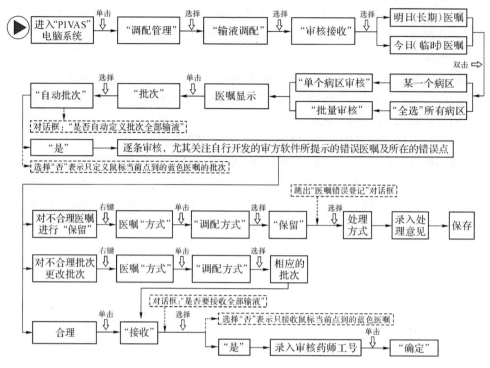

图 6-2　某院审核医嘱流程

表面积、诊断、过敏史、检验结果，全部医嘱，病历(包括病程记录、影像学资料)、用药史、合理用
药软件提供的各种药品信息(详见图 6-3)。

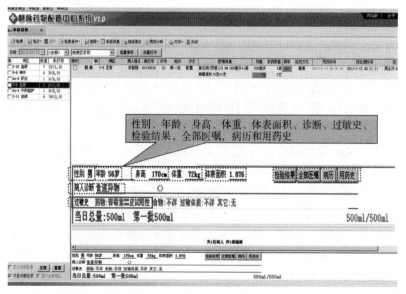

图 6-3　某院审核医嘱界面提供的患者部分基本信息

　　4)关注自行开发的审方软件所提示的错误医嘱及所在的错误点,审核医嘱界面会用色块
的方式直接标注在错误医嘱所在的问题点上,如图 6-4 所示,一组肠外营养液医嘱的用药频次
上显示红色,提示该医嘱可能存在重复用药的情况,需要药师关注和查明情况。

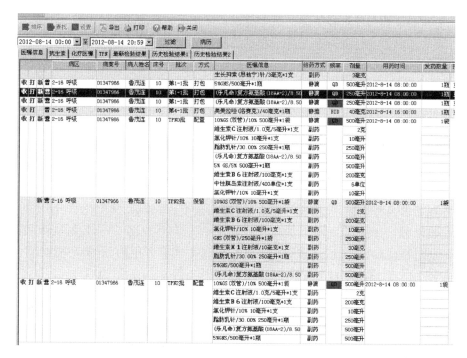

图 6-4　某院审核医嘱界面自行开发的审方软件提示肠外营养液医嘱可能存在重复用药

5)对不合理医嘱进行"保留"拦截,并在系统中填写医嘱错误登记(医嘱错误的分类、审核人、处理意见等)(详见图 6-5),并通知临床医师修改医嘱。被保留的医嘱,其患者名字显示红

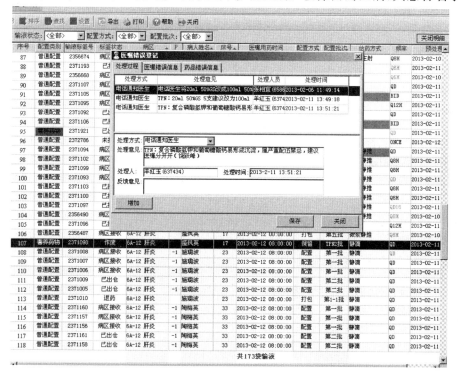

图 6-5　某院审核医嘱系统中医嘱错误登记界面

色,以提示不同的审核药师进行关注。医生反馈意见以及最终处理结果(医生作废、拒绝发放、医生修改)等信息也需及时进行补充登记和系统自动标记。任何一次的干预信息都被保留,可进行该医嘱的连续追踪。

(3)审核医嘱要点:

1)根据"四查十对"原则,审核医嘱需首先查看患者基本信息。有药物过敏史的患者,如青霉素过敏等,需严格审核和把关药物是否需要皮试等情况,必要时提醒医生做皮试。

2)审核医嘱的重点是:新医嘱(系统标注"新")、高危药品(红色斜体字)医嘱、TPN医嘱、危害药品医嘱以及已处于保留状态的问题医嘱(患者名字显示红色)。其中,高危药物医嘱需特别审核剂量和浓度。TPN医嘱可使用自行开发的TPN审核工具(详见图6-6),软件自动提示医嘱中各项指标是否达标,包括液体总容量、离子浓度、总能量、热氮比、糖脂比。危害药品亦即化疗药物医嘱,可使用自行开发的化疗药物审核工具(详见图6-7),需特别审核诊断、剂量强度、实际剂量(按身高、体重或体表面积换算),同时考虑患者年龄、肝肾功能情况、血常规指标以及患者体力状态ECOG评分等因素。

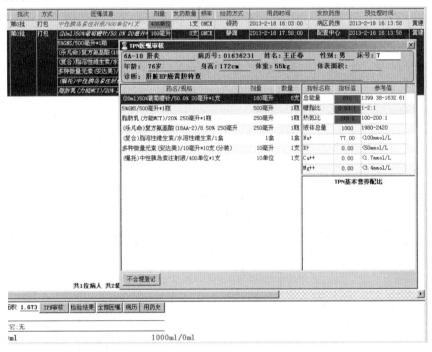

图6-6 某院审核医嘱系统中的TPN审核工具

四、打印标签与标签管理操作规程

(1)经药师适宜性审核的处方或用药医嘱,由电脑系统自动生成输液标签。

(2)电脑对输液标签进行自动编号或生成条码,编号方法或条码模式由各医疗机构自行确定。

(3)输液标签需包含以下基本信息:患者姓名、病区、床号、病历号、日期、医嘱信息、批次、调配日期、时间、成品输液的稳定时间等(参见图6-8)。

(4)先确定需打印的处方性质(普通药物医嘱、抗生素医嘱、TPN医嘱、危害药品医嘱、长

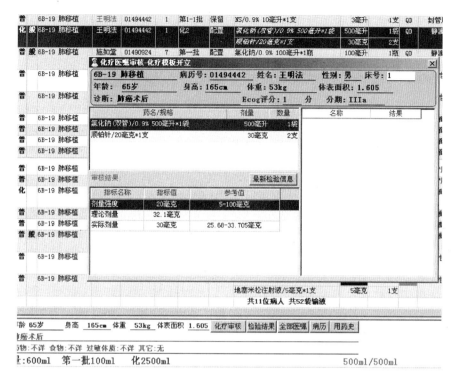

图 6-7　某院审核医嘱系统中的化疗药物审核工具

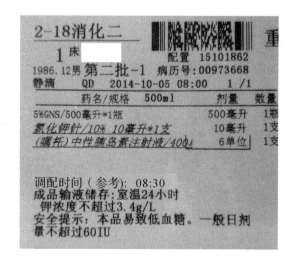

图 6-8　某医院输液标签

期医嘱、临时医嘱等)和用药时间顺序(输液批次),然后以病区或药品(统排模式)为单位打印输液标签。输液标签打印后如遗失或其他原因需要重新补打,可按编号或其他信息在系统中查询到输液标签后单独打印。

(5)将输液标签放置于不同颜色(区分处方性质和输液批次)的塑料筐等容器内,以方便调配操作。

(6)输液标签贴于输液袋(瓶)上。备份输液标签应当导入电子处方系统留底备查或打印后随调配流程,并由各岗位操作人员签名或盖签章后保存 1 年备查。

(7)输液标签内容除上述基本信息外,还可注明需要特别提示的下列事项,系统支持标签信息的后台维护:

1)按规定应当做过敏性试验或者高危药品等某些特殊性质药品的输液标签,应当有明显标识。

2)药师在摆药准备或者调配时需特别注意的事项及提示性注解,如非整瓶(支)使用药品的实际用量、胰岛素剂量等。

3)临床用药过程中需特别注意的事项,如特殊滴速、避光、冷藏以及特殊用药监护等其他需备注的信息。

4)患者其他一些值得注意的信息,如补打的输液标签标记"重"字,以提示该输液标签已重复打印两次或更多,需注意避免重复调配。如患者出现临时转床情况,则成品输液核对环节应重新打印转床后的输液标签,并标记"转"字,以免成品输液配送错误。

五、贴签摆药及核对操作规程

(1)贴签摆药及核对实行双人制,一人摆药,一人核对。

(2)摆药前药师应当仔细阅读,核查输液标签是否准确、完整,如有错误或不全,应当告知审方药师校对纠正。

(3)按输液标签所列药品顺序摆药,按其处方药品性质、不同用药时间,分批次将药品放置于不同颜色的容器内。

(4)摆药以及核对时均需认真检查药品的品名、剂量、规格等是否符合标签内容,同时应当注意药品的完好性及有效期,并签名或者盖章。

(5)将输液标签整齐地贴在输液袋(瓶)上,但不得将原始标签覆盖。

(6)将摆有注射剂与贴有标签的输液袋(瓶)的容器按病区、处方药品性质不同通过传递窗送入和放置于不同的混合调配区内。

(7)冷藏药品摆药完毕应统一放置到规定的药品冷藏柜中,混合调配前由专人临时送至洁净调配区内。

(8)摆药注意事项:

1)摆药时,确认同一患者所用同一种药品的批号尽量相同。

2)摆好的药品应当擦拭清洁后,方可传递入洁净室,但不应当将粉针剂西林瓶盖去掉。

3)目前部分医院因为电子信息系统或排班系统可以进行溯源追踪,所以非危害药品或高危药品的输液标签不再签名或者盖章;但为了确保危害药品或高危药品摆药的准确性,危害药品摆药时必须在标签上签名或者盖章。

4)每日应当对用过的容器按规定进行整理擦洗、消毒,以备下次使用。

5)目前有医疗机构摆药按照药品采取集中摆药模式,调配也按照药品采取集中混合调配模式,其调配效率可以提高,但其合理性存在不同的见解。

(9)摆药准备室补充药品:

1)每日完成摆药后,应当及时对摆药准备室短缺的药品进行补充,并应当校对。

2)补充的药品应当在专门区域拆除外包装(为杜绝危害药品摆药差错,有些医疗机构规定拆包装时保留危害药品的中包装,便于区别),在补充药品时要核对药品信息,严防错位,如有尘埃,需擦拭清洁后方可上架。

3)补充药品时,应当注意药品有效期,按"先进先用、近期先用"的原则。

4)对氯化钾注射液等高危药品应当有特殊标识和固定位置。

5)对看似、听似以及多规药品应当有特殊标识。

6)已摆药但计费前被作废的医嘱,因为其药品尚未混合调配,所以在清理干净原输液标签的前提下,药品可以专人负责放回摆药准备室,归位时务必严格校对药品信息,严防错位。

第二节　静脉用药集中调配标准操作规程

混合调配是静脉药物治疗整个流程中最为关键的环节之一,卫生部《规范》对相关操作已制定有基本的规程,其中静脉用药集中调配中心(室)人员的更衣,调配中心的清洁、消毒是做好混合调配的基础性保障工作,《规范》中的操作规程具有指导意义。同时,医疗机构也需要按照《规范》要求,再结合自身特点具体制定静脉用药混合调配操作规程,并尽可能细化全肠外营养液和危害药品的调配流程。本节还列举了某院在实践过程中一些有特殊调配注意事项的危害药品的调配操作规程,供参考借鉴。

一、静脉用药集中调配中心(室)人员更衣操作规程

(1)进出静脉用药集中调配中心(室)更衣规程:进出静脉用药集中调配中心(室)应当更换该中心(室)工作服、工作鞋并戴发帽。非本中心(室)人员未经中心(室)负责人同意,不得进入。

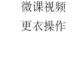

二维码6-2
微课视频
更衣操作

(2)进入十万级洁净区规程(一更):

1)换下普通工作服和工作鞋。

2)按七步手清洁消毒法消毒手并烘干,穿好指定服装。

(3)进入万级洁净区规程(二更):

1)更换洁净区专用鞋、洁净区隔离服并戴好发帽、口罩。

2)手消毒,戴一次性手套。

(4)离开洁净区规程:

二维码6-3
微课视频
七步手清洁
消毒法

1)临时外出:在二更室脱下洁净区专用鞋、洁净隔离服及帽子、口罩,整齐放置。一次性手套丢入污物桶内;在一更室应当更换工作服和工作鞋。

2)重新进入洁净区时,必须按以上更衣规定程序进入洁净区。

3)当日调配结束时,对脱下的洁净区专用鞋、洁净隔离服进行常规消毒,每周至少清洗2次;一次性口罩、帽子、手套一并丢入污物桶。

二、静脉用药集中调配中心(室)清洁、消毒操作规程

1. 地面消毒剂的选择与制备

(1)次氯酸钠,为强碱性溶液,用于地面消毒为1‰溶液。本溶液须在使用前新鲜配制。处理/分装高浓度(5‰)次氯酸钠溶液时,必须戴厚口罩和防护手套。

(2)季铵类阳离子表面活性剂,有腐蚀性,严禁与肥皂水或阴离子表面活性剂联合使用。应当在使用前新鲜配制。

（3）甲酚皂溶液，有腐蚀性，用于地面消毒为 5％溶液。应当在使用前新鲜配制。

2. 静脉用药集中调配中心（室）清洁与卫生管理其他规定

（1）各操作室不得存放与该室工作性质无关的物品，不准在静脉用药集中调配中心（室）用餐或放置食物。

（2）每日工作结束后应当及时清场，各种废弃物必须每天及时处理。

3. 非洁净区的清洁、消毒操作程序

（1）每日工作结束后，用专用拖把擦洗地面，用常水擦拭工作台、凳椅、门框及门把手、塑料筐等。

（2）每周消毒 1 次地面和污物桶：先用常水清洁，待干后，再用消毒液擦洗地面及污物桶内外，15min 以后再用常水擦去消毒液。

（3）每周 1 次用 75％酒精擦拭消毒工作台、成品输送密闭容器、药车、不锈钢设备、凳椅、门框及门把手。

4. 万级洁净区清洁、消毒程序

（1）每日的清洁、消毒：调配结束后，用常水清洁不锈钢设备，层流操作台面及两侧内壁，传递窗顶部、两侧内壁、把手及台面，凳椅，照明灯开关等，待挥发至干后，用 75％酒精擦拭消毒。

（2）每日按规定的操作程序进行地面清洁、消毒。

（3）墙壁、顶棚每月进行一次清洁、消毒，操作程序同上。

5. 清洁、消毒注意事项

（1）消毒剂应当定期轮换使用。

（2）洁净区和一般辅助工作区的清洁工具必须严格分开，不得混用。

（3）清洁、消毒过程中，不得将常水或消毒液喷淋到高效过滤器上。

（4）清洁、消毒时，应当按从上到下、从里向外的程序擦拭，不得留有死角。

（5）用常水清洁时，待挥干后，才能再用消毒剂擦拭，保证清洁、消毒效果。

三、静脉用药混合调配操作规程

1. 调配操作前准备

（1）在调配操作前 30min，按操作规程启动洁净间和层流工作台净化系统，并确认其处于正常工作状态，控制操作间室温于 18℃～26℃、相对湿度 40％～65％，令室内外压差符合规定，操作人员记录并签名。

（2）接班工作人员应当先阅读交接班记录，对有关问题应当及时处理。

（3）按更衣操作规程，进入洁净区操作间，首先用蘸有 75％酒精的无纺布从上到下、从内到外擦拭层流洁净台内部的各个部位。

2. 将摆好药品容器的药车推至层流洁净台附近相应的位置

3. 调配前的校对

调配药学技术人员或护士应当按输液标签核对药品名称、规格、数量、有效期等的准确性和药品完好性，扫描条码进行计费，确认无误后，进入加药混合调配操作程序。

4. 调配操作程序

（1）选用适宜的一次性注射器，拆除外包装，旋转针头连接注射器，确保针尖斜面或侧孔与注射器刻度处于同一方向，将注射器垂直或水平放置于层流洁净台的内侧。

（2）用75%酒精消毒输液袋（瓶）的加药处，放置于层流洁净台的中央区域。

（3）除去西林瓶盖，用75%酒精消毒安瓿瓶颈或西林瓶胶塞，并在层流洁净台侧壁打开安瓿，应当避免朝向高效过滤器方向打开，以防药液喷溅到高效过滤器上。

（4）抽取药液时，注射器针尖斜面或侧孔应当朝上，紧靠安瓿瓶颈口抽取药液，然后注入输液袋（瓶）中，轻轻摇匀。

（5）溶解粉针剂，用注射器抽取适量静脉注射用溶媒，注入粉针剂的西林瓶内，必要时可轻轻摇动（或置振荡器上）助溶，全部溶解混匀后，用同一注射器抽出药液，注入输液袋（瓶）内，轻轻摇匀。

（6）调配结束后，再次核对输液标签与所用药品名称、规格、用量，确认无误后，调配操作人员在输液标签上签名或盖章（身份识别标识），或采用电子处方信息系统记录操作人员的信息。

（7）通过传递窗将成品输液送至成品核对区，进入成品核对包装程序。

（8）每完成一组输液调配操作后，应当立即整理台面，用蘸有75%酒精的无纺布擦拭台面，除去残留药液，不得留有与下批输液调配无关的药物、余液、用过的注射器和其他物品。

5. 每天调配工作结束后，按清洁消毒操作程序进行清洁消毒处理，并进行记录

6. 静脉用药混合调配注意事项

（1）不得采用交叉调配流程。

（2）静脉用药集中调配所用的药物，如果不是整瓶（支）用量，则必须将实际所用剂量在输液标签上明显标示，以便校对。另外，调配人员调配胰岛素、氯化钾、危害药品等高危药品的非整瓶用量时需在输液标签上手工签名确认。

（3）若有两种以上粉针剂或注射液需加入同一输液中，应当严格按药品说明书要求和药品性质顺序加入；对肠外营养液、高危药品和某些特殊药品的调配，应当制定相关的加药顺序调配操作规程。

（4）在调配过程中，输液出现异常或发现药品配伍、操作程序有疑点时应当停止调配，报告当班负责药师查明原因，或与处方医师协商调整用药医嘱；发生调配错误应当及时纠正，重新调配并记录。

（5）调配危害药品注意事项：

1）危害药品调配应当重视操作者的职业防护，调配时应当拉下生物安全柜防护玻璃，前窗玻璃不可高于安全警戒线，以确保负压。

2）危害药品调配完成后，必须将留有危害药品的西林瓶、安瓿等单独置于适宜的包装中。

3）调配危害药品用过的一次性注射器、手套、口罩及检查后的西林瓶、安瓿等废弃物，按规定由医疗机构统一处理。

4）危害药品溢出处理按照相关应急预案执行。

四、全肠外营养液调配操作规程

全肠外营养液（TPN）由碳水化合物、脂肪乳剂、氨基酸、水、维生素、电解质及微量元素等各种营养成分按一定的比例，混合于特定的配液袋（三升袋）中，以提供患者每日所需的能量及各种营养物质，维持机体正常代谢，改善其营养状况。TPN目前已得到广泛应用。三升袋是一个全封闭的输液系统，不需要用排气针，减少了被污染或发生气栓的机会。在适宜的温、湿度下按正确的调配步骤

二维码6-4
微课视频
TPN调配操作

配好的 TPN 在室温条件下 24h 内使用是十分安全的,具有更经济、更便利、减轻护理工作、减少调配时间和简化输注设施等优点。

(一)全肠外营养液的调配流程

1. 调配环境

(1)环境要求:应控制调配间的温度在 18～26℃,相对湿度为 50％～60％。压差:调配间气流定向流动,应维持＞5 Pa 的正压。使用者检查 1 次/d,并记录在压差日报表上。

(2)环境监测:

1)每天清洁、整理、消毒调配间。

2)每月进行环境空气微粒和微生物的检测。

3)每年进行高效过滤器的空气流速测试。净化台吹出来的空气是经过高效过滤器过滤的,可驱除 99.99％直径在 0.3μm 以上的微粒,确保空气的正确流向及流速为 0.3m/s。

2. 调配前准备

(1)入室人员必须戴好口罩、帽子,更换专用鞋及隔离衣,洗手并戴无菌手套。

(2)每天操作开始前水平层流台先运行 30min,同时紫外线消毒,再用 75％酒精仔细擦拭净化台的顶部、两侧及台面,顺序为从上到下,从里到外。

若调配间停止使用超过 24h,则在使用前必须重新进行清洗。检查物品是否准备齐全,避免走动过多而增加污染机会。若净化台停止使用 3h 后重新启动,则在使用前打开让其运行至少 30min。

(3)审核用药医嘱或输液标签及药品,根据医嘱或标签核对各种药品(品名、数量、有效期、批次、用药时间等),检查所有营养液是否变质、浑浊,有无絮状物。

(4)检查营养袋外包装有无破损、各种用物的品名和有效期。

3. 调配顺序

TPN 的调配必须严格按相关顺序进行,不恰当的调配程序,可严重影响混合液中脂肪乳的稳定性,以致全营养混合液变性。

(1)将微量元素加入氨基酸注射液中。若将微量元素加入葡萄糖注射液中易变色。

(2)将甘油磷酸钠等磷酸盐制剂加入另一瓶氨基酸或葡萄糖注射液中。

(3)10％氯化钠、10％氯化钾等电解质制剂和/或维生素 C、维生素 B$_6$ 等水溶性维生素制剂和/或胰岛素可加入同一瓶葡萄糖注射液中。10％葡萄糖酸钙和 10％硫酸镁严禁加入同一瓶葡萄糖注射液中。

(4)脂溶性维生素溶解水溶性维生素后加入脂肪乳注射液中。

(5)混合顺序:

1)首先将调配好的葡萄糖注射液移入三升袋。

2)再将调配好的氨基酸注射液移入三升袋。

3)丙氨酰谷氨酰胺注射液在氨基酸移入后再移入三升袋,轻摇翻转混合。

4)将含维生素的脂肪乳注射液反向悬挂在三升袋的上方静置几分钟,观察瓶壁是否有塑料胶塞,最后移入脂肪乳。

5)不间断一次完成混合、冲袋,并将调配好的溶液二次翻转轻摇混匀。

6)混匀完毕时需排气处理,即尽量排出三升袋中存留的空气,然后再夹紧相关管道阀门。

4.核对、确认

调配完毕后需再次核对输液标签与已调配的药物空瓶,并在输液标签上记录调配全肠外营养液的时间和签名;对氯化钾注射液、胰岛素等非整支(瓶)剂量需在输液标签上给予确认标记。

(二)全肠外营养液调配注意事项

1.三升袋中除上述药物之外不要加入其他药物,除非已有资料报道或验证过。

2.为了防止注射器中产生沉淀,对微量元素、水溶性维生素、脂溶性维生素、磷酸盐溶液及其他电解质溶液应用独立的注射器,并根据药品选用适合型号的注射器。

3.全肠外营养液调配时需注意药物浓度。

(1)Na^+<100mmol/L,1L 液体最多只能加 6 支 10% NaCl 溶液;含 5% GNS 500ml 的,1L 液体最多加 1.5 支 10% NaCl 溶液。

(2)K^+<50mmol/L,1L 液体最多只能加 3.5 支 10% KCl 溶液。

(3)Mg^{2+}<3.4mmol/L,1L 液体最多只能加 3ml 25% $MgSO_4$ 溶液。

(4)Ca^{2+}<1.7mmol/L,1L 液体最多只能加 5ml 10% 葡萄糖酸钙溶液。

(5)葡萄糖、氨基酸最佳比例为 1:1 或 1:2。

(6)混合液中葡萄糖的最终浓度为 0~25%,有利于混合液的稳定。

(7)丙氨酰谷胺酰胺注射液是一种高浓度溶液,在输入前必须与可配伍的氨基酸溶液或含有氨基酸的输液相混合。1 体积的丙氨酰谷胺酰胺注射液应与至少 5 体积的载体溶液混合(例如,100ml 丙氨酰谷胺酰胺注射液+至少 500ml 氨基酸溶液),混合液中本品的最大浓度不应超过 3.5%。

(8)某些维生素化学性质不稳定(维生素 A、维生素 B_6);另一些维生素还可被容器或输液装置吸附;维生素 C 降解后可以和钙发生反应形成不稳定的草酸钙。故维生素一般应在全肠外营养液输注前加入。

4.全肠外营养液调配应严格执行无菌技术,避免因配制不当、微生物污染而引起患者感染。调配后,有医疗机构会常规留样,保存至患者输注该混合液完毕后 24h。

五、危害药品调配操作规程

危害药品是能产生职业暴露危险或者危害的药品,即具有遗传毒性、致癌性、致畸性或对生育有损害作用,以及在低剂量下可产生严重的器官或其他方面毒性的药品。按照《规范》的要求,危害药品调配操作应当重视操作者的职业防护,其调配环境有别于其他药品,调配前准备工作更为严格,调配过程更强调无菌操作技术和双人复核,调配用过的废弃物要求统一处理,同时危害药品溢出处理应有相关的应急预案。以下是某院危害药品调配操作规程以及一些特殊注意事项。

二维码 6-5
微课视频
危害药品
调配操作

(一)某院危害药品的操作规程

1.调配环境

危害药品静脉用药集中调配的洁净区应控制温度在 18~26℃,相对湿度为 50%~60%,与二更室之间应当呈 5~10Pa 负压差。使用者检查 1 次/d,并记录在压差日报表上。

2. 调配前准备

(1)人员准备:洁净调配区内个人防护用品包括洁净区专用鞋、洁净区隔离服、防渗透一次性隔离衣、一次性帽子、N95 口罩、护目镜、无尘手套和聚氯乙烯手套各一副。

(2)仪器准备:

1)全部的危害药品调配必须在生物安全柜中完成。

2)调配前启动紫外线灯进行生物安全柜内操作区空气消毒 30min。

3)操作前用 75% 酒精擦拭柜内面及台面,保持洁净的备药环境。擦拭原则:从上至下,从里到外。

4)柜内操作台面覆以一次性防渗透防护垫,减少药液污染。

5)拉下生物安全柜防护玻璃,前窗玻璃不可高于安全警戒线,以确保负压。

3. 调配操作

(1)核对药物标签内容(用药时间、药物批次、病区、患者基本信息等),刷输液标签条码进行调配前计费,注意已作废的输液标签。

(2)将已计费的药物放置于一次性防护垫中央。

(3)根据医嘱或输液标签双人核对所有药品(品名、数量、有效期、药物质量等)。

(4)非整支(瓶)用量的药品需仔细计算调配剂量和溶解稀释方法,双人核对。

(5)根据稀释药液量选择适宜的一次性注射器,按无菌技术操作要求调配药物。

(6)根据给药方法,如需静脉滴注的药物,可将配好的药物注入适量的软包装输液袋中;如需静脉注射的药物,可将配好药物的注射器放于有固定注射器的专用容器中;如需持续给药的药物,可将配好的药物注入化疗泵中。

(7)输液标签需记录操作时间和双人签名,对非整支(瓶)剂量需在输液标签上给予确认标记。将输液标签贴在软包装输液袋、注射器或化疗泵的适宜之处。

(8)冲配完成需检查溶液有无浑浊、沉淀,软包装输液袋需挤压溶液观察有无漏液。

(9)将调配好的成品输液装入危害药品成品输液专用包装袋并密封打包处理,出仓时由药师再次核对。将药物空瓶或留有剩余危害药品的注射器装入危害药品专用空瓶包装袋并密封打包处理,保留 24~48h 后作为废弃物统一处理。

(10)完成全部药液调配后,用 75% 酒精擦拭操作柜内部及台面。

(11)操作完毕,脱去手套及防护用具,用肥皂及流动水彻底洗手。

4. 废弃物处理

(1)配药过程中所用的针头放于利器盒中集中处理。

(2)调配过程中的一次性注射器等废弃物以及调配结束后脱去的一次性防护服、手套、口罩等丢弃于黄色垃圾袋内(两层),粘贴垃圾使用时间及出处的标签,袋体处粘贴化疗垃圾专用标签。

5. 注意事项

(1)危害药品的调配人员应严格培训后上岗,调配岗位定期轮换,特殊人群不宜安排危害药品的调配工作。

(2)调配前需按药物容器外框颜色(批次)排列调配顺序,避免调配顺序混乱。

(3)危害药品调配前必须双人核对输液标签和药品以及非整支(瓶)剂量的调配方法。

(4)调配过程中需严格按照无菌技术操作要求,操作者手臂尽量避免移出操作台,放于操作台内的物品禁止拿出操作台外。操作时操作台内物品按需放置,避免浪费。

(5)限时药物需在出仓和配送前半小时内调配,并在输液标签上粘贴限时药物标签。部分等临床电话通知的危害药品需在接到病区通知可调配后再调配。如紫杉醇由于可能会发生过敏反应(用药后最初的10min),所以临床一般先给患者用小剂量的紫杉醇,然后根据患者反应,电话通知调配人员是否需要调配剩余的大剂量。

(6)除静脉滴注外,调配肌注、皮下注射、静脉推注、化疗泵时,调配完毕需卸去针头换上打结的头皮针,以防止运送途中药液外溢引起环境污染。

(7)瓶装药液稀释后应立即抽出瓶内气体,防止因瓶内压力过高致药液从针眼处溢出或将针栓推出使药液外溢。在瓶装稀释及抽取时还可以采用双针头抽取药液法。操作时应确保空针及输液管接头处衔接紧密,以免药液外漏。从药瓶中吸取药液后撤出针头时,应用无菌棉球或纱布裹盖住瓶塞穿刺针孔,防止药液外溢。用注射器抽吸药液后排空气时,用一片无菌酒精棉片放在针头周围,以免药液外流污染。调配时如有药液外溢,立即按相关应急预案流程处理,避免污染扩大。

(8)在操作过程中一旦手套破损应立即更换。如果药液不慎溅入眼内或皮肤上,应立即用生理盐水反复冲洗,条件允许时可用洗眼器冲洗眼睛。

(二)危害药品调配特殊注意事项

除了静脉化疗用危害药品之外,临床危害药品还有肝动脉栓塞化疗、膀胱和胸腔灌注化疗、鞘内注射等多种给药方式和途径,不同于静脉化疗药物,设计其调配流程时,调配时间、顺序、无菌技术要求等需要与临床有更为充分的沟通。患者自备的危害药品以及临床试验用危害药品独立于医院正常的用药目录之外的,如纳入静脉用药集中调配中心集中调配,则应该也有相应的配套流程。另外,白蛋白紫杉醇、注射用曲妥珠单抗、L-门冬酰胺酶、白消安等危害药品,调配方法和要求较为复杂,与一般的危害药品不同,制定各自的调配流程也非常有必要。

1. 某院肝动脉化疗型危害药品集中调配操作规程

经导管肝动脉化疗栓塞术(TACE)是目前常用的原发性肝癌介入治疗方法,本院肝胆介入中心和放射介入中心均可开展,但用药医嘱及调配方法不完全相同。

(1)常用药物:常用危害药品有吡柔比星(吡喃阿霉素、THP)、阿霉素(ADM)或表阿霉素(EADM)、三氧化二砷、顺铂(PDD)、5-氟尿嘧啶(5-Fu)、羟喜树碱(HCPT)以及丝裂霉素(MMC)等。

(2)浓缩药物的确定:肝动脉化疗栓塞术的药物医嘱中有的药物需调配成浓缩药物,其余可按正常方式化药。同一患者有多份药品的只需浓缩其中一个药品。

1)根据本院肝胆介入中心的规定,如果医嘱上溶媒用量为2ml的药品为浓缩药物,那么医嘱上另一个溶媒用量为40ml的药品请用正常方式化药。如果医嘱溶媒用量为类似12ml、13ml等不规则用量的请及时与临床沟通后再调配。

2)根据本院放射介入中心的规定,同一患者的医嘱中有三氧化二砷的优先浓缩三氧化二砷,没有三氧化二砷的浓缩阿霉素类药品。

(3)药品浓缩的方法与溶媒的计算:

1)根据本院肝胆介入中心的规定,浓缩药物用2ml溶媒浓缩后不需另加溶媒冲瓶,尽量抽干净。医嘱溶媒用量为40ml的请用正常方式化药:标签上的药品+40ml溶媒化在50ml针筒中。

2)根据本院放射介入中心的规定。

①浓缩:用2～3ml溶媒浓缩最多不超过3支的药品(多出3支的药品作为非浓缩使用)。浓缩后药瓶中允许有一定的残余液存在,可用10ml的溶媒进行冲洗。

②非浓缩使用的药物每多1支药品增加10ml溶媒。

③溶媒量的计算:以三氧化二砷×4支与THP×3支的医嘱为例,三氧化二砷×3支用3ml溶媒进行浓缩;余下的1支三氧化二砷用10ml溶媒+冲洗残余液的10ml溶媒共20ml单独抽取放注射器中。THP用10ml×3=30ml溶媒进行冲配。

(4)调配时间要求:

1)肝动脉化疗栓塞的用药时间和用药顺序需实时做到与临床肝动脉介入手术保持同步,否则极易导致差错和临床纠纷。

2)与临床严格约定,以输液标签上医嘱用药时间来确定静配中心调配肝动脉化疗型危害药品的调配顺序和时间。考虑到药物的稳定性,可以分批集中调配和配送。如输液标签上用药时间为8:00AM、8:30AM、9:00AM的三位患者的肝动脉化疗栓塞术的药物医嘱,静配中心按顺序集中调配完成后,需8:00AM送到临床。临床有特殊情况,以接到临床电话和医嘱修改后才能调配。

(5)注意事项:

1)肝动脉化疗栓塞术是无菌技术操作,因此肝动脉化疗型危害药品的调配严格强调双人配合下的无菌技术操作。

2)采用特殊的肝动脉化疗型危害药品的专用标签(不同的药品由不同的标签代表),专用标签经消毒灭菌后在生物安全柜内使用,粘贴于已调配好药品的注射器上。将已调配好的一份完整的肝动脉化疗栓塞术药物用无菌手术巾在生物安全柜内打包,未经消毒灭菌的输液标签粘贴在外,便于核对。

3)其余注意事项需参考无特殊注意事项危害药品的调配操作规程。

2. 某院自备危害药品集中调配规程

自备药品系指患者/家属带入医院的药品,本次住院期间由本院所配的药品除外;未经国家食品药品监督管理局批准的药品不属于自备药品范围。自备药品在医院内使用时需纳入医院电子信息系统统一管理,需要医生在诊间系统中开具药品医嘱,注明药品的名称、剂型、规格、剂量、用法,在自备药品品名旁注明"患者自备"。

(1)本院静脉用药集中调配中心负责指定药店购买的自备危害药品的集中调配。

(2)审方人员审核医嘱时,遇到显示"(自备)"且在副药药名前有菱形标志的医嘱,即为住院患者从指定药店购买的自备药,审方人员当保留该医嘱,并在保留原因登记里注明该药为来自指定药店的自备药物。

(3)住院患者或者工勤人员将自备危害药品送到静配中心时,由专门岗位药师负责接收,并查看药品外包装的完整性(塑料袋必须用指定药店专用塑料袋,且必须密封状态)。同时,查看电脑里是否有相应的自备危害药品医嘱,如果没有相应医嘱需马上联系病房;如果有相应医嘱,审核并打印输液标签(如果医嘱已被之前的审方人员保留,需将该医嘱的调配方式重新改为"调配")。输液标签格式见图6-9。专门岗位药师逐一核对输液标签和药品相关信息,包括患者姓名、药品外观、药品品名、规格、剂型、数量、有效期、批号、批准文号、用法等,确认无误后与患者或工勤人员进行收药交接签字。

（4）专门岗位药师排药，双复核后进仓，通知仓内人员进行调配。

（5）自备危害药品的调配参照无特殊注意事项危害药品的调配操作规程。

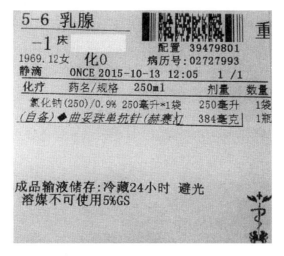

图 6-9　某院自备危害药品的输液标签

3. 某院临床试验用危害药品集中调配规程

按照 JCI 国际标准认证安全用药的理念，医疗机构所有危害药品均应纳入静脉用药集中调配中心统一调配，其中包括临床试验用危害药品。《临床试验质量管理规范》中对试验用药品有明确的管理规定：试验用药品与对照药品或安慰剂均有易于识别、正确编码的特殊标签。试验用药品的使用由研究者负责。试验用药品的使用记录应包括数量、装运、递送、接受、分配、应用后剩余药品的回收与销毁等方面的信息。因此，临床试验用危害药品集中调配必须在静配中心工作人员与研究者共同参与下完成。

（1）由于临床试验药物管理系统独立于医院信息系统之外，因此目前尚未有医疗机构将临床试验用危害药品的医嘱信息链接到静脉药物集中调配中心的药品电子信息系统，目前的操作还是以手工核对和信息记录为主。

（2）考虑到临床试验用药品的特殊性，其危害药品的调配必须在研究者（有可能是医生，也可能是护士）参与和监督下完成。

（3）研究者提前与静脉用药集中调配中心沟通临床试验用危害药品的调配需求，调配中心应为研究者尽快安排调配场所和人员。

（4）研究者到临床试验中心药房凭电子医嘱取药，亲自拿到调配中心，由专门岗位药师接收和核对药品信息，核对要点如下：

1）临床药物试验专业组名称。

2）临床药物试验的项目名称。

3）临床药物试验的项目号（如项目号为 H 开头，后面是数字）。

4）临床药物试验的药品代码（如药品代码为 Y 开头，后面也是数字。类似编码信息，根据电话系统随机产生，可能是安慰剂，也可能是阳性对照药，研究者、给药护士、药师、患者均不知道）。

（5）调配：

1）研究者交代调配方法，由调配中心工作人员具体调配，研究员现场监督完成调配。

2）临床试验用危害药品的调配参照无特殊注意事项危害药品的调配操作规程。

3）调配好的成品输液需要粘贴药品标签、患者信息、研究用标签（research only）、高危标识。

（6）负责接收药品的专门岗位药师、调配人员和研究者共同完成手工登记调配信息。

（7）临床试验用危害药品的成品输液由研究者带回。

（8）药物运输途中如果需要冰箱冷藏则放冷链箱中运输。

4. 某院注射用曲妥珠单抗（赫赛汀）调配流程

赫赛汀（注射用曲妥珠单抗）适用于 HER2 过度表达的转移性乳腺癌等肿瘤治疗。本品价格昂贵，多数情况下属于患者院外药房购买、院内使用的自备药品管理。每瓶含浓缩曲妥珠单抗粉末 440mg，稀释液为含 1.1％苯甲醇的 20ml 灭菌注射用水，溶解后曲妥珠单抗的浓度为 21mg/ml。针对不同的适应证，一般给予初始剂量后，采取每周或每三周模式的维持剂量。本品稀释前后均需置 2～8℃避光保存。鉴于本品属于自备药管理范畴，又需连续多次使用，后期还有赠药情况，且调配好后储存条件严格，药品昂贵，存在不便和风险，部分医疗机构将所有临床使用的赫赛汀纳入静脉药物集中调配中心统筹管理。为规范操作，特制定以下调配流程：

（1）初次需静配中心调配赫赛汀的患者将药品送至静配中心，专门岗位药师负责接收药品，查看购药发票（静配中心目前只调配指定药店购买的自备用危害药品）或赠药凭证（外包装有赠药字样、赠药单、罗氏公司人员确认签名、批号等信息），为患者建立赫赛汀调配专用卡，并核对药品与用药医嘱。非初次调配赫赛汀的患者凭赫赛汀调配专用卡到静配中心，专门岗位药师负责接收核对。

（2）按自备药管理模式在静配中心电子信息系统中审核赫赛汀医嘱：床号、姓名、用药日期、时间、药名、浓度、用量、用法，并打印输液标签。

（3）查看冰箱内有无该患者的剩余赫赛汀，询问患者或查看赫赛汀调配专用卡是否有剩余药，两者应相互一致。

（4）查看剩余赫赛汀：确认瓶身与外包装上的姓名、药名、剩余剂量/剩余毫升数、开瓶日期里外一致；确认药品在有效期内，检查药液瓶身有无裂缝，药液有无浑浊、变色、沉淀、絮状物等。

（5）计算用量，包括总剂量/总毫升数、剩余剂量/剩余毫升数、新开瓶需抽取剂量/毫升数。

（6）双人核对、双人调配。如遇需新旧药品共用时（原剩余赫赛汀不够剂量，需开启新的赫赛汀调配使用），调配人员一次性成功操作抽取新瓶药液，再抽取旧瓶药液，双人检查抽取毫升数与预算一致，注入氯化钠注射液（不可使用 5％葡萄糖注射液），但注意不同批号的药不可以调配在同一袋氯化钠注射液中。

（7）调配结束，在剩余剂量的玻璃瓶签及外包装上写上姓名、剩余剂量/剩余毫升数、开瓶日期、时间，调配者及核对者双签名。

（8）在剩余剂量的瓶盖上盖上酒精棉球，贴上胶带，固定妥当。妥善保管于 2～8℃冰箱内。

（9）双人核对空瓶，瓶签及外包装上均应有患者姓名等标注，交患者保管。

（10）将记录有详细调配情况（注明剩余剂量/剩余毫升数、批号、化药日期、有效期及化药者、核对者双签名，以备下次核对）的赫赛汀调配专用卡交还患者保管。下一次调配时携带交与静配中心接受核对。

（11）注意事项：

1）不同患者之间的赫赛汀不能共用。

2）药品开封有效时间为 28d，要注意使用的有效期限，配制好的溶液超过 28d 应丢弃。溶液注射前应目测有无颗粒产生和变色点。

3）赫赛汀（注射用曲妥珠单抗）的调配流程中的其他注意事项参照无特殊注意事项危害药品调配操作规程。

第三节　静脉药物配送标准操作规程

成品输液调配完成后静脉药物治疗工作进入配送环节，首先是成品输液通过传递窗由调配间送出到成品核对区域，需要由专门岗位药师负责成品输液核对，包装封箱后配送至临床与护士交接。这部分流程涉及药师、工勤人员以及病房护士，核对程序较多，有些医疗机构通过信息化手段，较好地实现了溯源追踪管理。

一、成品输液检查、核对操作规程

（1）软包装成品输液检查方法："一挤二照三倒转四复照"。一挤：双手用力挤压软包装，检查有无渗液，尤其是加药处，如发现有渗液，说明软包装已有裂缝，溶液已被污染，不能使用。二照：对光照看溶液的质量，认真观察溶液有无沉淀、絮状物、霉点、异物、变色等。三倒转：将溶液上下倒转后再检查有无漂浮物或絮状物。四复照：再一次对光照看溶液，检查其质量。如检查溶液时发现有异常应马上上报处理。

二维码 6-6
微课视频
成品输液
核对操作

（2）瓶装成品输液检查方法：与软包装溶液检查法类似，"一拧二摇三照四倒转"。一拧：用拇指、食指、中指三个手指轻轻地拧瓶塞，检查其松紧情况，如不能拧动或轻微动视为正常，如轻轻一拧其活动度很大，则提示该溶液不能使用。加药处有无渗液需认真排查。二摇：轻轻地摇动瓶身。三照、四倒转与软包装成品输液检查方法相同。

（3）注射器中的成品输液检查方法：以肉眼观察为主，主要检查有无漏液、变色、异物、絮状物等。

（4）按输液标签内容逐项核对所用输液和空西林瓶与安瓿的药名、规格、用量等是否相符。

（5）核检非整瓶（支）用量的患者的用药剂量和标识是否相符。

（6）核检各岗位操作人员签名是否齐全，确认无误后核对者应当签名或盖章（有条件的医疗机构可以通过扫描输液标签的条码进行系统内记录核对者的身份信息）。

（7）核查完成后，空安瓿等废弃物按规定进行处理。

二、成品输液包装与发放操作规程

（1）经核对合格的成品输液，用适宜的塑料袋包装，按处方药物性质可以采用印制有不同标识的包装，有医疗机构将危害药品成品输液在调配间内进行打包处理，也有医疗机构将药物空瓶或留有剩余危害药品的注射器装入危害药品专用空瓶包装袋并密封打包处理，保留 24～48h 后作为废弃物统一处理。

（2）有条件的医疗机构可以通过扫描输液标签的条码进行实际成品输液数量的累加计数并与病房该批次输液的总数核实。当遇有患者临时转床情况时，可重新打印转床后的输液标签，以免药品送错到原病房。该批次的成品输液已全部核对扫描结束，系统会打印配送标签。

（3）将已包装的成品输液按病区整齐放置于有病区标记的密闭容器内（有医疗机构考虑到配送途中可能会引起注射器装的成品输液渗漏，所以有注射器固定装置），危害药品需有特殊标识的密闭容器，同时外送时尽可能随车携带化疗药物溢出处理包。

（4）将密闭容器加锁（钥匙由调配中心和病区各保存一把）或加封条。

（5）将送药时间及数量记录于送药登记本或扫描配送标签进行信息系统自动登记。

（6）配送工人及时将药送至各病区，由病区药疗护士开锁或启封后逐一清点核对，并注明交接时间，确认无误后，在送药登记本上签名。目前部分医疗机构多采用移动护理系统（PDA）可以方便地与静配中心送药工人进行交接和输液核对，首先扫描配送标签，然后逐包扫描成品输液的输液标签，系统会进行数据核对等处理。

（7）如有成品输液配送错误（少送、多送、错送）或发现调配差错等，即时沟通处理。

第四节　静脉用药集中调配中心职业防护

1999年，我国首家静脉用药集中调配中心在上海静安区中心医院建成，使得国内临床药物治疗与合理用药在服务管理模式上走出了新路。随后，全国各地陆续成立了静配中心，实践与研究成果逐渐增多，但在发挥其应用优势的同时，我们也不能忽视其中的职业暴露和职业病危害风险因素。职业暴露指由于职业关系而暴露在危险因素中，从而有可能损害健康或危及生命的一种情况。职业病危害风险因素包括职业活动中存在的各种有害的化学、物理、生物因素以及在作业过程中产生的其他职业有害因素。结合物理因素、化学因素、心理—生理因素，本节将详细阐述静脉用药集中调配中心的职业风险和防护问题。

一、静配中心中存在的职业风险因素

1. 物理因素

（1）锐器损伤：锐器损伤是调配人员在工作中最常遇到的职业危害，如在掰安瓿时被玻璃划伤、配药被针头刺伤、在清洁物品时皮肤被损伤等以及玻璃碎屑、药液、药物微粉溅入皮肤或眼睛等。

（2）辐射：

1）紫外线灯的非电离辐射。紫外线能破坏及改变微生物的脱氧核糖核酸（DNA）结构，使细胞当即死亡或者不能繁殖后代，达到杀菌目的。由于其穿透力弱，对人体的伤害主要表现在暴露的皮肤和眼睛上，可引起白内障、雪盲、角膜炎、免疫功能低下、灼伤、皮肤过敏、皮肤老化，甚至皮肤癌。带臭氧的紫外线灯发出的臭氧会刺激呼吸道易引起呼吸道水肿，长期接触会增加呼吸系统、心血管系统疾病的死亡率。静配中心的工作区全部配备有紫外线灯，每天定时启用。

2）电离辐射对人体的主要影响形式有热效应、非热效应和累积效应。长期接触电磁辐射的人群，即使接触功率很小，频率很低，也可能受累积效应影响，易产生中枢神经系统、内分泌系统、心血管系统、免疫系统、造血系统、生殖系统、视觉系统等方面的损伤，最直接损伤的是眼睛、皮肤。静配中心处方的审核、调配单的生成、退药都经过电脑完成，电脑等大量集中摆放产生的电离辐射对人体的危害显而易见。

（3）噪声：一般人在约 40dB 声音下可保持正常的反应和注意力，超过 50dB 的噪声会影响人的休息和睡眠，声级达到 70～90dB 会使人感到厌烦，长期噪声刺激会引起耳聋、机体自主神经紊乱和内分泌功能紊乱。由于静配中心对调配间洁净度要求局部达百级，因此空调、风机等设备需长时间运行，生物安全柜的噪声声级为 58dB，调配舱的噪声声级大于 10dB，加之调配舱内振荡器的使用，使噪声污染远远超出正常水平。调配间外的噪声：拆药、摆药时药物包装袋及摆药盒发出的噪声，以及中央空调、电脑、打印机、摆药车、电话铃声等单独的音量并不大，但集中摆放后发出的持续混合噪声对人体会产生无规律的刺激，其对人体功能的影响尚未见报道。

（4）中央空调病：美国环保局、丹麦技术大学等机构在欧美曾做过调查，空调通风系统由于长期运行、清洁不当等原因，有 42%～53% 会引起室内空气污染，主要污染物为颗粒物和微生物，可引发三类疾病：①急性传染病，如军团病，在北美和欧亚非，包括中国，都发生过该病，死亡率达 30%；②过敏性疾病，如过敏性肺炎、加湿器热病；③病态建筑综合征。由于静配中心工作区必须使用中央空调系统，所有工作面的人流、物流交错循环，所以该系统的维护、保养直接关系着室内空气污染程度。

（5）电脑职业病：人注视电脑荧光屏、敲击键盘、操作鼠标等动作反复单一、持续时间长，这种"反复紧张性损伤"主要表现在眼睛、腕以及肘、肩、颈、腰等部位，最严重的损害之一是眼睛，腕部是损伤最频繁的部位，甚至出现致命的"E 栓塞"。由于人们长期久坐在电脑面前，造成下肢静脉中形成大量血栓，血栓脱落后游走至肺中出现致命的肺栓塞。因为此病与过度使用计算机有直接关系，故被命名为"E 栓塞"。

2. 化学因素

（1）药物：临床工作人员每天反复接触各种药物，其过敏反应率明显高于普通人群，尤其是过敏性休克。医务人员主要通过皮肤接触、呼吸道吸入和经口吞食受其危害，长期暴露在危害药品之下，有可能致畸、致流产、损害器官。在静配中心集中调配的大量危害药品和抗生素，是重点防护控制的药物危险源。自 20 世纪 70 年代以来，有大量研究证实，危害药品对操作人员可能产生潜在的职业危害。每日调配大量的化疗药物，这些化疗药物不仅会破坏癌细胞，也会对正常细胞造成损害。工作人员在拆药、摆药、调配药物过程中，药物不慎打碎、药液的溅洒、化疗药的溢出等会产生肉眼看不见的含有毒性微粒的气流或气雾，悬浮在空气中。这类药物长期被皮肤、呼吸道吸收进入人体，可造成胃肠道反应、白细胞计数下降、脱发以及由于药物蓄积而产生的脏器损伤。另外，空瓶中残留的药液以及附着在垃圾袋上的药液，也易引起污染。

（2）消毒剂、洗涤剂以及混合物质的作用：消毒剂的腐蚀性、挥发性、刺激性，易引起工作人员头痛、鼻炎、皮肤过敏、呼吸道刺激等症状。乳胶医疗用品是致医护人员职业性哮喘最主要的过敏原。乳胶手套中的致敏因子可通过皮肤直接接触或呼吸道侵入，使过敏体质或本来不过敏的人产生变态反应，常见表现为皮肤干、痒、红疹、红肿等。静配中心每天使用挥发性化学消毒剂（如含氯消毒剂、各类加酶的洗涤剂、酒精），防护服、防护口罩上残留的洗涤剂与消毒剂，调配过程中存在的各种异味气体与消毒剂一起形成的混合气味，弥散在工作间的含药气溶胶、气雾或微粒，如果长期慢性接触，有可能通过皮肤、呼吸道进入人体，其对人体究竟有无伤害及伤害程度如何尚未见报道。

3. 心理—生理因素

（1）生物节律紊乱：进行时效要求较高的工作时，为防止差错，工作人员精力高度集中，大脑长期处于紧张状态。

（2）心理因素：由于静配中心的特殊性，时间紧，任务重，工作节奏快，加上药物种类繁多，机器干扰声大，既要完成大量的输液调配工作，还要保证输液质量及患者用药安全，调配人员必须保持思想高度集中。若大脑长期处于紧张状态，生活作息时间缺乏规律性，生物钟紊乱，易导致注意力分散，甚至会造成工作失误。另外，由于工作环境相对封闭，无窗无自然风，终日不见阳光，工作人员心情压抑，易引起失眠、焦虑、忧郁等症状。工作人员如何在规定的时间内清醒、有序、准确、安全地完成静配中心药物的集中处置，是静配中心工作流程中需不断被改进、优化的重点之一。

（3）运动功能性损害：工作姿势与能量消耗和疲劳都有一定的关系。医务人员因工作中的强制体位和常年超时、超负荷工作，颈、腰椎劳损现象较普遍。由于静配中心药物为一次性集中调配，工作量大，工作时间长，工作人员每日有 2/3 的时间在调配药物。重复单一的加药动作，短期可引起手指肿胀、麻木，手腕关节疼痛，长期就可导致手指关节变形、手腕关节腱鞘炎等。同时，调配人员长时间在较低的温度下保持固定姿势，会导致身体僵硬、肌肉麻木，长期可引起颈椎病、肌肉劳损等。这些都是目前静配中心对工作人员的健康影响最明显的高危因素，也是人员流失的最直接原因。

二、静配中心职业安全管理措施

1. 职业病的危害重在防护

静配中心职业风险管理的关键在于安全意识的培养。可以借鉴职业健康安全评价体系（Occupational Health and Safety Assessment System, OHSAS）的思路，对静配中心工作场所进行作业活动划分、危险源辨识、风险评估和重大风险控制策略判定，其中制度和文化建设是解决问题的重要手段。结合实际，制定落实一套科学、有效的静配中心职业安全管理规范和标准操作规程，制定意外事故应急预案，培训到位，把全员的质量意识和自我防护内化为自觉行为，使药品调配质量和人员安全达到最佳状态，使风险最小化。

2. 建立职业健康档案，做好职业健康监护，找到潜在的致敏和危害因素，监督检测

个人防护分级管理，一般防护包括工作服、手套、口罩等基本防护。乳胶手套选用无粉型，在乳胶手套内可加戴一次性手套。特殊防护包括防护衣、防渗透围裙、护目镜、防护面具。严禁将个人防护器材穿戴出调配间。工作人员实行岗位轮换制，合理安排休息，定期体检，预防心理和生理疲劳。

3. 严格分区管理，不同的调配间，采用不同的防护设备

调配环境禁止进食、化妆、储物。正确使用生物安全柜，保护操作人员、周围环境，保证成品输液质量。消毒剂、洗涤剂专人管理，密闭盛放。使用有标志的专用清洗袋。对所有污染情况记录备案。废弃物指定地点堆放，指定地点丢弃。

4. 噪声和紫外线防护

科室机器和通风设备应设专人管理，定期进行检查、维护和保养，保持其运行良好。振荡器应集中使用，尽量减少噪声污染时间。操作人员应做到轻拿轻放，不大声喧哗。在进行紫外线消毒期间，工作人员禁止入内，如因工作需要进入，则须穿防护服，佩戴眼罩、口罩。输液贴应选择绿色环保、无污染的材质。

5. 锐器损伤防护

调配人员应严格遵守调配操作规程,工作中做到认真仔细,避免造成不必要的伤害。操作前戴双层手套(第一副为薄的棉纱白色手套,每日进行清洗,紫外线消毒,第二副为无菌乳胶手套),操作时开启药物瓶盖应用开瓶器,不要直接用手掰。打开安瓿时,先用砂轮划安瓿颈部,再用75%酒精擦拭,然后垫以无菌纱布绕安瓿颈部折断,以防被玻璃划伤。如不慎被划伤,可在伤口周围轻轻挤压,尽可能挤出损伤处血液,再用流动水进行冲洗,用碘伏消毒后包扎。

6. 化学消毒剂防护

充分了解各种化学消毒剂的特点,以及使用方法、浓度、注意事项等,使用时佩戴橡胶手套,避免消毒剂与皮肤直接接触。注意通风,避免消毒剂刺激呼吸道。

7. 危害药品防护

实行调配人员上岗准入制,这是保障静脉调配质量不可缺少的环节。建立合理完善的岗前培训制度,对上岗人员进行严格的考核,合格后方可上岗。同时,对上岗后的人员定期培训考核,以提高调配人员的综合素质。

实行定期岗位轮换,如调配人员每2周轮换1d调配化疗药物,每3~5d轮换调配抗生素类药物,以此减少调配人员接触危害药品的时间,保障人员健康。严格遵守操作规程和防护制度,调配前洗手,调配时戴帽子(遮住头发与耳朵)、两层防护口罩、眼罩、双层手套及防护套袖,穿防护服,在生物安全柜中进行调配。操作时隔离板不得高于安全警戒线,溶解、抽吸药物时不得压力过大,以免发生药物溢出。每次抽取的药液不得超过注射器容积的3/4。如不慎发生药物外溢,则用专门的溢出包将药物彻底清除,然后对整个生物安全柜进行清洁消毒。调配完毕后的医疗废弃物(如手套、口罩、空安瓿等)置于专用黄色垃圾袋内并密封,粘贴专用标签,标明垃圾产生时间、种类,通过传递窗传出统一集中处理。每次配完危害药品后,应及时洗手、洗脸、漱口,若条件允许可行洗澡,保护自身安全。

8. 生理及心理防护

调配人员在工作时要注意自我姿势的调节,多变换体位,交替支撑身体重心,缓解身体压力。在工作之余要多开展一些有益于身心健康的文娱活动,例如科室组织开展知识竞赛、利用废弃瓶盖做造型等助教娱乐活动。在生活中要注意合理膳食,加强体育锻炼,提高自身免疫力。另外,对调配人员定期组织体检,结合科室特点设置监测指标(如免疫功能、听力、白细胞计数、心理测试等),根据监测结果合理安排工作和休息时间。

 典型案例——某院注射用紫杉醇(白蛋白结合型)调配流程

二维码6-7
典型案例

参考文献

[1]中华人民共和国卫生部.卫生部办公厅关于印发《静脉用药集中调配质量管理规范》的通知,2010.

[2]刘新春,米文杰,王锦宏.静脉用药集中调配中心(室)教程[M].上海:复旦大学出版社,2014.

[3]吴永佩,焦雅辉.临床静脉用药集中调配与使用指南[M].北京:人民卫生出版社,2010.

[4]杨婷,杨樟卫,顾家萍.静脉药物集中调配的业务流程优化[J].药学服务与研究,2010,10(4):263-270.

[5]陈莲珍,何铁强.肠外营养液规范化配置和稳定性探讨[J].中国药房,2012,23(33):3155-3157.

[6]王佳坤,张月良,甘惠贞,等.静脉药物配置中心危害药品调配的职业防护[J].医药导报,2011,30(9):1257-1258.

[7]郝志英,侯洁.静脉药物集中调配职业危害分析与防范措施[J].山西职业医学院学报,2013,23(5):47-51.

课堂互动

危害药品职业暴露的途径有哪些?

练习题

一、单选题

1. TPN 中的脂溶性维生素、水溶性维生素、微量元素分别最多用几支　　　　　　（　）

　　A. 1、1、4　　　　　　B. 2、1、1　　　　　　C. 1、4、1　　　　　　D. 1、1、2　　　　　　E. 2、1、4

2. 调配 TPN 时将水溶性维生素加入哪种输液中　　　　　　　　　　　　　　　（　）

　　A. 氨基酸注射液　　　　　　　　B. 脂肪乳注射液　　　　　　　　C. 葡萄糖注射液

　　D. 丙氨酰谷胺酰胺注射液　　　　E. 葡萄糖氯化钠注射液

3. TPN 总液体量一般为多少　　　　　　　　　　　　　　　　　　　　　　　（　）

　　A. 大于 0.5L　　　　B. 大于 2.5L　　　C. 大于 3.5L　　　D. 大于 1L　　　E. 大于 1.5L

4. 静脉营养治疗适应证不包括下列哪一项　　　　　　　　　　　　　　　　　（　）

　　A. 营养不良者　　　　　　　　B. 重症胰腺炎者　　　　　　　C. 高代谢状态患者

　　D. 不可逆昏迷患者　　　　　　E. 顽固性呕吐者

5. 调配全肠外营养液时下列错误的是　　　　　　　　　　　　　　　　　　　（　）

　　A. 调配前检查所用药品是否变质、浑浊,有无絮状物

　　B. 检查营养袋的外包装是否有破损

　　C. 调配前和调配后核对标签和药品是否正确

　　D. 营养袋中除加碳水化合物、脂肪乳剂、氨基酸、维生素、电解质及微量元素外,还可以加平时需要用的任何药品

　　E. 全肠外营养液调配完毕时尽量排出袋内存留空气后夹紧相关管道阀门

6. TPN 的主要适应证不包括哪一项　　　　　　　　　　　　　　　　　　　　（　）

　　A. 小肠疾病　　　　　　　　B. 严重腹泻　　　　　　　　C. 重症胰腺炎

　　D. 严重营养不良　　　　　　E. 临终或不可逆昏迷患者

7.下列关于药品的存储条件的叙述不正确的是　　　　　　　　　　　　　　　　（　　）

   A. 堆放时离墙壁距离≥20cm　　　　B. 距离房顶及地面≥10cm

   C. 冷藏区 2～8℃　　　　　　　　　D. 常温 10～20℃

   E. 库房相对湿度 40%～65%

8.下列哪种患者不属于静脉用脂肪乳剂的禁忌对象　　　　　　　　　　　　　　（　　）

   A. 肾衰竭者

   B. 血栓患者

   C. 重症肝病患者

   D. 伴有酮症酸中毒的糖尿病患者

   E. 高脂血症患者

9.细胞毒泵广泛用于哪种药物的连续灌注　　　　　　　　　　　　　　　　　　（　　）

   A. 阿霉素　　　　B. 环磷酰胺　　　　C. 氟尿嘧啶　　　　D. 紫杉醇　　　　E. 博来霉素

二、填空题

1.调配前的药品还需要经过拆药、＿＿＿＿＿＿＿＿、排药和核对四个工作流程。

2.调配时严格无菌操作,用75%酒精棉球或复合碘棉签消毒安瓿,以及西林瓶和输液瓶的胶塞表面。层流台内的操作方法正确,做到＿＿＿＿＿＿＿、＿＿＿＿＿＿＿、＿＿＿＿＿＿＿。

3.全肠外营养液中有＿＿＿＿＿＿＿＿、＿＿＿＿＿＿＿＿、＿＿＿＿＿＿＿＿等成分。

4.1980 年,静脉营养发展成为一门学科,称为全胃肠外营养支持,简称全肠外营养,日常工作中简写为 ＿＿＿＿＿＿＿＿。

5.调配时严格无菌操作,用＿＿＿＿＿＿＿＿消毒安瓿,应当做到避免朝向＿＿＿＿＿＿＿＿方向打开,以防药液喷溅到 ＿＿＿＿＿＿＿＿上。

6.在进行危害药品的调配时,生物安全柜的表面应准备一块＿＿＿＿＿＿＿＿。

三、名词解释

1.全肠外营养液

2.危害药品

四、简答题

1.静脉药物调配操作前需准备哪些?

2.简述调配危害药品的注意事项。

五、综合题

叙述 TPN 的配制顺序及混合顺序。

（张国兵　卢晓阳）

第七章

静脉用药集中调配中心规范化管理

二维码 7-1
教学 PPT

学习目标

1. 掌握静配中心的主要管理内容。
2. 熟悉整体规范化管理中的质控要求。
3. 了解人员管理的规范要求、岗位职责、素质培训。

第一节 静脉用药集中调配中心工作制度

近年来,随着科技的不断进步,静脉药物种类不断增加,临床静脉输液用量越来越大,输液内添加的小针剂品种越来越多,由此引起的药物相互作用和药物不良反应也日益增多,患者静脉用药风险增加。为保障患者的用药安全,建立、健全静脉用药集中调配中心的规章制度,规范实际工作,保证药物调配质量,具有十分重要的意义。

一、总则

(1)静脉用药集中调配中心要做好全肠外营养液、危害药品和普通静脉输液的调配工作。为了确保发出的药品和所调配静脉药物的质量,提高调配中心的工作质量,根据《中华人民共和国药品管理法》《医疗机构药事管理暂行规定》《处方管理办法》《静脉用药集中调配质量管理规范》《静脉用药集中调配操作规程》和本院药学部工作制度的有关规定,制定本制度。

(2)药学技术人员要掌握相关专业知识,参与临床药学工作,促进合理用药。

(3)遵守医院医嘱管理和药品发放制度,及时供应药品,确保临床治疗需要。若有问题,及时与楼层护士联系,协同解决。

(4)关注工作质量,收集、记录相关资料,并及时分析上报。

(5)为确保患者用药安全和防止交叉感染,已调配药品不得退换。

(6)定期(每月)检查药品的质量和有效期,严防过期失效现象的发生。

(7)定期盘点调配中心库存药品,对盘盈亏情况进行分析和说明,并将财务月报表上报科主任和财务科。

(8)保持调配中心的整齐、卫生,注意安全工作。工作人员要衣帽整齐。工作时间应保持肃静,不得大声喧哗。严格遵守劳动纪律,坚守工作岗位,有事离岗要请假,不得擅自脱岗。

(9)严格遵守调配中心各岗位标准操作规程(Standard Operating Procedure),静脉药物的调配应在局部百级的环境下使用无菌操作技术。

（10）做好各种仪器设备的保养、使用记录和定期检修工作，做好各类文件记录工作。

（11）非本中心工作人员未经许可不得进入调配中心的控制区域。

（12）加强安全保卫工作，每天下班前检查水、电、门窗，注意安全。

二、处方审核制度

（1）审方药师应根据《中华人民共和国药品管理法》及《处方管理办法》等有关规定，对医生在医院信息系统中开具的需要静脉调配的处方进行逐条审核。

（2）审方药师需评估患者基本信息，评估医嘱适宜性，确认药品名称、规格、用法、用量、药品相互作用、配伍禁忌以及溶媒等是否符合要求，保证患者的用药安全。

（3）若发现处方错误，应当及时电话反馈处方医生，请其修改。因病情需要而超剂量使用的，医生应当备注清楚且再次签名确认。对于不合理用药或不能保证输液治疗的处方应当拒绝调配，并向医务科报告。

（4）审方岗位应由主管药师及以上药学人员担任。

（5）所有处方必须经过审核合格后，方可进行调配。

（6）根据患者治疗需要，按药品性质、用药频度、用药时长等统一进行输液顺序的安排。

（7）输液标签内容应符合规范，用药信息清楚、完整。

三、排药贴标签制度

（1）排药前药师应当仔细阅读、检查输液标签是否准确、完整，如有错误或不全，及时记录并告知审方药师校对纠正。

（2）工作人员两人为一组，一人排药，根据输液标签，严格按照标签要求正确选择小药，另一人根据输液标签，选择正确的溶媒，将标签贴上。

（3）排药岗位可由经过培训的药师担任。

（4）摆放药品区的药品应按规定位置存放。破损药品应登记上报，及时作报废处理。

（5）制订拆药计划并及时补充药品，为次日排药做好准备工作。

（6）不需混合调配的按药签摆药后，经药师核对直接送成品发送间收费发送。

（7）保持排药间和拆药间卫生环境整洁干净。

四、核对进仓制度

（1）按标签排好的药品均需经药师核对才能进入调配流程。

（2）药师需严格按照标签所示核对排好的药品，核对标签的完整性，核对药品和大输液的名称、规格、剂量、数量，初步检查药品的外观、澄明度、有无破损等。

（3）核对时发现不整剂量应及时圈出。

（4）核对不是当日调配的输液时如果发现有需冷藏的药品，要把冷藏药品放在 $2\sim8℃$ 冰箱，次日调配时再拿入调配间。

（5）记录核对时发现的错误并及时告知排药人员，如有不规范配伍应及时联系审方药师。

（6）核对完的药品应及时进仓，并放在正确的位置。

五、调配制度

(1)所有操作人员均应经过培训、考核,合格后方可上岗。

(2)在调配操作前 30min 必须开启紫外线灯、洁净间和层流台的净化装置。

(3)调配人员需按照更衣程序更衣后进入洁净室。

(4)调配时同一操作台两人为一组,严格按照先收费再调配、双核对、无菌操作原则等标准操作流程执行。

(5)对于医嘱异动情况,应参照工作流程,按照停药、欠费、开出院、库存不足、转床等不同情况采取不同措施。

(6)在调配时一旦发生异常应立即停止,查明原因,并记录。

(7)调配好的药品出仓前应检查输液是否有渗漏和胶塞。抗肿瘤药物应用“毒”袋包装。按楼层放入筐内,经传递窗传递至发送间。

(8)每完成一批次输液调配操作后,必须立即清场,用蘸有 75% 酒精的医用纱布擦拭台面,除去残留药液,不得留有与下批输液调配无关的药物、余液、用过的注射器和其他物品。认真填写各项记录,并签字。

(9)洁净服严格分类放置,每日清洗。

(10)医疗废弃物按相关规定处理。

(11)定期进行空气培养,对净化设备定期检查,及时维修更换。

六、成品核对制度

(1)成品核对人员需对调配完毕的静脉输液成品进行核对检查,确保送出的输液安全。

(2)输液成品质量标准如下:

1)调配完成的输液应无浑浊、沉淀、变色、结晶或出现异物等外观变化。

2)成品输液应无渗漏,尤其是保证加药口位置完整性。

3)成品输液标签完整、准确、无缺项。

4)药物标签条形码完整。

5)输液标签不整剂量有提示,不稳定药物有提示。

6)成品输液须按病区分类打包,数量与统计数据相符后才能送至病区。

(3)核对人员整理工作台面,清洁工作环境。

(4)对于需回收的药物盒子检查是否做毁形处理。

(5)检查出有不符合输液成品质量标准的输液,查明原因,予以更换,并记录情况。

七、包装与发送制度

(1)按规定发送时间,提早 15min 左右对输液成品进行扫描,按病区分拣、清点、包装。

(2)对药物进行正确包装。需避光药物,应使用黑色避光袋包装。化疗药物使用专用毒袋包装,针管类器材用专用毒盒存放,并专车发送。

(3)将核对无误并打包好的药物交于工人,工人按时间点准时发送至各楼层,并与接收护士核对数量,签字。

(4)发送清单统一放置于规定处备查。

八、安全管理制度

(1)定期对各类设备进行安全检查,发现问题及时检查。

(2)严格按照药品规定存放要求进行放置,定期检查药品效期,对近效期药品做明确标示,长期不用的近效期药品退回药库,保证无积压、无变质、无混放药物。

(3)贵重药品实行每日专册点账。麻醉药品和一类精神药品按照"五专"要求管理。药品定期清点,做到账物相符。毒性药品应按特殊药品相关管理办法执行。

(4)对危害药品应按操作规程调配,调配和使用时应采取防护措施,以免伤害到眼睛、暴露的皮肤和衣物。

(5)易燃易爆物品应保存在符合消防规范的专柜内。

(6)定期检查消防设施,发现问题及时汇报、修理。室内不准吸烟,严禁明火。

(7)所有工作结束离开工作场所时,应关闭水、电开关,检查门窗是否关严锁好。

九、质量控制制度

(1)定期对所有工作人员进行质量安全教育,提高全员质量安全意识。

(2)定期进行专业技能和基础知识的培训,提高个人业务能力。

(3)组织专门的质量检查小组,定期对审方、排药、核对、调配、发送等环节进行质量检查,发现问题后及时指正,并且将问题在周会上通报总结,以进一步改善工作流程。

(4)问题发生后,有关责任人应立即如实反映情况,将事件经过以书面的形式记录下来,反省并吸取教训,以引起他人警惕,以便科室制定此类问题的解决方案,更好地改进流程。

(5)所有质量监控文件应留存装订,以进一步指导调配中心工作的开展。

(6)严格落实医院感染管理相关制度,定期检查。

十、药品与物料的领用与养护制度

(1)静脉用药集中调配中心的药品、物料的领用原则上应定期根据实际消耗量有计划地向药库、物资库房、中心供应室请领,临时缺货时随时请领。

(2)药品入库时,应对药品的品名、规格、数量、批准文号、有效期、外观质量、包装等项目逐一进行验收核对,发现问题及时与药库进行联系。对货单不符、质量异常、标识不清的药品应拒收。对于麻醉药品和一类精神药品应专册登记、双人验收。

(3)发货单和实物逐项核对后应分类放置于相应的固定货位,并在发送单上签字。

(4)药品储存应按说明书要求的储存条件,按"分区分类、货位编号"的方法进行定位存放,对高危药品及相似药物应设置特殊的警示标志。

(5)药品堆码与墙壁间距不少于 2cm,距离房顶不少于 10cm,距离地面不少于 10cm。遵守药品外包装图示标志的要求,不得倒置存放。

(6)药品应按效期远近依次或分开堆放,并有明显标志,做到"先产先用""先进先出""近期先用"和按批号发药使用,防止药品过期失效。

(7)做好库房温湿度的监测和记录。

(8)每月都应在固定时间对药品和物料效期进行检查,对近效期药品应做好提醒标志或者及时退还药库。有破损或超过有效期的物料不得使用。

（9）每日对贵重药品和精麻药品清点实数，确保账物相符。

（10）定期对部门内所有药品数量进行清点，保证账物相符，发现问题应及时查明原因并上报。

（11）对不合格药品的确认、报损、销毁应有明确的记录。

（12）易燃易爆品应储存于危险品柜内，不得与其他药品同库存放，远离电源。

（13）需要特殊存储的药品应按规定存放。

十一、清洁制度

（1）用适当的方式清洁工作场所，尤其是洁净区，使之符合静脉调配的环境要求。

（2）每批药物调配结束后，整理并清洁层流台或生物安全柜操作台面，把废弃物丢入垃圾桶。

（3）每日结束后，用75％酒精擦拭调配间内所有不锈钢设备、药篮、工作区的按键、顶部、传递窗。用消毒液消毒药架、药车、座椅、垃圾桶、地面，用水洗去消毒液，擦干。

（4）每周，用消毒液对药框、发送框进行清洁，用清水擦拭仓外药架、药车。用消毒液擦洗墙、门、门把手，并用水洗去消毒液，用抹布擦干。

（5）每月，用消毒液擦洗天花板，用水洗去消毒液，用抹布擦干。用清水擦拭库房药架、冰箱。

（6）清洁工人进入洁净室时按照无菌操作规程要求着装。

（7）需定期更换含氯消毒液。

（8）清洁工具应存放于洗涤间，洁净区清洁工具单独存放，不得与其他区域清洁工具混放。

（9）所有的清洁工作应达到清场要求：清场是指工作结束以后，对工作场所包括各种仪器设备、各种辅助用物及工作间内的门、窗、椅等进行严格清洁、消毒的卫生打扫和整理工作，确保用物干净、整洁、摆放有序，工作间无灰尘、无药迹、无残留，相关调配用具符合无菌或清洁标准，保障调配环境洁净的技术过程。

十二、医疗废弃物处理制度

（1）医疗废弃物是指列入国家《医疗废物分类目录》以及国家规定按照医疗废物管理和处置的具有直接或间接感染性、毒性以及其他危害性的废弃物。

（2）医疗废弃物应由清洁部门专人负责管理，全体员工均应严格遵守处理流程，严防外流垃圾污染环境，危害人民身体健康。

（3）调配中心所有垃圾均按生活垃圾、医疗垃圾分类放置处理。

（4）生活垃圾用黑色垃圾袋，医疗垃圾用黄色垃圾袋，化疗药物须用红色垃圾袋。分离后的一次性注射器废弃针头须装入利器盒。

（5）放入垃圾袋或容器内的各类废弃物不得取出。若垃圾袋破损或容器外表面被污染，应对被污染处进行消毒处理或增加一层包装。

十三、差错、事故登记报告制度

（1）发生差错、事故后，有关责任人必须及时进行差错登记。

（2）登记内容包括：

1）差错事故发生的时间、地点、有关责任人。

2)差错事故发生的经过。

3)差错事故发生的原因。

4)差错事故发生后采取了何种补救措施。

(3)发现差错、事故后,应立即采取有效措施进行补救,并立即上报科主任。

(4)差错、事故发生后,所有相关人员不得弄虚作假、隐瞒掩盖事实。

(5)差错、事故发生后,应对有关责任人按相关规定严肃处理。

十四、人员培训与考核制度

(1)新员工由指定老师带教,进行专业技术、卫生知识、岗位操作的培训和考核,考核合格后方可上岗。考核应根据技术职务和工作岗位区别进行。

(2)定期组织本部门的业务学习,要求每一位员工都能够掌握业务知识,不断提高工作人员的业务水平。

(3)定期由专业人员进行药品知识培训。

(4)每年科室至少组织一次业务考试,全员参加。

第二节　静脉用药集中调配中心物流管理

从洁净度上来说,静脉用药集中调配中心不同于药学科室的其他部门,它可分为洁净区、控制区和普通区,其中,洁净区又分为百级洁净区(水平层流台、生物安全柜)、万级洁净区(普通药物调配间、危害药品调配间、二次更衣室)和十万级洁净区(一次更衣室)。控制区包括审方打印间、排药间、成品核对区。普通区包括普通更衣室、二级药库、发送间、杂物间。因此,药品和耗材在各个不同工作区域之间的流通和传递也必然要按照一定的规则和流程,才能确保药物调配保质保量,保障患者的用药安全。

一、药品的物流管理

(一)日常工作流程

1. 药品的储备

根据医疗机构的医疗、教学、科研需要,静脉用药集中调配中心管理人员有计划地向药库领入本部门所需药品。由药库发货过来的药品,经过静脉药物集中调配中心专人核对签收,核对包括品名、规格、数量以及效期是否正确,药品标签与包装是否整洁、完好,核对合格后,根据不同药品所需的不同储存条件,放置在二级库房相应的区域。在堆放药品时,要同时注意检查效期,遵循"远效期在下或内,近效期在上或外"的原则进行摆放。需冷藏药品则放入冰箱。当对药品质量有质疑、药品规格数量不符、药品过期或有破损等情况发生时,应及时与药库沟通,退药或者更换,并做好记录。由于二级库房为普通区,存放时药品包装无须经过特殊处理,可以整箱堆放。

2. 调配前药品的准备

调配前的药品还需要经过拆药、加药、排药和核对四个工作流程。

(1)拆药:由于排药间为控制区,来自二级库房的药品必须经过去包装拆零以后才能进入排药间,不允许带有纸盒的药品进入,每天由静脉用药集中调配中心的工作人员根据当前库存和用药量,有计划地拆药准备当日所需药品,废弃的药盒装入黑色的普通生活垃圾袋统一处理,而已拆零的药放在药筐里转运至排药间。运送药筐的小推车不应进入排药区,如需进入,其车轮必须经过清洁措施。大输液的外包装,在二级库房拆完后放入塑料药筐,运送到排药间。

(2)加药:把已拆零的小药加入到相应的药架或者智能药柜里面,加药时应核对药名、厂家、规格、数量、效期,并遵循近效期先用的原则摆放。大输液加药时,应尽量把之前一批用完后再上架新拆包装的输液。

(3)排药:药师根据审方打印间打印出来的输液标签正确摆药和贴输液标签,一药一筐,注意近效期药品先用的原则。

(4)核对:排好的药经主管药师核对后,由小车推送至对应的进药传递仓口,传递药筐进入下一步即洁净度为万级的药物调配间。根据需调配药物的性质,抗生素和化疗药物进入危害药品调配间,全肠外营养液和普通药物进入普通药物调配间。

3. 药物的调配、成品核对和发送

经传递仓进入的药筐由洁净区专门的药车运送到相应的调配操作台,危害药品调配间的药物在生物安全柜调配,普通药物调配间的药物在水平层流洁净台调配。调配前用 EDA 先扫描收费。(1)提示"收费成功"才可以进行调配。(2)若提示"医嘱已停止",则需撕掉标签放到传递仓退药。(3)若提示"欠费",则需把药品连筐放在待处理区,等待缴费开通。(4)若提示"库存不足",则需跟审方打印间的药师沟通找出原因并解决。

调配时严格无菌操作,用 75%酒精棉球或复合碘棉签消毒安瓿,以及西林瓶和输液瓶的胶塞表面。保证层流台内的操作方法正确,做到不余、不漏、不污染。

调配好的药物经成品核对人员核对出仓,空安瓿和空药瓶则放入黄色医疗垃圾袋并密封统一处理。危害药品需在调配间内包装。注意:避光药物套避光袋。发送时,将药物放入密闭容器加锁或加封条,配送工人或护士及时送至各病区,接收时要有病区护士核对并签名或盖章。如有疏漏应及时联系静脉用药集中调配中心核查。

(二)药品效期管理

1. 药品应在有效期内使用

药品应按照供货商的标签或说明书的规定在有效期内使用,任何无标签或标签模糊的药品不得使用。任何药品超过有效期后均不能使用,应做报废处理,不可随意抛弃。

2. 定期进行效期检查,进行有效期管理

建立效期登记表,效期在 8 个月之内的近期失效药品及时登记,根据用药量决定对其监控至继续使用完或者退回药库处理。

(三)药品数字化管理

现代化的药品管理跟计算机网络信息系统密不可分。日常药品维护、调拨和使用均需通过网络传播,既提高工作效率又减少了人为错误。药品账目可随时清查,出库和入库的药品记录一目了然,还可以提供各种相关数据。

(1)将在计算机网络信息管理系统中申请领入的药品入库,系统自动增加库存。

(2)将调拨出去的药品出库,系统自动减去库存。

（3）对药品条码扫描收费，系统自动减去库存。

（4）每日系统打印贵重药品及精麻药物清单，进行盘点。

（5）对于破损药品，应按上级规定的报损制度，认真清点，填写报损单，上报药库，予以报损。

二、耗材的物流管理

物流从非控制区（如二级库房）运送到洁净室时，需要注意防止污染，且首先要在二次更衣室进行清洁和消毒。

（一）一次性医用器材

1. 领用

按实际工作需要，向医院库房申领质量合格的一次性注射器及针头、帽子、手套、口罩、中单、纱布、棉球等。

2. 储存

将收到的一次性医用器材清点后储存于二级库房或者杂物间，堆放整齐，并注意有效期限，做到过期报废，近效期先用，远效期后用。

3. 使用

每天由专人将所需的耗材去掉外包装，放入控制区的传递仓，经传递仓进入调配间以供使用。对于一次性使用的医疗器材不得重复使用，使用过的，应放入黄色的医疗废弃物容器，并按照国家有关规定销毁。用后的针头和针筒分离后，放入利器盒，按照国家有关规定统一销毁处理。

（二）无菌调配服

重复使用的无菌调配服应该定期检查和修补。不用时不应接触到任何污染的地方，而应单独放置在明确标示的衣挂上。使用以后需在一次更衣室清洗并烘干。

（三）药筐和药车

两者皆为运输药品的工具，必须对其洁净度有一定的控制，平均每周清洁一次。需要注意的是，不同区域间的药车不能随意推入，若从普通控制区进入控制区则必须经过车轮清洁处理，而普通药物调配间和危害药品调配间的小车则固定场所专用。

（四）危险品

这里主要指酒精，由库房领入的酒精务必放在密闭的带锁防火柜里，入库或者出库需要专人登记，经传递仓进入调配间，瓶装的酒精可以分装在酒精喷壶里，并标明分装日期。用完的空酒精瓶丢弃在黄色医疗垃圾袋内，并按照国家有关规定销毁。

（五）低值易耗品及办公用品等

（1）按实际工作需要，向医院库房申领所需的低值易耗品及办公用品。

（2）清点领入物品的数量及规格，储存于二级库房或者杂物间，堆放整齐，并注意有效期限，做到近效期先用，过期报废，远效期后用。注意防潮防霉。

（3）控制间的物品不应带有纸板箱进入。

（4）定期统计使用量，做到按需领用，减少浪费。使用完的非医疗垃圾放入黑色生活垃圾袋处理。

第三节　静脉用药集中调配中心设备管理

静脉用药集中调配中心的设备包括净化设备和非净化设备,净化设备主要有净化系统、净化操作台(水平层流台、生物安全柜),非净化设备主要是一些在药品储存和调配过程中的必备设备,包括药用冰箱、振荡仪、温湿度计。

一、总则

(1)所有仪器和设备须经国家法定部门认证合格。

(2)所有设备第一次使用前均应检测,合格后方可使用。

(3)价值 10 万元以上设备建立存放地点、购买日期等详细资料档案。

(4)仪器定期校正,设备定期维修、保养,有专门记录并存档。

(5)若设备发生故障,应立即挂上"设备故障、暂停使用"字样。

(6)建立相关制度和标准操作规程。

(7)设备存放位置相对固定,避免在不同洁净级别的区域使用。

(8)保持设备整洁,及时去除污渍、锈斑,定期清洁、消毒。

二、净化设备

(一)净化系统

(1)保持洁净区(万级)、缓冲区(十万级)、控制区之间的压差梯度(≥5Pa),除抗生素和危害药品调配间为负压外,其他都为正压,每天监测并记录。

(2)保持调配室的温度 18~26℃,相对湿度 40%~65%,每天监测并记录。

(3)洁净区每月进行一次微生物学检查。

(4)定期清洗更换过滤器,建议每半月清洗初效过滤器,每半年清洗或更换中效过滤器,每 2~3 年更换高效过滤器。

(5)做好年检和每次维修或更换零部件后的检测,合格后方可使用。

(二)净化操作台

(1)净化操作台应放置在远离人流、门口及其他可能产生干扰气流的区域。

(2)使用前先保证 30min 的开机和紫外线消毒时间,然后用 75%酒精擦拭工作区域的顶部、两侧及台面,顺序为从上到下、从前到后、从里到外。

(3)使用时避免操作台上摆放过多物品,不要让物品堵塞风道,避免任何液体溅入高效过滤器。

(4)使用后按操作规程进行清场,填写使用和清场记录。

(5)每月进行一次微生物学检测,记录结果存档。

(6)每年进行一次各相关参数检测,记录结果存档。

(7)初效中效过滤器定期清洗或更换,高效过滤器使用 1~2 年后更换。

三、非净化设备

(一)药用冰箱

(1)冰箱内禁止存放药品之外的任何物品。

(2)冷藏室温度维持 2~8℃,冷冻室温度根据所储存药品需要设定,允许误差±3℃。

(3)安装 24h 冰箱温度监控系统,支持实时数据记录、历史数据回顾、短信或其他方式的报警。

(4)温度报警时应立即检查原因,若 10min 未恢复应联系维修部门,若 30min 未恢复将冰箱内所有药品转移,如已超过设定范围 4h 才发现,药品需重新评估有效性、安全性并作相应处理。

(5)每月清洁一次。

(二)震荡仪

(1)仪器应放置于较稳固的台面,保证环境整洁、通风良好。

(2)避免将仪器放入净化操作台,以免震动造成的滤膜上颗粒物质脱落。

(3)严禁移动处于工作状态中的仪器。

(4)每天使用完后清洁,不得留有液体、药粉或其他污物。

(三)温湿度计

(1)所有储存药品的房间及调配间均应设置温湿度计。

(2)每天检查温湿度,填写温湿度记录表,表格留存。

(3)如发现温湿度计不准确应及时更换。

(4)每年校验温湿度计。

第四节　静脉用药集中调配中心人员管理

中国患者基数大,输液应用非常普遍,因此国内医院的 PIVAS 往往规模较大,而且 PIVAS 工作模式有别于传统药房,这对人员的管理提出了新的要求。通过系统的沟通和培训,可以贯彻先进的管理理念、营造浓厚的学习氛围、培养锐意进取的员工,优化流程,有效提高工作人员的职业技能和负责人的管理能力,提升 PIVAS 的运作质量。本节将重点介绍沟通和培训的相关内容。

一、制定培训方案

通过不同类型的继续教育和培训,提高和保持药学人员的专业水平和工作能力,确保其能胜任和履行医院所要求的工作职责。医院药学部门应根据各自的人员配备情况和实际运行情况,制定系统的岗前、在岗、沟通和领导力等培训方案。

培训方案通常包括培训计划、培训方式、培训记录和培训考核,如果条件允许应建立个人和组织培训档案。

培训计划应以文档形式建立,包含以下信息:时间、地点、课程名称、负责人、主讲人、参加人员、课时等。

培训方式包括专题讲座、专家指导、参观考察、音视频教材、小组讨论、现场操作培训等。

培训记录应包含以下内容：时间、地点、课程名称、负责人、主讲人、参加人员、签到记录、效果反馈和考核记录等。其中，效果反馈表可以包含对课程质量的反馈，也可以让员工提出希望得到的培训内容。考核记录有助于检查计划的执行情况和结果的持续跟踪，逐步完善培训体系。

培训考核应该在每次培训结束以后立即进行，可以根据内容不同而采用不同的方式，如填空、选择、问答等书面考核和现场操作考核等。对考核优秀者提供适当奖励有助于提高整体培训效果。对不通过者应再次培训和考核。时间上可以采取每周一课、每月一考和每季一赛等，这样可以确保每个人都能具备适当的知识和技能以完成分配的任务。

药学部门可视情况建立培训档案，主要分为员工和组织培训档案、培训管理档案和培训知识储备档案三个大类。

二、岗前培训

目前国内医院新建 PIVAS 如雨后春笋般涌现，这些新建 PIVAS 的所有新进入员工必须进行岗前培训。岗前培训有助于员工掌握胜任工作所需的基本知识和信息，快速进入工作状态，提高工作效率，保证工作质量。岗前培训至少应覆盖如表 7-1 所示基础内容。

表 7-1　岗前培训基础内容

培训项目	培训者	培训对象	培训目标
PIVAS 工作意义介绍	医院/药学部领导	PIVAS 全体工作人员	了解
《静脉用药集中调配质量管理规范》及相关法律、法规、政策	药学部领导	PIVAS 全体工作人员	熟悉
PIVAS 规章制度培训	PIVAS 负责人	PIVAS 全体工作人员	掌握
职业道德和工作作风培训	药学部领导	PIVAS 全体工作人员	熟悉
PIVAS 工作流程培训	PIVAS 骨干	PIVAS 全体工作人员	掌握
岗位职责培训	PIVAS 骨干	PIVAS 全体工作人员	掌握
《静脉用药集中调配操作规程》培训	PIVAS 骨干	PIVAS 全体工作人员	掌握
医院信息系统培训	信息科相关负责人	PIVAS 全体工作人员	掌握
处方审核相关知识培训	审方药师	审方药师及相关人员	掌握
净化空间的创造与维护原理培训	净化领域专家	PIVAS 全体工作人员	了解
净化空间维护培训	净化领域专家	PIVAS 全体工作人员	掌握
净化空调系统操作与维护培训	净化领域专家	PIVAS 全体工作人员	掌握
生物安全柜操作和维护培训	净化领域专家	加药混合调配人员	掌握
水平层流台操作和维护培训	净化领域专家	加药混合调配人员	掌握
静脉用药无菌调配操作培训	PIVAS 骨干	加药混合调配人员	掌握
胃肠外营养液调配操作培训	PIVAS 骨干	加药混合调配人员	掌握
危害药品无菌调配操作培训	PIVAS 骨干	加药混合调配人员	掌握
更衣工作服务程序培训（净化区与非净化区）	PIVAS 骨干	PIVAS 全体工作人员	掌握

三、在岗培训

在岗培训的针对性更强，应该结合不同岗位、不同学历的人以及运作过程中出现的实际问题，开展有针对性的培训，以更好地保证效果。在岗培训旨在不断巩固和提高各岗位员工的职业技能，解决工作中遇到的各种问题，改进工作质量。具体内容见表7-2。

表 7-2 在岗培训内容

培训项目	培训者	培训对象	培训目标
PIVAS应急预案培训	PIVAS负责人	PIVAS全体工作人员	掌握
医嘱审核工作服务程序培训	PIVAS负责人	PIVAS骨干	掌握
定义批次及打印标签工作服务程序培训	PIVAS负责人	PIVAS全体工作人员	掌握
排药工作服务程序培训	PIVAS骨干	PIVAS全体工作人员	掌握
排药核对工作服务程序培训	PIVAS骨干	PIVAS全体工作人员	掌握
收费工作服务程序培训	PIVAS骨干	PIVAS全体工作人员	掌握
化疗药物和抗生素调配工作服务程序培训	PIVAS骨干	加药混合调配人员	掌握
麻醉镇痛泵调配工作服务程序培训	PIVAS骨干	加药混合调配人员	掌握
患者自备化疗药物管理工作服务程序培训	PIVAS骨干	加药混合调配人员	掌握
PN和普通输液调配工作服务程序培训	PIVAS骨干	加药混合调配人员	掌握
成品核对工作服务程序培训	PIVAS骨干	PIVAS全体工作人员	掌握
包装与发送工作服务程序培训	PIVAS骨干	PIVAS全体工作人员	掌握
药品和物料领用养护工作服务程序培训	PIVAS骨干	PIVAS全体工作人员	掌握
贵重药品和精麻毒药品点账工作服务程序培训	PIVAS骨干	PIVAS骨干	掌握
药品准备工作服务程序培训	PIVAS骨干	加药混合调配人员	掌握
药品外包装拆除工作服务程序培训	PIVAS骨干	加药混合调配人员	掌握
短缺药品工作服务程序培训	PIVAS骨干	PIVAS全体工作人员	掌握
药品调拨工作服务程序培训	PIVAS骨干	PIVAS全体工作人员	掌握
退药工作服务程序培训	PIVAS骨干	PIVAS全体工作人员	掌握
停退药归位工作服务程序培训	PIVAS骨干	PIVAS全体工作人员	掌握
破损药品处理工作服务程序培训	PIVAS骨干	PIVAS全体工作人员	掌握
盘存工作服务程序培训	PIVAS骨干	PIVAS全体工作人员	掌握
清洁工作服务程序培训	PIVAS骨干	PIVAS全体工作人员	掌握
智能存取系统操作培训	PIVAS骨干	PIVAS全体工作人员	掌握
废弃物处置服务程序培训	PIVAS骨干	加药混合调配人员	掌握
液体治疗学培训	PIVAS骨干	PIVAS全体工作人员	熟悉
药物相容性、稳定性培训	PIVAS骨干	PIVAS全体工作人员	掌握

续表

培训项目	培训者	培训对象	培训目标
配伍禁忌培训	PIVAS骨干	PIVAS全体工作人员	掌握
抗生素合理化使用培训	PIVAS骨干	PIVAS全体工作人员	熟悉
新药信息培训	PIVAS骨干	PIVAS全体工作人员	掌握
课题研究培训	相关领域专家	有需要的工作人员	熟悉
论文写作培训	相关领域专家	有需要的工作人员	熟悉
继续教育培训	相关领域专家	有需要的工作人员	熟悉
临床用药培训	相关领域专家	有需要的工作人员	熟悉

四、沟通和交流培训

通过沟通和交流培训,可以增进互相理解,达成共识,激发和保持员工的工作热情,解决遇到的矛盾。培训内容见表7-3。

表7-3 沟通培训内容

培训项目	培训者	培训对象	培训目标
沟通技巧培训	相关领域专家	PIVAS全体工作人员	熟悉
演讲能力培训	相关领域专家	PIVAS全体工作人员	熟悉
缓解压力培训	相关领域专家	PIVAS全体工作人员	熟悉
优化工作流程能力培训	相关领域专家	PIVAS全体工作人员	熟悉
能力评估培训	相关领域专家	PIVAS全体工作人员	熟悉

五、领导力培训

PIVAS运行模式有别于传统药房,对负责人和业务骨干的素质要求更高,应通过科学的方法与手段来实现领导能力和科学决策能力的提高,促进PIVAS合理运转。培训内容见表7-4。

表7-4 领导力培训内容

培训项目	培训者	培训对象	培训目标
如何建立管理者权威培训	相关领域专家	PIVAS业务骨干	熟悉
如何激励下属培训	相关领域专家	PIVAS业务骨干	熟悉
如何组织有效会议	相关领域专家	PIVAS业务骨干	熟悉
冲突管理	相关领域专家	PIVAS业务骨干	熟悉
有效沟通	相关领域专家	PIVAS业务骨干	熟悉

第五节　静脉用药集中调配中心质量控制管理

　　静脉输液治疗是一种药品直接进入循环系统的侵入性治疗方式,一旦发生给药错误或给予了被污染的药品,将造成严重后果,甚至危及患者生命。为规范静脉用药集中调配,提高静脉用药质量,促进静脉用药合理,保障静脉用药安全,卫生部于 2010 年 4 月 20 日颁布了《静脉用药集中调配质量管理规范》。

　　静脉用药集中调配中心应成立由主管院长、药学部门负责人、院内感染控制、医务部等部门组成的质量控制管理领导小组,PIVAS 内部要成立由负责人和质量管理员组成的质控小组,每月进行各类专项检查,确保质量控制管理条例的切实执行。

　　静脉用药集中调配中心的质量控制管理主要包括调配管理、设施设备管理、医疗废弃物管理和院感管理四个方面,影响这四项管理质量的主要有环境因素、人为因素、组织因素和过程因素。下面将结合这四方面因素对上述四个质量控制管理的要素分别进行论述。

一、调配管理

　　调配管理主要涉及人为因素、组织因素和过程因素,只有审方药师及调配人员切实执行各项操作规程,才能有效地保障该环节的质控要素。医嘱开具后,药师需先进行医嘱审核,然后再进行药品摆放、药品调配、成品检查及发送。此外尚有患者自备药物的接发、退药等相关事项。每一个环节都应制定严谨、详尽的操作规范并加以实施。

(一)医嘱审核

　　(1)审核时发现错误或可能错误的医嘱,及时联系医生并提请更改,若医生坚持原有医嘱,应记录在案。

　　(2)患者使用两组或两组以上输液时,应根据临床使用的先后顺序及药物调配后的稳定时间,对药物的调配和发送时间进行合理安排,并在标签上进行标注。在化疗方案中往往有化疗前给药,因此在审核化疗医嘱时需将化疗药和化疗前给药的调配进行统筹安排,例如环磷酰胺在调配后稳定时间极短,必须有精确的时间安排,以确保患者能在合适的时间用上合格的药物。

(二)药物的摆放及调配

　　(1)排放药物时应遵循近效期药物先出的原则,同一品种的小药,取药量大于 1 个包装时,所排放的药物应为同一生产批号。

　　(2)不同批次、不同楼层的药物使用不同颜色的筐加以区别,特定批次或特定药物可用指定颜色的筐,如化疗药物用显眼的红色筐,以起到警示的作用。

　　(3)排放完毕的药物在进入调配间前,由药师再次进行核对,核对时应对半剂量药物、避光药物、稳定时间短的药物在标签上进行明显的标注。

　　(4)药物进入调配间后进行条码扫描收费并确认医嘱的当前状态,对有效医嘱进行调配,转床或转楼层药物应在标签上标记实时床号。

　　(5)原则上不得进行交叉调配,即不得在同一操作台面上进行两组或两组以上药物的调配,若因实际情况需要,则应有切实的制度和方法防止差错的发生,如药物在操作台面上摆放完毕后必须由第二个药师复核无误后方可进行调配。

(6)一次性注射器,原则上只能使用一次,但在百级层流台上可视具体情况而定。当不能保证加药后胶塞的密闭性时,须舍弃不用。原则上单个注射器使用不得超过五次,且仅限于抽取同一药品及同一溶媒。

(7)药师在调配时应再次核对药物,调配后稳定时间短的药物应安排在本批次的最后即临近发送时进行调配,并在标签上注明调配时间。

(8)两种或两种以上药物需加入同一输液中时,应当严格按药品说明书要求和药品性质有序加入,对肠外营养液、危害药品和某些特殊药品的调配,应当遵从特定的操作规程。

(9)调配过程中出现异常应当停止调配,查明原因并立即上报,重新调配或与处方医师协商调整医嘱。

(10)调配结束后,将成品输液和空药瓶一并放入筐内,供检查者核对。

(三)成品药物的检查

(1)药师须查验标签是否贴平整,筐内输液及空药瓶的药名、规格、用量是否与标签相符。

(2)检查药物是否已抽吸、溶配完毕,输液袋加药口是否已开启。

(3)若小药为半剂量医嘱,应查看空药瓶中是否留有相应容量的剩余药物。若溶媒为非整剂量,查看输液袋内容物容量是否相符。

(4)查看避光药物、半剂量药物、限时药物是否在标签上进行了标注。

(5)检查成品输液袋体表面是否有针或碎玻璃刺伤的痕迹,瓶体是否有裂痕,是否有渗漏,是否有肉眼可见的颗粒、异物、沉淀,颜色是否正常,容量是否正确,是否为合理的批次及合理的调配发送时间。对于全静脉营养液,还应检查输液管上的夹子是否已经夹紧。检查无误后对避光药物进行避光包装,化疗药物套上标有"毒"字样的袋子后将药物传递到发送间。

(四)成品药物的发送

(1)发送工人扫描发送后放入专用送药车送往病区。

(2)与护士当面交接。

(五)退药

(1)调配前收费时发现已停医嘱的药物,撕毁标签后将药物由传入窗原路退回,药师在将药物放回药架前须检查药物的外观是否完整,须检查输液袋加药口有无针刺的痕迹,放回药架时必须执行双人核对制度。

(2)已发放至病区的药物原则上不得退药,如有特殊情况,原包装药物须保持其包装的完整性及有效期,已调配药物的有效期、无菌状态等质量要素应能完全确保下一位患者的用药安全。

(六)自备药及临床试验用药

(1)原则上不接受患者自备药,特殊情况时应在专用记录本上记录药名、规格、数量,并有接收药师、发送药师及患者的签名。

(2)临床试验用药由临床医生送至 PIVAS,在专用记录本上记录患者姓名、病历号和药物的名称、规格、数量、剂量,接收药师和临床医生双签名。与电子医嘱核对无误后打印标签,在标签上标示"临床试验用药",摆放药物后送入调配间,调配完成后交付临床医生。

(七)调配管理中的其余事项

(1)定期进行加药残留量抽查,以确保调配过程中药物抽取量的准确性。

(2)按批次检查药物的收费、调配和发送情况,发现异常立即与护士联系核实,查明原因并加以处理。

(3)对毒麻精类药物,应指定相应的岗位进行调配,以确保用药安全。

(4)根据药物调配后的稳定时间设定限时药物,并在标签上加以醒目标注,以便调配药师及护士对药物的调配和给药进行合理安排,确保药物能在稳定时限内给药完毕。

(5)设置内、外差错登记本,如错误医嘱登记表、排药错误登记表、调配时发现错误登记表、外差登记表(是指错误的药物已发放至楼层,由医生或护士发现的差错)等。将各个环节发生的错误和险兆事件(near miss)分门别类地记录在案,定期进行统计、分析、总结、改进以防范同类事件的再次发生。在该项管理中,部门的组织及人文管理尤为重要,差错的上报应当以防范差错的再次发生为主要目的,若有瞒报应予以重罚。鼓励员工以积极的心态对待差错的发生及上报,是有效落实这一环节的思想保障。

(6)设置异常成品输液退回登记本,指 PIVAS 调配完成的成品输液送至病区后发现有沉淀、浑浊、变色、分层、异物、液体体积错误、溶媒错误、液体泄漏、标签不清、错误的调配时间等情况,均应记录在案,定期进行统计、分析、总结、改进。

(7)定期组织各个层面的质量管理检查及针对检查结果的分析和对策制定。

(8)定期进行涵盖各个方面的 PDCA,具体步骤为 plan(P,计划、选定主题、对策拟定)、do(D,对策实施)、check(C,检查与效果确认)、action(A,检讨与改进)。

二、设施设备管理

设施设备管理主要考察的是环境因素。完善的设施设备是 PIVAS 能正常运行的基本保障,对各种仪器设备定期进行检测、校正、维修、保养并进行记录和存档是 PIVAS 质量控制管理的重要组成部分。

(一)洁净区内的设施设备管理

(1)洁净区每月一次确认各种设备的工作条件是否正常,并记录在案。每年检测一次净化设施风速及空气中的尘埃粒子数。

(2)洁净区内的设施应能使室内温度保持在 $18\sim26℃$,相对湿度保持在 $40\%\sim65\%$,并保证一定量新风的送入。

(3)每天一次观察并记录调配间压差表的读数,一旦发现异常立即查明原因并校正。

(4)紫外线灯应定期检测及更换灯管,以确保灭菌效果。

(5)洁净区定期更换空气过滤器,进行有可能影响空气洁净度的维修后,应当经检测达到洁净级别标准后方可再次投入使用。

(6)每年至少一次对生物安全柜和水平层流台进行各项参数的检测和维修保养,保证其运行质量,并保存检测报告。

(7)生物安全柜应当根据自动监测指标,及时更换过滤器的活性炭。

(8)生物安全柜内高效过滤器的更换应由专业人员来完成,更换下来的过滤器应按照相应要求妥善处理。

（9）生物安全柜的回风道应定期用蒸馏水擦拭清洁后，再用 75%酒精消毒。

（10）每次进入调配间后在开始调配工作之前，应先观察调配间的压差是否正常，紫外线灯及空调是否处在开启状态，化疗及抗菌药物调配间尚需观察生物安全柜的压差是否正常，在确认无误并关闭紫外线灯后方可开始调配。

（11）调配时应避免任何液体溅入高效过滤器。

（12）调配完成后彻底清场，先用清水擦拭台面及四壁，再用 75%酒精擦拭干净。

(二)洁净区外的设施设备管理

（1）冰箱温度应控制在 2～8℃的范围内，每天上午、下午各观察、记录一次，超出该范围需立即加以调整，若超出这一范围达 4h 以上，冰箱内所有的药物需进行重新评估，有条件的应将冰箱温控与报警系统联网。

（2）各区域应配备温湿度仪，上午、下午各观察、记录一次，确保工作环境有适宜的温度和湿度。温湿度仪至少每年检测校准一次。

（3）定期清洁排药机，每次使用完毕后应返回主界面并关闭舱门。

（4）每天一次检查应急灯，确保其处于可正常使用的状态。

（5）在烘箱使用期间，每天检查一次，确保其处于可正常使用的状态。

(三)设施设备管理记录

各项设备如生物安全柜、水平层流台、智能药物存取机、特殊药品管理机、应急灯、冰箱、烘箱等均应分别设置状态记录本及使用情况记录本，以确保仪器处在可正常运作的状态中。

三、医疗废弃物管理

对于 PIVAS 来说，既要防止产生的医疗废弃物对自身环境的污染，又要避免其对外部环境及人身安全的危害，因此严格遵照相应的操作规程对医疗废弃物进行处置就显得十分重要。操作人员对废弃物管理重要性的认识是落实这一环节的基本保障，这一过程其实就是一个人为因素的管理过程。

（1）废弃物由清洁部专人负责管理，原则上每日上午、下午各清理一次，垃圾产生较多时随时清理。

（2）垃圾的处置方法应根据其种类而定。

1）调配化疗药的针筒、化疗药物空药瓶应放置于红色垃圾袋内，加盖保存。

2）调配 TPN 及其他普通静脉用药的针筒及空药瓶应放置于黄色垃圾袋内，加盖保存。

3）药物外包装放置于黑色垃圾袋内按生活垃圾处理。

4）针头应放入利器盒中，再按其类别分置于相应的垃圾袋中。

5）破损泄漏的药物不得随意丢弃，应按其内容物的性质参照相关规定将其外包装和内容物分别处理。

（3）废弃物不得在 PIVAS 尤其是在调配间内存放过夜。

（4）所有的医疗废弃物出科室需标明产生科室、类别。

（5）废弃物应按其性质分类收集，统一处理。

（6）垃圾的销毁

1）药物的空容器、针头、注射器等微量污染的药品废物，可以在被收集后在常规医疗废物焚烧炉中焚化。

2)对于美国的资源保护和回收法(Resource Conservation and Recovery Act,RCRA)列举的危险药物,如化疗药物的非空容器和泄漏清除中的任何材料,应当按危险废物处理。

四、院感管理

静脉输液必须确保百分之一百的无菌,故院感管理在 PIVAS 的重要性尤为突出。

(一)静脉用药集中调配中心的清洁消毒

1.非洁净区的清洁、消毒操作程序

(1)每日工作结束后,用清水擦拭工作台、凳椅、门框及门把手、塑料筐,用专用拖把擦洗地面。

(2)每日消毒一次地面和污物桶:先用清水清洁,待干后,再用 1∶100 施康消毒液擦洗地面及污物桶内外。

(3)每日一次用 75%酒精擦拭消毒工作台、成品输送密闭容器、药车、不锈钢设备、凳椅、门框及门把手。

2.洁净区清洁、消毒操作程序

(1)每日清洁、消毒:调配结束后,用清水清洁不锈钢设备,层流操作台面及两侧内壁,传递窗顶部、两侧内壁、把手及台面,凳椅,照明灯开关等,待挥发干后,用 75%酒精擦拭消毒。

(2)每日按规定的操作程序进行地面清洁、消毒。

(3)墙壁、顶棚每月进行一次清洁、消毒,操作程序同上。

3.洁净区应使用专用的清洁卫生工具,不得与其他功能室混用

(二)药物调配

(1)开启洁净区净化空气系统,开启净化操作台(水平层流台、生物安全柜)及紫外线灯,30min 后关闭紫外线灯方能进行操作。

(2)进入调配间前必须换鞋或穿鞋套、穿隔离衣、洗手或用消毒型擦手剂擦洗后戴口罩、无菌手套。

(3)严格执行无菌操作规程。

(4)调配间内禁止谈话、咳嗽。调配人员一律不得佩戴饰品,不得化妆。

(5)每完成一批输液调配操作后应立即清场,用喷有 75%酒精的纱布擦拭台面,除去残留药液,不得留有与下批输液调配无关的药物,不得留有用过的注射器和其他物品。

(6)调配药物前后用 75%酒精消毒操作台面。

(三)废物处理

(1)调配化疗药的针筒及空药瓶等应放置于红色垃圾袋内,加盖保存。

(2)调配 TPN 及其他普通静脉用药的针筒及空药瓶应放置于黄色垃圾袋内,加盖保存。

(3)针头应放入利器盒中,再按其类别分置于相应的垃圾袋中。

(4)外包装按生活垃圾处理。

(5)原则上每日由清洁部清理垃圾一次,若垃圾产生较多则随时倾倒。

(四)环境监测

细菌监测项目为操作台空气、操作台台面,如不合格,应立即通知临工科查明原因并及时处理。

(1)每月一次对水平层流台、生物安全柜进行空气沉降菌培养,方法如下:将培养皿打开,放置在操作台上半小时,封盖后进行细菌培养,计算菌落数。

(2)每月一次对水平层流台、生物安全柜进行操作台面细菌培养,方法如下:用棉拭子在5cm×5cm 范围内往返均匀涂擦各 5 次,之后将棉拭子投入无菌洗脱液试管中,立即送检。

(五)开启药物的使用规则

(1)开启后非一次性用完的药物,如胰岛素,应注明开启时间,并用无菌瓶口贴覆盖瓶口。

(2)单剂量容器药物打开后,在低于 ISO 5 级的空气环境内必须在 1h 内被使用。

(3)多剂量容器药物在最初的穿刺或打开后,有效期为 28d,除非生产商有特别的规定。

(六)调配人员的健康与安全

(1)每年进行健康体检,包括传染病、肝功能、胸部 X 线摄片、皮肤病等项目。患有传染病或其他可能污染药物的疾病及患有精神病等不宜从事调配工作的人员,应调离该岗位。

(2)进行危害药品调配的人员应配备合理的安全防护措施,并定期进行有关安全防护的培训,操作危险药品的所有工作人员应当在医疗监督程序下常规地被监测,包括资料的收集和解释,以检测工作人员健康状况的变化。

(3)一旦发生化疗药物溢出,应立即使用化疗溢出包按规定程序进行处理。

(七)生活区、辅助工作区、洁净区界限划分分明

(1)区域间的人流、物流出入走向合理。

(2)药品、医用耗材和物料不得堆放在洁净区内,各操作室不得存放与该室工作性质无关的物品。

(3)通向调配间的每扇门必须随手关闭。

(4)所需药品及物料必须经拆除外包装后方可经传入窗送入,已配好的输液经传出窗送出。传入窗和传出窗不得同时开启。

(5)医用冰箱内不得存放与医疗无关的物品,不得在静脉用药集中调配中心用餐或放置食物。

(八)注射器和针头临用前应进行检查,有破损的不得使用,非繁忙时段的注射器应随拆随用

(九)药筐至少每周清洗一次并有清洗记录,清洗后必须完全晾干后方可使用。药架至少每月清洁一次,并随时保持干净整洁

(十)人员控制

(1)调配人员进入调配间后应尽量一次性完成本批次的输液调配工作,避免不必要的走动和频繁进出,保持调配间内的相对密封状态。

(2)洗衣洁具间、一次更衣室、二次更衣室、加药混合调配操作间等功能室均为加强管理的控制区域,禁止非本室人员进入。

(3)外来人员未经批准不得进入 PIVAS。参观学习人员应预先申请,得到有关部门批准后方可于更衣后在规定的时间和区域范围内活动,并记录登记。

(十一)定期进行由院感管理部门组织的质量管理检查,查明问题、明确对策、改进落实

以上四项质量控制管理中,能采取目视管理的应尽量加以运用,在各个功能区予以张贴,

使员工能直观地看到注意事项、操作流程、岗位职责、管理者的要求和意图,例如将冷藏、稳定时限通过电脑设置显示在标签上,意外划伤刺伤的处理方式张贴在洗手池上方,达到最佳管理效果。

 典型案例——PDCA 循环在降低 PIVAS 差错方面的应用

_____

_____

_____

_____

_____

二维码 7-3
典型案例

 参考文献

[1]吴永佩,焦雅辉.临床静脉用药调配与使用指南[M].北京:人民卫生出版社,2010.

[2]刘新春,米文杰,王锦宏,等.静脉用药调配中心(室)教程[M].上海:复旦大学出版社,2014.

[3]王锦宏.其他国家对于从事无菌制剂配置人员的培训及评价要求.药学项目快讯,2010(6):60-61.

[4]刘皈阳,孙艳.临床静脉药物集中调配技术[M].北京:人民军医出版社,2011.

[5]刘荣.PDCA 循环在降低静脉用药调配中心差错中的应用[J].药学服务与研究,2013,13(6):429-432.

 课堂互动

院感管理在 PIVAS 中如何评价?

 练习题

一、单选题

1.化疗药物空药瓶须放入什么颜色的垃圾袋中　　　　　　　　　　　　　　(　　)

　　A. 蓝色　　　　　B. 红色　　　　　C. 绿色　　　　　D. 黄色　　　　　E. 黑色

2.医疗废弃物应当使用哪种专用垃圾袋来盛放　　　　　　　　　　　　　　(　　)

　　A. 双层蓝色　　　B. 双层红色　　　C. 双层绿色　　　D. 双层黄色　　　E. 双层黑色

二、填空题

1.生活垃圾用＿＿＿＿＿＿垃圾袋,医疗垃圾用＿＿＿＿＿＿＿垃圾袋,化疗药物须用＿＿＿＿＿＿＿＿垃圾袋。分离后的一次性注射器废弃针头须装入＿＿＿＿＿＿＿＿＿。

2.静脉用药集中调配中心的质量控制管理主要包括＿＿＿＿＿＿＿＿＿、＿＿＿＿＿＿＿＿＿、＿＿＿＿＿＿＿＿＿、＿＿＿＿＿＿＿＿＿。

三、名词解释

医疗废弃物

(郑飞跃　孙晓文)

第八章

静脉用药集中调配中心
问题处理及应急管理

二维码 8-1
教学 PPT

 学习目标

1.掌握药品质量问题和成品输液质量问题的种类;用药错误的定义、分级,静配中心常见的用药错误及处理对策和防范措施;输液反应的定义;化疗药物溢出的应急预案。

2.熟悉药品质量问题和成品输液质量问题的处理对策及流程,医院突发事件药事管理应急预案。

3.了解环境或设施设备突发事件及应急处理预案。

静脉用药集中调配中心承担着医院全肠外营养液、危害药品甚至所有静脉输液的调配工作,是临床静脉治疗工作的重要组成部分,医院药学部门将其服务的范畴从面向临床医护直接拓展到了面向患者用药的终端,责任巨大。为提高输液质量和用药安全性,静配中心环节设置多,参与人员广,风险隐患也处处存在。因此,医疗机构静配中心的流程建设是否合理、质量管理和风险管控机制是否完善直接关系到临床能否安全、有效、合理、及时用药。本章将围绕静配中心常见问题处理和应急管理,从药品质量问题处理、差错事故处理及防范措施、突发事件处理等三个方面进行详细的阐述,列举了一些医疗机构具体的方法和措施,供参考和借鉴。

第一节　药品质量问题处理

临床静脉治疗工作中遇到的药品质量问题通常可以分为两部分,其一是药品的质量问题,其二是药品混合调配好的成品输液出现的质量问题。医疗机构成立静脉药物集中调配中心的核心目的就是提高静脉输液的质量,保证药品应用环节的安全。因此,静配中心务必同时着手于药品的质量管理和成品输液的质量管理,两手都要抓。分析药品和成品输液质量的常见问题,构建完善的药品质量问题处理流程,与临床护理部门等建立良好的沟通机制,这些举措的实行都可以防患于未然。

一、药品质量安全问题及处理对策

依照《中华人民共和国药品管理法》及相关法规进行药品采购,选用质量信得过的企业生产的药物,是保证医院药品质量的前提。同时,药库负责做好药品进院的具体验收和质量把关。当国内外出现假劣药等不良事件时,及时跟踪召回等工作(如 2006 年连续发生的齐二药假药事件以及克林霉素磷酸酯葡萄糖注射液(欣弗)劣药事件)也是保障医院药品质量、杜绝重大质量问题的重要条件。而静配中心等因为设置有医院药学部门的二级库房,在药品的入库检查、药品的日常维护等方面也同样需要重视质量安全问题,确保药品的安全、有效、均一、稳定。以下是静配中心通常潜在的一些药品质量安全问题、潜在的影响因素以及需要采取的处理对策。

(一)潜在的安全问题

1. 变质问题

(1)厂家生产工艺或存储、运输条件不符合标准导致药品变质、霉烂、污染、结块等质量问题,如厂家设备因故障而造成封口不严,致使液体注射剂出现浑浊现象等。

(2)静配中心二级库房药品日常维护不到位,如药品超过有效期,导致药品变质。

(3)静配中心二级库房内的药品未按照冷藏、阴凉、遮光等说明书规定的储存条件存放,导致药品变质。

2. 异物问题

厂家生产工艺或设备材料等原因,导致药品包装内出现异物,包括注射剂粉针中有玻璃屑,输液瓶中有石子、絮状物,丁基胶塞掉屑等。

3. 生产批号及有效期问题

(1)药品包装上无生产日期、无批号、无效期或数字打印错位,这看似外包装的问题,不影响药效,但会给临床用药和患者带来很大的安全性问题。

(2)药品日常维护不到位,库存药品已超过有效期。

(3)医嘱作废后退回库区的药品在清除已粘贴的输液标签时可能发生药瓶上原有信息磨损等现象,导致生产批号和有效期甚至药品名称等字体模糊不清,是导致药品质量安全问题的潜在隐患。

4. 包装问题

(1)包装问题主要为瓶口松动、瓶口有残留药粉、破损、装量不足、瓶口有污渍或毛发、塑封膜内封口不严、封口破裂等情况。

(2)包装破损主要是由于药品包装材质比较脆硬或大输液、三升袋的瓶口处工艺欠佳,拆除大输液外包装袋时用力过猛导致发生输液漏液等,在使用中经常出现尽管正常操作也会出现包装破裂或漏液现象。

(二)潜在影响因素

1. 静配中心二级库房条件未符合药品储存要求

(1)根据药品说明书要求,二级库房需设置有冷库(药品冷藏柜)、阴凉库、常温库等,需要有空调、加湿机、除湿机、风机等设备。其中阴凉库温度不达标是较为容易出现的问题。

(2)二级库房内药品摆放离墙、离顶、离地不符合要求,如直接靠窗摆放药品,极易浸水导致质量问题。

2. 不正确使用药房设备对药品的影响

(1)如空调送风口正对药品,破坏药品存放所需温度、湿度环境。

(2)若冰箱内药品码放过多,会冻坏紧靠内壁的药品。若将各种先进的生物制品和化学药品都放入冰箱冷藏储存,此时,靠内壁存放的药品可能会连同药品包装盒一起冻住,融化时浸湿包装盒,使之破损,引起患者的怀疑,甚至影响药品质量。

3. 日常工作中由于工作人员的疏忽造成的对药品的影响

(1)光敏感药物拆零失去外包装后未放入避光盒,暴露于光源下,影响药物质量。

(2)冷藏药品等药师摆药后未及时混合调配(如摆放明日长期医嘱,医嘱中有需冷藏药品),长时间放在常温下未放置到冷藏柜导致药品质量问题。

(3)未按要求认真进行药品日常维护工作,导致药品超过有效期等情况发生。

(4)因操作不当导致药品破损漏液等,如拆除大输液外包装时动作幅度过大,导致大输液漏液现象。

(三)处理对策

1. 发现药品质量问题应及时上报

(1)对于过期、字迹不清等药品要按劣药论处统一收回,集中销毁和报损。

(2)对变质、异物、包装破损或其他影响安全使用的包装问题及时上报药库,联系厂家处理并向医院提供分析和改进意见。

(3)遇到药品质量问题,及时分析原因,建议填写药物不良事件报告。

2. 加强药品储存管理和日常维护

(1)严格执行静配中心与药品储存相关的规章制度,尤其是需要冷藏、避光储藏的药品要严格按照要求存放,保证药品质量。

(2)加强药品有效期等日常维护工作。

3. 以药品质量为核心优化操作流程

(1)例如,已作废医嘱的药品重新归库过程中较易发生药品质量安全问题,因此需要建立和优化已作废医嘱药品再验收和归库的操作流程。

(2)例如,静配中心按医嘱调剂好的冷藏药品如长时间存放在室温中到次日调配,冷藏药品质量无法保障,因此需要建立和优化摆药操作流程,如规定冷藏药品摆药完毕应统一放置到规定的药品冷藏柜中,次日混合调配前由专人临时送至洁净调配区内。

4. 提高药品质量管理意识和技巧

(1)排查和杜绝药品质量潜在影响因素,正确使用药房设备,树立严谨的工作态度,加强绩效考核,避免工作疏忽对药品质量的影响。

(2)为避免药品操作导致的药品破损等问题,减少药品浪费,静配中心可以联系药品生产厂家详细讲解药品的正确操作方法,如脂肪乳氨基酸(17)葡萄糖(11%)注射液(即卡文)的包装袋由于操作不当问题可能会出现漏液等情况,请厂家讲解正确的操作技巧可以显著改善药品质量问题。

二、成品输液质量问题及处理对策

调配前的药品虽然没有质量安全问题,但混合调配后的成品输液可能还是会有影响澄明度等质量问题出现,导致不同严重程度的药物不良事件的发生。以下是静配中心通常出现的成品输液质量问题以及需要采取的处理对策和处理流程。

(一)成品输液常见的质量问题

1. 变色

(1)调剂差错导致成品输液颜色不同,如看似药品调剂差错,将医嘱中的米托蒽醌注射液错拿成亚甲蓝注射液,混合调配好的成品输液颜色(深蓝)较正确调配的成品输液颜色(浅蓝)深,护士准备给患者用药前发现连续多日在用的该输液变色,避免了一次严重的药物不良事件的发生。建议制作成品输液颜色比对卡,以更好地核对成品输液的质量。另外,加强看似听似等药物的管理,减少和防范调剂差错,是保障成品输液质量的基础性工作。

(2)超过了成品输液稳定时间导致变色,如某成品输液稳定时间只有 6h,静配中心上午 8:00 调配完成送至病房,按医嘱用药时间需 8:30 用药,但患者临时安排多种检查,一直到下午 16:00 左右才开始用药,患者用药时发现颜色较前日同样输液变浅,排查原因是成品输液已超过稳定时间导致变色。建议临床护士需仔细查看输液标签中有关成品输液的稳定时间,个别限时使用药物静配中心应粘贴限时标签,加强警示。

2. 沉淀、浑浊

(1)存在药品配伍禁忌(如溶媒不符)等情况导致成品输液发生沉淀或浑浊。加强医嘱审核是规避配伍禁忌所致沉淀、浑浊等质量问题的关键。

(2)给药顺序不合理,有配伍禁忌的成品输液同时从同一输液管路输注或前后紧接着输注(未用生理盐水等冲洗输液管路),如含阿昔洛韦注射液的成品输液与含维生素 C 注射液的成品输液通过同一输液管路输注,输液管路内的阿昔洛韦成品输液发生严重变化,液体呈乳白色的浑浊并有结晶现象。

3. 泡沫

如注射用紫杉醇(白蛋白结合型)若未按正确的操作流程调配,较易产生泡沫现象,影响剂量的准确性。

4. 分层或破乳

肠外营养液的各组分调配顺序不合理、组分的配比和离子浓度不合理以及调配完成的肠外营养液储存方式不合理、使用时间过长均可能导致成品液体分层或破乳。

5. 异物

(1)注射器内有头发等异物或药品本身有异物均会导致成品输液有异物。

(2)由于药物配伍禁忌等原因导致混合调配后有絮状物产生。

6. 胶塞

胶塞产生的原因主要包括调配人员的操作不当、注射器针头多次反复穿刺、注射器针头型号选择不当以及个别药品瓶塞相对比较容易产生胶塞等。

7. 漏液

(1)装载有成品输液的注射器如没有保护措施则在配送过程中较易发生漏液现象。建议研制注射器固定装置或者使用一次性头皮针打结后套住针头位置,可以减少注射器漏液现象。

(2)成品输液核对打包时,输液袋的挤压试验不到位,导致到后续环节才发现漏液。肠外营养液调配后的成品输液除了出现三升袋漏液情况外,还存在操作人员在调配结束排气后没有夹紧相关管路阀门导致漏液。因此,加强成品输液打包配送前的检查,按肠外营养液调配操作规程做好每一步的细节对输液质量的保障都是非常重要的。

(二)处理对策和流程

(1)在静配中心调配现场或临床治疗过程中,怀疑成品输液有质量安全问题或已引起不良后果时,应停止使用和紧急封存实物(应包含与操作有关的所有物品,如注射器、安瓿、输液器、皮肤消毒用具、头皮针、贴膜等)。

(2)观察成品输液质量问题,如出现沉淀、浑浊、变色、分层破乳、异物、漏液或者有胶塞现象但临床协调未果(患者不认可胶塞取出后可继续使用)等情况,应尽快按原医嘱重新给予患者调配和配送新的成品输液,以免耽误患者用药,同时将有质量问题的成品输液给予销毁处理。有胶塞但临床协调认可继续使用或者取出胶塞后可以使用,则相应沟通或处理后继续使用原成品输液。

(3)登记不合格成品输液信息,开展原因溯源,落实责任追踪,需要时做质量分析和进行相关专家的信息咨询,必要时向药库沟通反映事件,向厂家咨询和获取帮助。另外,对已销毁的成品输液进行药品报损,并最终上报药品不良事件。

(4)定期统计分析成品输液质量问题,加强学习和培训,改善流程,达到持续质量改进,同时,与临床建立良好的成品输液质量问题沟通协调机制。

某院静配中心成品输液质量问题处理流程详见图 8-1。

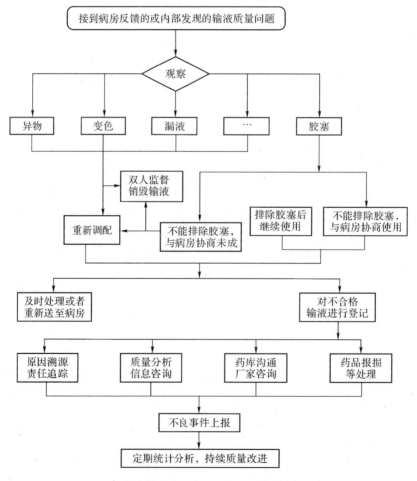

图 8-1　某院静配中心成品输液质量问题处理流程

第二节　差错事故处理及防范措施

差错和不良事件是医疗活动中普遍存在并且影响和威胁到患者安全的重要问题。药品是把"双刃剑",医疗机构内用药安全和差错管理也备受重视,因此本节第一部分内容将阐述用药错误及相关概念。静脉用药集中调配中心是医院静脉治疗工作的关键部门,其工作质量直接关乎用药安全问题,一旦发生差错,很容易导致较为严重的后果,所以本节第二部分内容将列举静配中心常见的用药错误和药物不良事件及其处理方法和防范措施,并结合静配中心用药错误案例进行分析,供借鉴和参考。

一、用药错误及相关概念

用药差错、用药错误(medication error,ME)、近似差错、内差和外差、药物不良事件(adverse drug event,ADE)和药物不良反应(adverse drug reaction,ADR)等都是与用药安全和差错管理相关的概念或术语,但存在概念多、定义不清、易混淆等情况。2014年,《中国用药错误管理专家共识》首次结合我国医疗实际情况,明确了用药错误的定义、分级、风险因素、报告监测、防范措施等一系列问题。

二维码 8-2
微课视频
常用药错误

(一)用药错误的定义

用药错误是指药品在临床使用及管理全过程中出现的、任何可以防范的用药疏失,这些疏失可导致患者发生潜在的或直接的损害。用药错误可发生于处方(医嘱)开具与传递,药品储存、调剂与分发,药品使用与监测,用药指导及药品管理、信息技术等多个环节。其发生可能与专业医疗行为、医疗产品(药品、给药装置等)和工作流程与系统有关。

从该定义可以得出,用药错误即为用药差错,涵盖了内差和外差,也包括了近似差错在内,是关于用药安全和差错管理最为统一和清晰的定义。

(二)用药错误与药物不良事件、药物不良反应的关系

药物不良事件、药物不良反应与用药错误既有联系,又有区别。药物不良事件指药物治疗过程中出现的不良临床事件,它不一定与该药有因果关系,分为可预防、可改善、不可预防三类。用药错误引起的药物不良事件都是可以预防和改善的,而不可预防的药物不良事件不是由用药错误引起的。

药物不良反应是指合格药品在正常用法用量下出现的与用药目的无关的有害反应。药物不良反应和用药错误同样会导致患者受到伤害,两者是药物不良事件的重要组成部分。两者的区别在于,药物不良反应是药品的自然属性,一般而言,医务人员报告无须承担相关责任,国家法规亦明确规定不得以药物不良反应为理由提起医疗诉讼;而用药错误属于人为疏失,当事人常需承担一定的责任。

(三)用药错误的环节和类型

用药错误涉及多个环节和类型,详见表8-1。

表 8-1 用药错误的环节和类型

错误环节		错误类型	释　义
技术环节	处方(医嘱)开具与传递	处方错误	药物选择[基于适应证、禁忌证、已知过敏反应、现有药物治疗情况、相互作用(包括中西药及食物药物相互作用)、重复给药及其他因素]不当,剂量、剂型、数量、疗程不当,给药途径、时间、频次、速度不当,溶媒、浓度不当,处方潦草导致辨认错误等
		处方传递错误	处方传递过程中出现的错误,如护士转抄错误、收费处转抄错误、医生口头医嘱未再次确认等
	药品调剂与分发	调剂错误	药物品种、规格、剂型、剂量、数量等与处方规定不符
		药物调配错误	未能正确调配药物(包括分装、溶解、稀释、混合及研碎等)
		书写错误	在药袋、瓶签等包装上标注患者姓名、药品名称、规格及用法用量等时写错或书写不清
	给药与监测	患者身份识别错误	将患者甲的药物给了患者乙
		给药技术错误	给药时使用的程序或技术不当,如给药途径错误、给药途径虽正确但位置错误、给药速度不适宜、溶媒不适宜等
		用药时间/时机错误	未按规定的给药时间间隔或特定的给药时机给药
		给药顺序错误	给药顺序不当导致错误
		遗漏错误	未能将医嘱药物提供给患者,或者患者漏服药物
		用药依从性错误	患者未按要求进行治疗,用药行为与医嘱不一致
		监测错误	监测缺失、监测方法不适宜、监测数据评估不适宜
	用药指导	用药指导错误	医生、药师、护士指导患者用药不正确或未指导
管理环节	药品管理	药品储存不当	药品没有按照标准储存条件储存,导致变质失效
		药品摆放错误	药品摆放不合理导致调配、给药错误
	信息技术	程序错误、系统错误	药品信息系统设计和维护错误

(四)用药错误的分级

根据用药错误造成后果的严重程度,参考国际标准,可将用药错误分为以下 9 级。

A 级:客观环境或条件可能引发错误(错误隐患);

B 级:发生错误但未发给患者,或已发给患者但患者未使用;

C 级:患者已使用,但未造成伤害;

D 级:患者已使用,需要监测错误对患者造成的后果,并根据后果判断是否需要采取措施预防和减少伤害;

E 级:错误造成对患者暂时性伤害,需要采取处置措施;

F 级:错误对患者的伤害导致患者住院或延长患者住院时间;

G 级:错误导致患者永久性伤害;

H级:错误导致患者生命垂危,需采取维持生命的措施(如心肺复苏、除颤、插管等);

I级:错误导致患者死亡。

上述9级可归纳为以下4个层级:

第一层级:错误未发生(错误隐患),包括A级;

第二层级:发生错误,但未造成患者伤害,包括B、C、D级;

第三层级:发生错误,且造成患者伤害,包括E、F、G、H级;

第四层级:发生错误,造成患者死亡,包括I级。

《中国用药错误管理专家共识》(2014版)还列举了用药错误的风险因素,明确了用药错误的处置、报告、监测与信息利用以及防范策略,本书不再详细阐述。

二、静配中心常见用药错误及防范措施

静配中心工作除了接收和审核(处方)医嘱之外,主要集中在药品的调剂和分发环节,流程复杂,步骤繁多,任一节点的疏忽均可造成用药错误。

(一)常见的用药错误

1. 处方(医嘱)错误

(1)药物品种层出不穷,新药越来越多,临床医师经验不足、药学理论知识相对欠缺、对药物信息了解不够等原因以及审方药师等各岗位药师、护士专业知识缺乏及责任心不强导致各环节工作人员不能及时审核出不合格处方(医嘱)均可导致用药不合理和处方(医嘱)错误。

(2)处方(医嘱)错误主要包括诊断不符,重复用药,给药剂量、药物浓度、用药频次、给药途径不合理,配伍禁忌、溶媒不符、相互作用等,肠外营养液还存在组分配比不合理等情况。

2. 批次错误

(1)静配工作人员对批次定义和划分的要点未熟练掌握,自动批次定义缺乏个性化的批次定义要求,临床医师特别提出的批次需求未能给予执行,摆药时不同颜色的篮筐与批次对应错误等情况均可能导致批次错误。

(2)批次错误主要表现为药品不能按照正常的批次,在准确的时间段给予调配和配送到临床,影响患者用药。

3. 标签错误

(1)以下原因均容易导致后续的静脉治疗工作环节中出现用药错误:输液标签的栏目设置或内容欠合理,如药品名称显示不全或不清晰;缺少成品输液稳定时间警示、限时药品警示、个别药品等临床电话后再调配的相关警示;非整支(瓶)剂量警示不到位、高危药品警示不到位等。

(2)输液标签打印后遗失、重复打印输液标签或者作废标签当成正常标签处理就容易导致整份医嘱漏拿、漏配或者重复摆药和调配等差错。

4. 摆药错误

(1)以下原因均可导致摆药和核对环节的差错:工作强度大、单一乏味;工作疏忽,责任心不强;摆药核对流程不合理;药品日常维护不到位,有效期等药品质量检查不及时,看似听似多规药品管理、高危药品管理欠缺;作废医嘱药品归位不规范等。

(2)摆药错误主要表现为同一份医嘱多拿、少拿、错拿药品,摆药时尤其容易出现看似听似药品、多规药品混淆错拿的情况,输液标签贴错溶媒也较容易出现。

5. 调配错误

(1)以下各种情况均可能导致调配错误:参与混合调配的人员流动性大,岗前培训未到位;调配人员经验不足、专业技能不高和药学专业知识不扎实;药品混合调配尤其是肠外营养液和危害药品调配的操作规程以及非整支(瓶)剂量等特殊注意事项欠完善,调配前复核不到位或者危害药品调配和剂量计算需双复核未落实;调配间内工作环境单一乏味,作息时间不规律,工作强度大,造成精神体力双重疲劳,或者注意力不集中,谈话聊天,造成松懈等;盲目追求调配速度和数量,无菌观念不强,产生交叉调配和忽视药液残余量、注射器多次使用等调配质量下降情况;条码扫描仪器稳定性欠佳,不利于计费操作和调配前药品的再次核对;未按规定的调配顺序调配各批次药物;仓外成品输液核对和质量检查注意力不集中,流于形式等。

(2)常见的调配错误包括:多加药品或剂量、少加药品或剂量、错配药物(其中溶媒错误、看似听似多规药品错配最为多见),甚至未冲配的药品(拉盖、瓶口贴膜未去除)未能检出而送出;将已作废医嘱进行混合调配导致药品浪费或者后续未被发现送到临床导致用药错误;未使用专用溶剂溶解、加药顺序错误、无菌操作不符等造成的各种成品输液质量问题以及操作不慎致输液漏液、胶塞或异物等各种成品输液质量问题;调配顺序有误,调配时间点较用药时间过早或过迟导致成品长时间存放可能造成不稳定;成品输液标签约定的签名和警示标识未到位致成品输液的临床使用有隐患。

6. 配送错误

(1)以下原因均会出现配送错误情况:将成品输液按病房装箱打包时单位时间里工作量大,病房多,装箱易出错;打包装箱时,未严格执行查对清点制度、违反操作流程;信息软件缺少对病房每一批次输液的打包实时计数功能;仓外核对打包时未能及时更新转床信息;信息配送途中缺少防止漏液的装置;配送周转箱等没有进行密封或加锁处理;配送工人个人能力有差异或责任心欠缺,以患者为中心的服务理念不强,送药不及时或送错病房。

(2)配送错误主要有成品输液配送不及时导致后续可能出现临床用药的不便和隐患;多送、少送、漏送甚至途中遗失成品输液;不同病房之间的成品输液混淆错送;转床患者的成品输液送错到旧的病房;运输途中出现成品输液漏液等质量问题。

(二)处理对策

如果实际工作中静配中心遇到用药错误,首先要实施首问责任制,依据错误严重程度及时上报有关负责人,积极排查用药错误原因,追回问题输液或与临床沟通协调做好应急补救措施和善后处理。当然,事后的总结分析必不可少,当发生重大差错或事故时,各相关责任人则应积极配合医院调查,处理问题。总之,针对用药错误,一方面需要将用药错误的不良后果降低到最小,另一方面要分析用药错误原因,总结经验教训,从而推动质量持续改进。以下是某院用药错误的处理对策,可供选择性参考。

1. 静配中心内部发现用药错误

(1)静配中心内部一旦发现用药错误,必须立即汇报和告知他人,依据严重程度逐级汇报到部门和科室负责人,通知有关岗位工作人员,严密排查所有相关的工作流程,找出差错发生的环节。

(2)如差错发生在审核、摆药、加药混合、核对、打包等过程中,尚未配送,则应立即排查已调配好的成品输液或未调配的药品;对已调配的成品要全部排查,排查出问题的要重新排摆药调配。

(3)如已将调配成品送至临床,要在请示领导后,由经验丰富的工作人员去临床说明情况并追回药品,重新摆药调配;如患者已用药,则妥善与临床和患者沟通协调,做好应急补救措施和善后处理。

（4）询问相关工作人员,找出差错原因及责任人;较为严重的用药错误,事后需上报药物不良事件,交接班或定期例会时通报差错,并再做工作强调。

2. 患者或临床医务人员投诉用药错误

（1）投诉接待人员应当执行首问责任制,认真听取投诉人意见,核实相关信息,如实记录投诉人反映的情况,耐心细致地做好解释工作,稳定投诉人情绪,避免矛盾激化。

（2）必须立即汇报和告知他人,依据严重程度逐级汇报到部门和科室负责人,安排经验丰富的工作人员立即找病房当事人或患者了解情况。对于涉及医疗质量安全、可能危及患者健康的投诉,应当立即采取积极措施,与临床沟通协调做好应急补救和善后处理,预防和减少对患者的损害。对于涉及收费、价格等应及时查明情况,积极沟通相关部门,协助核查处理。

（3）一旦确认是静配中心的责任,应立即重新调配或者配送药液,保证患者治疗,并向投诉者道歉,取得谅解;如不是静脉药物集中调配中心的责任,应以婉转方式做出解释,消除误会。

（4）如投诉者对处理结果不满意或提出其他赔偿要求,应上报科室主任和医疗行政部门,积极进行协调。

（5）针对用药错误的投诉,在其他类似医嘱、成品输液或病房中进行紧急排查和应急处理。

（6）较为严重的用药错误事后需及时按药物不良事件上报,并组织所属人员开展讨论,分析原因,吸取教训。

3. 怀疑成品输液质量问题的处理

在调配或临床治疗过程中,若怀疑药品或成品输液等引起不良后果,应停止使用和封存实物,同时按照成品输液质量问题处理流程处理。

（三）防范措施

可以从以下几方面着手,加强静配中心差错事故的防范:

（1）人员方面:加强岗位培训和考核,提高员工的专业技能和业务素质,倡导首问责任制和慎独精神。实施人力资源合理配比,优化排班,避免员工长时间高强度工作以致身心疲惫。

（2）制度方面:建立和完善各项规章制度,建立和明确各工作人员的岗位责任,制定差错事故登记报告制度和差错事故防范预案。

（3）流程方面:完善静配中心各项流程的建设,建立相应的操作规程并予以落实。

（4）环境方面:搭建尽可能舒适又符合规范的工作环境,尤其是优化洁净调配区内部环境对降低调配错误更有意义。

（5）信息方面:以信息化为手段,提高各环节工作质量和效率,并实施溯源追踪管理,记录各步骤的人员信息和时间节点。

（6）药品方面:加强药品日常维护管理,源头上保障成品输液的质量安全。

（8）医嘱方面:引入良好的合理用药软件和医嘱审核软件,加强审核把关工作,从源头上保障成品输液的合理和安全。

（9）差错管理:提高员工差错管理意识,减少或杜绝引起差错的潜在因素,善于从差错中总结经验,提高发现问题、解决问题的能力。

（10）沟通机制:加强与临床护理等部门的日常沟通,争取护士等对差错管理的支持,帮助提升差错处理和应急补救能力,提高实际效果。

三、静配中心用药错误案例分享

下面以静配中心米西宁(米托蒽醌)注射液错配成亚甲蓝注射液的不良事件为例。

(1)差错分级(A～I级):B类。

(2)错误发生人(医生/药师/护士):静脉用药集中调配中心药师、护士。

(3)错误发生地点:静脉用药集中调配中心。

(4)错误药品:米西宁(米托蒽醌)、亚甲蓝。

(5)事件经过(详细描述)。

患者陆×× 血液科 18床

7月13日医嘱:NS 250ml　　　　　　　　　　　1袋

　　　　　　米托蒽醌(米西宁)2mg　　1支　　　静滴

差错过程:

7月12日下午,董××药师排药(米托蒽醌储存在红色高危药品专用框,但实际拿时错拿成隔壁药架的亚甲蓝了,外观、大小、颜色相同,药瓶上字体颜色一个白色,一个黑色,见图8-2所示),并由10-5班核对。

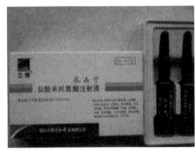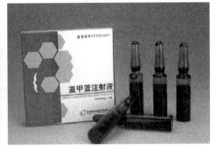

图8-2　看似药物:米托蒽醌针和亚甲蓝针

7月13日7:56,骨髓移植中心孙×护士(临时帮忙护士)和调配中心放疗科吴×护士(固定护士)在化疗仓生物安全柜内交叉核对化疗药物后进行调配。具体过程是:孙×配之前将3包米西宁的药品和盐水一一对应放在操作台内,吴×核对3袋共12支,每一袋数量与标签一致,另外注意到有米托蒽醌的字样,所有安瓿内液体颜色都是蓝色的。调配好后孙×护士曾下意识地感觉1支的化疗药颜色偏深,但未重视。

7月13日9:43,工人夏×送药到血液科,杜××护士接收药品,接收当时未发现异常。

7月13日10:00,多病房护士代××用药前发现该化疗药物颜色太深了(深蓝色),打电话到调配中心,询问会不会支数加多了。调配中心张××药师接到电话后,与吴×护士进行核实,确认数量1支未有错误(此时离调配结束已2h,空安瓿已丢弃)。回复病房电话:"我问过护士了,数量应该没有问题的。"

查看米托蒽醌针医嘱各环节处理情况,见图8-3所示。

之后护士长孙××电话询问是否药品支数加多了,药师回复"护士说应该看过的,数量没有错的,应该没有问题的"。

后孙护士长又电话询问哪些病房今天配了米西宁,想去比对一下,张××药师查找后告知血液科有两个患者用了米西宁(一个5支、一个6支)。

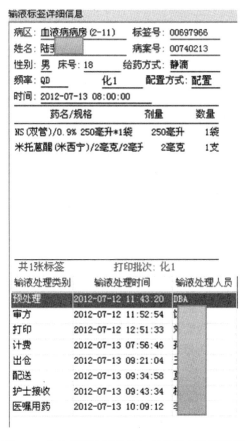

图 8-3　米托蒽醌针医嘱的各环节处理情况溯源

孙护士长与血液科核对发现颜色深于支数多的液体后再次与调配中心联系,张××药师告知病房勿用此药,病房重新开具临时医嘱要求再调配一份。同时张××联系血液科,给予重新调配新的液体。孙护士长询问调配中心负责人电话,得知其在出差,未电话联系。

7月14日上午,护理部冯主任询问此事,调配中心张××与孙护士长立即联系,得知可能米托蒽醌药品数量错误,再次确认全部环节,后调配中心找到差错原因,米托蒽醌配成亚甲蓝,已第一时间通知科主任、孙护士长、冯主任。调配中心已上报药物不良事件。

7月17日上午9:00,药剂科三位主任高度重视该次药物不良事件,并会同医务科郭××科长、护理部章××主任到静脉用药集中调配中心现场专门对该药物不良事件发生的每一个环节进行了根本原因分析。现场查看和当事人询问后,针对每一个可能出现问题的环节提出了整改措施。

7月17日晚,药剂科PIVAS全体成员再次对米西宁不良事件进行追踪讨论,签署了《静脉用药集中调配中心用药安全知情同意书》。

7月24日,药剂科业务学习,组织全科对米西宁不良事件进行警示教育学习。

7月26日,药剂科主任以及病区药房、调配中心组长参加护理部护士长会议,制定发现问题及时沟通解决机制。

(6)防范措施。

①营造安全文化,提高调配中心员工的责任意识和安全意识。每周进行差错分享和登记,

与护理部、医务科及其他有关科室一起进行质量改进会议。

②加强听似和看似药品管理：整理相关药品目录和外观对比图、位置再隔开、药品标识增加警示内容、制作成品输液颜色比对卡。

③高危药品包括化疗药物在排药区保留小包装。

④优化流程，化疗药物等高危药品的空安瓿仓内透明袋子包装保留36h（次日下午统一处理），确保处理时患者已用完该药物。

⑤化疗药物等高危药品的任何环节都必须逐一核对药名和数量，并进行签名确认。

⑥整改接听电话程序，加强首问责任制，加强与病房沟通协调，药品外差等应急处理措施；充分认识和重视临床任何有疑问的信息（警报信息）。

⑦参与调配中心化药的病房临时护士要求相对固定，并加强岗前培训。

⑧加强药品盘点，对化疗药物每日盘点时间点作调整，尽量在化疗药物基本结束后（9:30—11:00），从而通过账物不符情况第一时间内主动发现差错问题。

⑨加强调配中心药品差错管理，责任到人，对发生差错以及发现差错均进行绩效考核。

⑩调配中心新员工较多，年轻药师占多数，部门成立不久，许多流程还在摸索和完善，病房不断开设，工作量逐渐增加，员工培训工作亟须跟进（调整日常工作时间开展部门培训）。

（7）防范结果。该用药差错发生在静脉用药集中调配中心刚成立不久，可起到很好的警示作用，通过防范措施的及时实施，同类用药差错问题未再发生。

第三节　突发事件处理

静脉用药集中调配中心承担着医院静脉输液的调配工作，为了保障临床用药的安全、有效和及时，其调配工作不但要求高质量，而且要求必须在规定的时间内完成。各种突发事件包括较为严重的成品输液质量问题、用药错误和输液反应均可能对患者造成不良影响，也给静配中心自身工作带来压力。而静配中心的日常工作对环境和设施设备的依赖性很大，它们所引发的任何突发的不良事件，都可能给正常的静脉治疗工作造成影响，也会影响临床用药。同时，静配中心非常强调职业防护，危害药品的溢出、锐器伤等也是必须关注的突发事件，需妥善给予解决。另外，作为医院药学的一个重要部门，静配中心同样应制定有应急药品供应预案，在遇到成批伤及灾难性事件等重大突发事件时，也需要采取快速、有效的应急措施，承担起应有的职责。本节将根据医院的实践经验，列举一些静配中心常见的突发事件及其应急处理预案。

一、药物不良事件及应急处理预案

静配中心的药物不良事件包括各种原因导致的用药错误，其中也包括了药品质量问题，如果程度比较严重，尤其是如果已进入临床治疗环节，往往就已发展到需要紧急处理的突发事件。用药错误和药物不良事件的原因分析以及防范处理措施在前面两节内容中已做了详细的叙述，本节不再重复阐述。另外，药物不良反应也是药物不良事件，虽然不属于用药错误的范畴，但也与患者用药安全直接相关，其中输液反应也是实际工作中会碰到的突发事件，使用者也往往首先会认为是药品质量问题，所以静配中心需要有相关的输液反应应急处理方案。以下是对输液反应的简要阐述以及某院输液反应应急处理预案，供借鉴和参考。

(一)输液反应

输液不良反应系输液引起的或与输液相关的不良反应的总称,习称"输液反应"。临床上常见的输液反应包括发热反应、急性肺水肿、静脉炎和空气栓塞。发热反应是输液过程中最常见的一种反应,主要表现为发热、发冷和寒战,轻者体温在38℃左右,停止输液后数小时内可自行恢复正常;严重者出现寒战,高热可达41℃,并伴有头痛、恶心、呕吐及脉数等症状。发热反应常见类型及原因分析如下:

1.常见类型

(1)热原反应:当细菌内毒素经过静脉输液剂进入体内后累积量超过人体的耐受量时,便发生热原反应。临床症状是高热、寒战、皮肤苍白、瞳孔散大、血压升高、白细胞减少;严重者伴有恶心、呕吐、头痛以至于昏迷,甚至休克、死亡。

(2)热原样反应:由于输液中不溶性微粒引起的类似热原的反应,主要受生产、储存、输液器具、输液操作过程及输液环境等污染。

(3)过敏反应:除表现皮肤瘙痒、红斑样皮疹等一般过敏反应外,临床常见有类似热原反应的严重过敏反应,难与热原反应区别。

(4)细胞污染引起:被细胞或真菌污染的液体进入体内而引起的一种比热原反应更为严重的急性细菌性感染反应,如严重的菌血症或败血症。

2.常见原因及注意事项

(1)药物:

1)大输液:若在储存、搬运、使用大输液中发生玻璃碰撞而出现细小裂纹或瓶盖松动,会造成漏气而致微生物污染大输液。所以使用前一定要仔细检查,发现输液瓶口松动、瓶壁有细微裂纹及澄明度不合格,则不得使用。

2)添加药物:①添加的药物质量不合格,也易造成输液反应,所以必须使用合格的药物;②添加药物剂量过大,浓度过高,也易造成输液反应;③添加药物与输液发生物理变化或分解、聚合等,从而导致疗效下降,引发输液反应,所以应避免药物配伍禁忌;④致热药物停用后,患者体温即恢复正常;⑤中草药针剂应与葡萄糖注射液混配稀释后静脉滴注,不宜与生理盐水混配,原因为中草药针剂与生理盐水配伍后常可因盐析作用而产生大量不溶性微粒,从而增加输液反应的发生率。

3)热原累加:静脉给药时,若进入体内的热原细菌内毒素达到一定量,患者即发生热原反应。静脉滴注给药时,应尽量减少配伍药物品种。

4)微粒累加:配液顺序不当也可使微粒增加甚至超标。配药受空气污染,尘埃微粒较多,配药针头过大,致使输液胶塞橡皮进入输液中,导致输液微粒增加。为减少输液中的微粒,应改变配液顺序,配药间要设净化设施,使用小针头配液。

(2)输液器材质量:不合格的一次性注射器和一次性输液器也是造成热原污染的途径,因此临床上必须使用合格的一次性用品。

(3)输液速度:静滴含 K^+、Ca^{2+}、Mg^{2+} 等离子的药物时,如滴速过快,敏感患者可引起输液反应。因此,对体质较弱或敏感患者一定要控制滴速。

(4)输液环境:一般在夏季气温炎热,空气湿度偏高时,药液易被微生物污染而引发输液反应。气候寒冷季节,对高龄患者或者体质较弱者,也可引发输液反应。输液时一定要注意环境温度。

(5)患者因素:

1)疾病:若患者有炎症、发热性疾病或体质虚弱、免疫力失调等,可使不良反应发生率升高。排除药物及操作方面的因素后,可判断为病情发展变化所致。

2)患者年龄:老年患者、幼儿免疫功能低下或不健全,对细菌内毒素敏感性增强,输液反应发生比例升高,输液时应注意年老体弱和幼儿患者。

3)个体差异:不同患者对细菌内毒素有不同的耐受阈值,所以对敏感体质患者输液时要特别注意。

3. 可能与静配中心相关的输液反应

发热反应作为输液反应中最常见的一种现象,可能与静配中心日常工作相关,如调配操作不规范或者药品本身有质量问题。而输液反应中的急性肺水肿、静脉炎和空气栓塞则与静配中心相关性不大,主要与临床操作、药物本身特性或者患者因素相关。

(二)静配中心输液反应应急处理预防

(1)静配中心工作人员接到临床关于输液不良反应的反馈时应采取首问责任制,立刻通知上级,实行临床协调员(每个病房均有静配中心工作人员作为相对固定的临床协调员)或质管员责任制(静配中心专门设有质管员岗位,负责不良事件的处理),及时实地调研不良反应。

(2)如查明不良反应为药物本身引起的,则按照药物不良反应处理流程进行登记上报等工作,并相应地由临床进行患者救护工作。

(3)如查明不良反应为输液反应,则配合临床救护的同时,综合判断可能的原因。主要做好以下三个方面的溯源追踪:

1)溯源追踪调配过程,对同批调配药物输液应随访和排查确认。

2)取回输液检查液体质量、瓶体、瓶口,记录药液名称、剂量、厂家、批号,用消毒巾把输液瓶、输液器包好,有条件时送检,或者同批号或同批次相同成品输液或者同一人调配的相同输液进行抽样送检。

3)实地调研,溯源追踪临床输注过程。

(4)如查明原因,输液反应主要是因为静配中心工作人员的调配操作不够规范引起,则需强化规范操作的培训及相关质量控制。如果输液反应为药品质量本身问题,则应及时通知药库处理同批号药品。如果输液反应主要考虑为临床输注环节问题,如输液器质量问题、输液操作问题等,则由临床进行相关质量改善活动。如果输液反应考虑是药物本身特性问题(如静脉炎等)或者患者因素引起,则今后临床需采取对类似患者、类似药品使用指征的把握或重点监护。

(5)填写输液反应报告表;发热反应的输液反应 24h 内报告医院感染科。具体静配中心输液不良反应应急处理流程见图 8-4 所示。

二、职业暴露及应急处理预案

由于需要接触危害药品,尤其是化疗药物的调配、配送等过程,工作中大量使用注射器和接触玻璃瓶等,因此静配中心工作人员存在职业暴露风险,需要加强职业防护,需要建立化疗药物溢出时的应急处理预案以及发生锐器伤时的应急处理预案。

二维码 8-3
微课视频
危害药品
溢出处理

(一)化疗药物溢出应急处理预案

在危害药品尤其是危害药品的调配过程中,所有物品均应小心轻放,有序处理,尽量避免溅洒或溢出的发生。必须做好防范和应急准备,当发生化疗药物泄

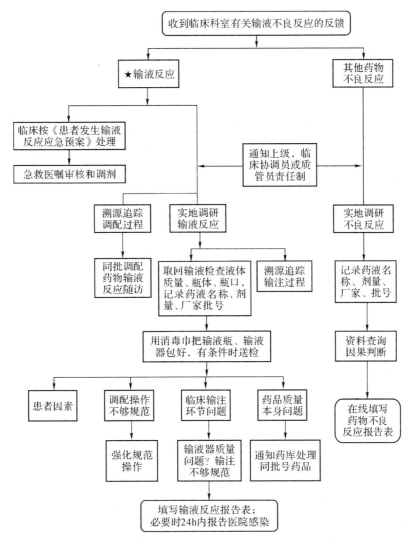

图 8-4　某院静配中心输液反应应急处理流程

漏时要及时处理。

1. 化疗药物溢出一般的应急处理方法

(1)少量溢出物的处理:少量溢出是指化疗药物溢出体积≤5ml 或剂量≤5mg。当发生少量溢出时,首先正确评估暴露在有溢出物环境中的每一个人。如果人的皮肤或衣服直接接触到药物,必须立即用肥皂和清水清洗被污染的皮肤。如药液溅入眼内,立即用生理盐水冲洗(有条件的静配中心可装有冲眼器,药液溅入眼睛时可用于冲洗眼睛)。处理少量药物溢出的操作程序如下:

1)穿好工作服,戴上 2 层乳胶手套并用 75%酒精消毒乳胶手套,戴上面罩。如果溢出药物会发生气化,则需要戴上呼吸器。

2)用小铲子将玻璃碎片拾起并放入锐器盒中;锐器盒、擦布、吸收垫子和其他被污染的物品都应丢置在专门放置化疗废物的垃圾袋中。液体用吸收性的织物布吸干并擦去,固体用湿的吸收性的织物布吸干并擦去。

3)药物溢出的地方应用清洁剂反复清洗 3 遍,再用清水洗干净。需反复使用的物品必须在穿戴好个人防护用品的条件下用清洁剂清洗 2 遍,再用清水清洗。

4)放有化疗药物污染物的垃圾袋应封口,再套入另一个化疗废物的垃圾袋中,封口并等待处理。所有参加清除溢出物人员的防护工作服应集中丢置在化疗废物专用一次性容器中和专用的垃圾袋中,等待处理。

(2)大量溢出物的处理:大量溢出是指危害药品溢出体积＞5ml 或剂量＞5mg。如果人的皮肤或衣服直接接触到药物,必须立即脱去被污染的衣服并用肥皂和清水清洗被污染的皮肤。溢出地点应被隔离出来,应用明确的标记提醒该处有药物溢出。大量化疗药物的溢出必须由受训人员清除,处理程序如下:

1)必须穿戴好个人防护用具,包括里层的乳胶手套、鞋套、外层操作手套、眼罩或者防溅眼镜。如果是可能产生气雾或汽化的危害药品溢出,必须佩戴防护面罩。

2)轻轻将用于吸收药物的织物布或防止药物扩散的垫子覆盖在溢出的液体药物之上(液体药物必须使用吸收性强的织物吸收掉);轻轻将湿的吸收性垫子或湿毛巾覆盖在粉状药物之上,防止药物进入空气中,然后用湿垫子或毛巾将药物除去。

3)将所有被污染的物品放入溢出包中备有密封化疗药物废物的垃圾袋中。

4)当药物完全被除去以后,被污染的地方必须先用清水冲洗,再用清洁剂清洗 3 遍,清洁范围应由小到大地进行;清洁剂必须彻底用清水冲洗干净。所有用于清洁药物的物品必须放置在一次性密封的化疗废物垃圾袋中。

5)放有化疗药物污染物的垃圾袋应封口,再套入另一个化疗废物的垃圾袋中。所有参加清除溢出物的人员的个人防护用具都应丢置在化疗废物专用一次性容器中和专用的垃圾袋中,等待处理。

(3)生物安全柜内溢出的处理:若生物安全柜内药物的溢出体积≤150ml,其清除过程同上少量和大量的溢出。若在生物安全柜内的药物溢出＞150ml,则在清除掉溢出药物和洗完溢出药物的地方后,还应对整个生物安全柜的内表面进行额外的清洁,以防留下安全隐患。其处理过程如下:

1)使用工作手套将所有碎玻璃放入位于安全柜内的防刺容器中。

2)安全柜的内表面,包括各种凹槽之内,都必须用清洁剂彻底清洗;当溢出的药物在小范围或凹槽中时,额外的清洗也是需要的。

3)如果高效过滤器被溢出的药物污染,则整个安全柜都要封在塑料袋中,直到高效过滤器被更换。

2. 某院静配中心化疗药物溅出或溢出应急预案

(1)化疗药物溅出并接触人体时的应急预案:

1)移去已污染的个人防护用具和/或衣物,注意避免继续播散。

2)如果发生手或手套严重污染,立即脱去手套,以肥皂水洗手。

3)若眼睛接触到化疗药品,应撑开眼睑用水冲洗受累的眼睛至少 15min。

4)参考该药品的安全说明以获得相应的指导。

5)呈报部门负责人,必要时到急诊室诊治,并由员工所在部门上报网上"异常事件报告系统"。

(2)化疗药物大量溢出应急预案:由接受过训练的专业人员负责清除化疗药物的泄漏。

1)立即于污染区域设立醒目警示标识。

2)穿戴个人防护用品。

3)以吸水纸覆盖污染区域。

4)用小畚斗、刷子扫地扫净玻璃碎片,并倒入专用垃圾袋中。

5)从外周向中心清洁污染区域 3 次。

6)使用清洁剂清洗并用水冲洗至少 3 遍,最后用酒精擦拭。

7)脱去个人防护装置并置于垃圾袋中,封紧袋口并将其放入黄色垃圾袋中。

8)初步处理泄漏区域后,上报质管科网上"异常事件报告单"。

9)通知清洁部继续清扫溢出区。

(3)化疗药物溢出包及使用单元配备:

1)溢出包中物件包括:一件隔离衣、一双鞋套、两双手套(一双 PVC、一双乳胶)、一个防化口罩、两块塑料背面的垫子、一包手纸、一个黄色垃圾袋、一顶圆帽、一副护目镜。

2)溢出包的放置位置:化疗调配间架子上;配送化疗药物时,配送车随车配备一个溢出包;有化疗药物使用的临床科室治疗室内。

(二)锐器伤应急处理预案

静配中心人员与注射器、安瓿等锐器接触频繁,且每次集中调配大量补液,劳动强度大,工作节奏快等,易引起疲劳、烦躁、注意力分散,造成皮肤、眼睛尤其是手部的意外划伤、刺伤等锐器伤害,是静配中心常见的损伤,需采取应急处理办法和加强防范措施。

1. 应急处理办法

(1)立即脱下手套,用生理盐水冲洗伤口。

(2)将伤口中可能残留的碎玻璃清除干净。

(3)由伤口近心端向远心端轻轻挤压,尽可能挤出损伤处的血液。

(4)用 75%酒精或 0.5%碘伏,对创面进行消毒,并包扎伤口。

(5)情况严重者,紧急包扎处理后转往相关科室治疗。

(6)报告部门或科室负责人,必要时填写医务人员锐器伤登记表。

2. 锐器伤的防护

(1)调配人员在戴手套前,手指用橡皮膏包裹,再戴手套。

(2)严格遵守操作规程。操作时,开启药物瓶盖应用开瓶器,不要直接用手掰。打开安瓿时,先用砂轮划安瓿颈部,再用 75%酒精擦拭,垫以无菌纱布绕安瓿颈部折断,以防玻璃划伤手指。

(3)掌握锐器和废弃物的正确处理方法,不用手直接接触使用后的针头。使用后的针头直接投入耐刺、防渗漏的容器里。

(4)操作中保持足够光线,防止疲劳工作,规范操作行为。

三、环境或设施设备突发事件及应急处理预案

静配中心是医院药剂科各部门中设施设备使用最多、环境和区域划分最为复杂的部门。净化空调系统、生物安全柜和水平层流层、药品冷藏柜、专用电梯、通信设施、各种信息系统的硬件等,正常工作时间一旦发生故障或者水、电等基础支持设施发生突发事故以及火灾、污染等环境安全事故等均会影响输液的集中调配,往往会导致临床不能及时用药,严重时甚至会引发用药错误等不良事件。因此,针对上述环境或设施设备突发事件静配中心需要制定切实可行的应急处理预案。以下是某院在通过 JCI 标准评审时制定或完善的部分相关应急预案,可供参考。

(一)净化空调系统故障应急处理预案

为保障静配中心净化空调系统正常工作,有效防控故障发生或减少故障造成的影响,静配中心员工除了做好该系统的日常维护工作之外,还需制定故障发生时的应急处理预案。

(1)静配中心设有专门的净化空调系统管理员,负责系统的日常维护、故障初步排查,以及发生故障时与维修人员的沟通联系。

(2)输液调配过程中如发生净化空调系统故障需做好如下应急处理:

1)立即停止调配间内的输液调配,需通报静配中心负责人或直接联系净化空调系统维修人员。

2)初步排查,如预计短时间内可以恢复运行,则等待修复后恢复工作。及时通知病房告知输液延迟情况,取得临床理解。

3)初步排查,如预计短时间内无法恢复运行,则所有调配人员暂离调配间,到休息室等待。一方面及时通知病房告知输液延迟情况,另一方面则按病区分别打包药品,送至病房由病房护士调配。

4)登记上报异常事件。

5)净化空调系统故障应急处理流程见图8-5;净化空调系统常见故障判断与排除方法见表8-2。

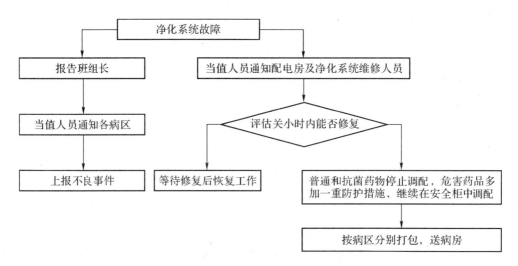

图 8-5　净化空调系统故障应急处理流程

表 8-2　净化空调系统常见故障判断与排除方法

故障现象	可能原因	解决方案
压差减小	无送风	检查送风机
	送风不足	检查空调风机是否开大
	风管堵塞或脱落	检查风管是否堵塞或脱落
	新风过滤网堵塞	清洗或更换
	中效过滤网堵塞	更换中效过滤网
	高效过滤网堵塞	更换高效过滤网
	排风增大	关小排风阀门

续表

故障现象	可能原因	解决方案
压差增大	排风未开	检查排风机是否开
	新风过滤网脱落	更换新风过滤网
	新风阀门开得过大	关小新风阀门
	中效过滤网穿破	更换中效过滤网
	排风减小	开大排风阀门
空调效果不好	空调故障停机	联系供应商
	送风小	清洗更换过滤网
	空调室外机脏	清洗
	空调过滤网堵塞	清洗过滤网
	制冷剂少	添加制冷剂
风机箱或风管滴水	进风口被杂物堵住	清洗障碍物
	过滤网堵塞	清洗更换过滤网(包括回风滤网)
	净化风机未开,只开空调	开启风机
	风管保温脱落	做好保温

(二)信息系统故障应急处理预案

信息系统好比神经网络,应用于静配中心日常工作的各个环节,医嘱审核、批次划分、输液标签打印、仓内核对与计费、仓外核对与打包、配送与临床接收等对信息系统均有不同程度的依赖。因此,信息系统故障将对静配中心造成的突发困难,严重时会对临床治疗工作造成严重的影响。静配中心自启用开始就要制定信息系统故障应急处理预案。

发生信息系统故障时,应立即通知医院信息中心进行修复,并根据评估的故障严重程度、修复需要的时间采取不同的处理措施,同时立即告知部门负责人,安排通知临床输液配送延迟或配送模式暂时调整等事宜,以期取得临床的理解,让临床采取相应的应急处理措施。图8-6是某院静配中心信息系统障碍时的应急处理流程。

(三)停电应急处理预案

(1)计划内停电:接到停电通知后,根据其停电时间评估是否影响配药,如果影响则应提前通知病区,做好解释工作,将药品按时间、科别分类包装,送至病区请其自行调配。冷藏药品做好是否别处储存的准备。

(2)计划外停电:如在药物调配过程中停电,应立即与有关部门联系,询问停电原因,短时间内(30min)可恢复的,待供电恢复后可重新开始配药,否则应将未调配的药物按科别包装送至病区,请病房自行调配。信息系统和净化系统采取故障应急处理预案,冰箱内药品转移至其他正常运行的冰箱/冷库。

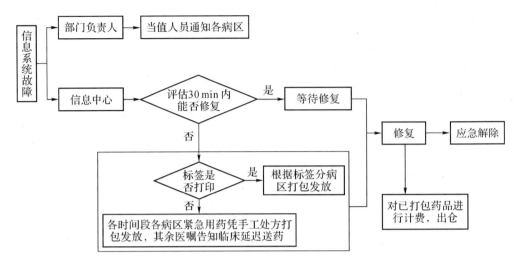

图 8-6 某院静配中心信息系统障碍应急处理预案

（3）停电期间应加强巡视，同时做好防火防盗准备。

（4）静配中心应储备有应急照明灯和手电筒若干。

（5）停电应急通信一般包括医院有关部门电话、科室负责人、部门负责人及具体负责药师等。

静配中心意外停电应急预案处理流程见图8-7。

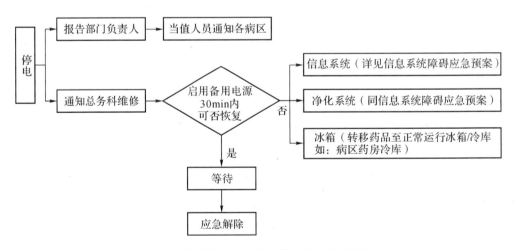

图 8-7 某院静配中心意外停电应急处理流程

(四)火灾应急处理预案

静配中心用电较多，因此比其他药学部门存在相对较多的火灾隐患。为了防止突发火灾事故对静配中心员工造成危害，减少火灾对静配中心正常工作造成影响以至于对临床正常治疗秩序产生不利，静配中心非常有必要学习和掌握消防安全知识，加强演练，同时按照救援、报警、限制、疏散(RACE)流程制定火灾应急处理预案。某院静配中心火灾应急处理流程参见图8-8。

分工明确是静配中心应对火灾突发事故时的处理要点，以下是某院静配中心火灾分工方

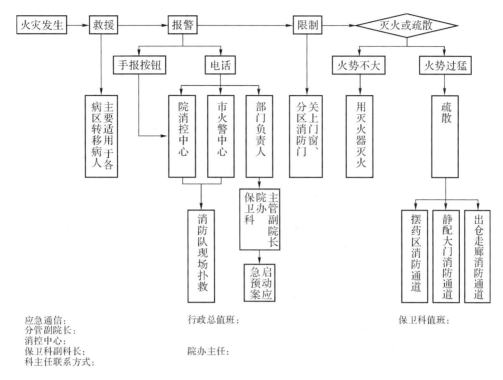

图 8-8　某院静配中心火灾应急处理流程

案和应急程序：

（1）保卫科、药剂科主任、静配中心组长组织分工并灭火。救援工作的人员分工，包括指定报警人员、灭火人员，关闭门窗、电源的人员和转移、看护药品的人员。

（2）报告火情。立即向保卫科、医院办公室、主管副院长汇报。

1）科主任向主管领导进行汇报。

2）指定的报警人员首先要按下消防手动报警按钮，同时向医院消控中心报警，火势无法控制时向"119"报警。报警时应讲清单位、地址、部门、起火部位、火势大小、燃烧物质和有无人员被困等。

3）保卫科接到报警后，立即派安保人员携带灭火设备赶往现场。安保人员到达现场后协助转移药品及财物，用消火栓进行灭火，并维持现场秩序，确保抢救通道畅通。同时，保卫科通知医院办公室，启动火灾应急预案，报告院领导，并立即成立应急指挥部。

（3）判断火情状况，条件允许下转移药品并指挥人员疏散。

1）指定人员组织转移药品，对于毒、麻、精、贵重等药品优先转移至规定区域，并指定人员进行看管，防止失窃。

2）根据建筑消防路线疏散人员至静配中心楼下空地。

3）当整个区域的药品都转移完毕或根据火情停止进行药品转移时，科主任、静配中心组长要确认火灾现场是否有遗留人员，确认两分区之间的防火门要全部关闭。

四、医院突发事件药事管理应急预案

根据医院突发事件总体应急预案的要求，为确保突发应急事件发生后能迅速处理，保证药学服务质量及医疗救护工作的顺利完成,医院应制定突发事件药事管理应急预案。

1. 组长体系

分管副院长担任医院突发事件药事管理应急预案实施小组组长,药剂科主任等担任副组长,并设立药剂科突发应急事件领导小组,成员包括静配中心负责人。

2. 运行机制

下列情况之一发生时,由分管院长启动突发事件药事管理应急预案:成批伤及灾难性事件突发;群体中毒事件发生;传染病暴发;医院相关预警启动。

3. 住院部药房和静脉用药集中调配中心作为调剂组需采取的措施

(1)负责全院住院患者的药品调剂和有关科室防治药品的发放。如遇预案启动,当班人员应准备好急救药品(某院急救药品目录参见表8-3),紧急调配。当药品短缺时,可到药库及时领用或就近到门诊药房调剂,并告知部门组长。如市场无同通用名的药品,应积极寻找代用品解决问题(药品供应应急预案见图8-9)。

(2)对所有病区实行药品下送制。

(3)传染病区的剩余药品暂不退药回收,需要退费的患者退费不退药,待疫情结束后统一销毁,报损处理。

(4)对员工进行有效防护。

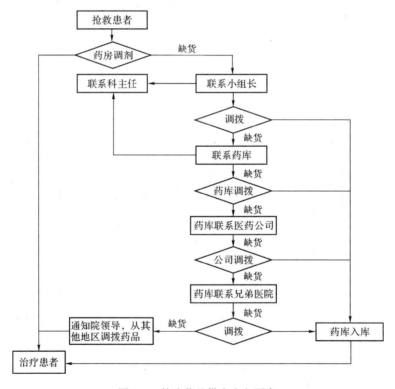

图 8-9　某院药品供应应急预案

表 8-3　某院药剂科常备急救药品目录

药品类别	药品名称	药品规格
一、抗休克的血管活性药	肾上腺素注射液（副肾）	1mg/1ml
	去甲肾上腺素注射液（正肾）	2mg/1ml
二、β肾上腺素受体激动剂	异丙肾上腺素注射液	1mg/2ml
三、抗心律失常药	维拉帕米注射液	5mg/2ml
	普罗帕酮注射液（心律平注射液）	35mg/10ml
	艾司洛尔注射液	200mg/2ml
	盐酸胺碘酮注射液	150mg/3ml
四、局麻药及抗心律失常药	利多卡因注射液	100mg/5ml
五、抗心绞痛药	硝酸甘油注射液	5mg/1ml
	盐酸地尔硫草注射液	10mg/2ml
六、抗心力衰竭药	去乙酰毛花苷注射液（西地兰注射液）	0.4mg/2ml
七、抗休克的血管活性药	多巴胺注射液	20mg/2ml
	多巴酚丁胺注射液	20mg/2ml
	间羟胺注射液（阿拉明注射液）	10mg/1ml
八、降血压药	注射用硝普钠	50mg
	乌拉地尔注射剂	25mg/5ml
九、呼吸中枢兴奋药	尼可刹米注射液（可拉明注射液）	0.375mg/1.5ml
	洛贝林注射液	3mg/1ml
十、平喘药	氨茶碱注射液	0.25g/2ml
	吸入用沙丁胺醇溶液（万托林）	100mg/20ml
十一、中枢神经系统抑制药	地西泮注射液（安定注射液）	10mg/2ml
	氯丙嗪注射液	50mg/2ml
十二、抗过敏及中枢抑制药	异丙嗪注射液（非那根注射液）	25mg/2ml
十三、糖皮质激素	地塞米松注射液	5mg/1ml
	注射用甲泼尼龙琥珀酸钠	40mg/ml
	注射用甲泼尼龙琥珀酸钠	500mg/7.8ml
十四、M胆碱受体阻滞剂	阿托品注射液	5mg/1ml
	阿托品注射液	0.5mg/1ml
十五、解痉药	山莨菪碱注射液（654-2注射液）	10mg/1ml
十六、抗惊厥药	25%硫酸镁注射液	2.5g/10ml
十七、肌松剂	维库溴铵注射液	4mg/支

续表

药品类别	药品名称	药品规格
十八、镇静剂	咪达唑仑注射液	10mg/2ml
	丙泊酚注射液	200mg
	丙泊酚注射液	500mg
十九、钙补充剂	5％氯化钙注射液	1g/20ml
	10％葡萄糖酸钙注射液	1g/10ml
二十、碱性药,纠正酸中毒	5％碳酸氢钠注射液	250mg/瓶
二十一、脱水和利尿剂	呋塞米注射液(速尿)	20mg/2ml
	20％甘露醇注射液	50g/250ml
	甘油果糖注射液	250ml
二十二、促凝血药	氨甲苯酸注射液	100mg/10ml
	注射用人凝血因子Ⅷ	200u
	注射用人纤维蛋白原	0.5g
	注射用凝血酶原复合物	200u
二十三、呼吸道及消化道止血	垂体后叶注射液	6单位/2ml
二十四、抗凝剂	肝素钠注射液	12500单位/2ml
二十五、解毒药	盐酸纳洛酮注射液	0.4mg/1ml
	亚甲蓝注射液	20mg
	氯解磷定注射液	500mg/2ml
	二巯基丙磺酸钠注射液	125mg/2ml
	注射用硫代硫酸钠	0.64g
	依地酸钙钠注射液	5ml
	氟马西尼注射液	0.5mg
	乙酰半胱氨酸注射液	4g/20ml
	抗蝮蛇毒血清注射液	6000u
	抗五步蛇毒血清注射液	2000u
二十六、水、热量、电解质	50％葡萄糖注射液	5g/20ml
	复方氯化钠液	500ml
	0.9％氯化钠注射液	250ml
	10％氯化钾注射液	10ml
二十七、扩容剂	右旋糖酐-40葡萄糖注射液	500ml

典型案例——维生素 C 注射液医嘱错输成长春新碱注射液的不良事件

二维码 8-4
典型案例

参考文献

[1]管海燕,卢来春,孟德胜.JCI 标准在医院药品质量管理中的应用[J].中国药房,2011,22(41):3875-3878.

[2]张旭,吴晓彧,汪宇.我院静脉用药调配中心成品输液质量管理实践[J].中国药房,2015,26(10):1373-1376.

[3]合理用药国际网络(INRUD)中国中心组临床安全用药组,中国药理学会药源性疾病学专业委员会,中国药学会医院药学专业委员会药物.中国用药错误管理专家共识,2014.

[4]罗秀,潘川.美国的医疗差错报告制度及借鉴意义[J].中国医院管理杂志,2015,6(229):26-28.

课堂互动

查阅相关输液不良事件,并设计处理方法。

练习题

一、单选题

1.溢出包中没有下列哪项　　　　　　　　　　　　　　　　　　　　　　　　　(　　)

　　A.隔离衣　　　　　B.鞋套　　　　　C.圆帽　　　　　D.护目镜　　　　　E.防渗漏防护垫

2.用药错误分为 9 级,下列哪项属于发生错误,但未造成患者伤害　　　　　(　　)

　　A.A 级　　　　　B.C 级　　　　　C.E 级　　　　　D.G 级　　　　　E.I 级

二、填空题

在所有危害药品准备、_____、施用、_____和_____的地方都应准备有溢出包。

三、名词解释

用药错误

四、简答题

1.用药错误与药物不良事件、药物不良反应的关系。

2.危害药品少量溢出的处理方法。

五、综合题

1. 试述锐器刺伤后处理的方式。

2. 在所有的危害药品的准备、配发、施用、运输和丢置的地方都应准备有溢出包。试分析包中应备有哪些东西。

（张国兵　吕良忠）

第九章

静脉用药集中调配中心信息化管理
和自动化技术应用

 学习目标

1. 掌握静配中心信息自动化的实际应用和前景。
2. 熟悉静配中心的信息管理应用需求。
3. 了解信息化管理的基本建设和内容要求。

二维码 9-1
教学 PPT

静脉用药集中调配中心工作的顺利开展离不开信息化和自动化技术的支撑。静脉用药集中调配中心工作量非常之大,人员也多,且要求在短时间内完成大量的调配及相关工作,如医嘱审核、药品的排药、核对、调配、出仓核对、配送等。在各个相关环节都需要信息化的嵌入,需要专门的适合本院流程的 PIVAS 软件系统来帮助调配中心工作人员提高工作效率,提高工作的准确率。同时自动化技术的应用大大降低了工作人员的工作强度。信息化管理和自动化技术的应用也是医院精细化管理的需要。

医疗机构在筹建静脉用药集中调配中心时,需考虑设计工作流程方案,同时也应该同步设计 PIVAS 信息系统及自动化技术的应用。本章对 PIVAS 软件系统的构成及功能和自动化技术在静脉用药集中调配中心的应用及注意事项进行描述,以供大家参考。

第一节　信息系统的功能模块

PIVAS 信息系统分为基础功能模块与辅助完善功能模块。基础功能模块是 PIVAS 完成调配时不可缺少的部分。

一、基础功能模块

(一)医生站医嘱录入及护士站核对发送

医院设立 PIVAS 是一个新项目,医生、护士习惯原有的 HIS 操作,故软件系统的设计原则是尽可能不改动原有 HIS 程序和使用习惯,而 PIVAS 项目的开展毕竟跟之前在护士站由护士来调配有很大的区别,往往护士在等待静配中心配送过程时心中没谱,不如以往住院药房把药物已经提早送至护士站,什么时候使用什么药品,按照医生护士的老习惯很顺手。一旦手边没有了药品,到用药时间点配送来一袋成品,特别患者医嘱较多时护士不知道接下来会送哪一份,或者接下来是否还有药品都是疑问。医生也是,在改动医嘱的时候,需要了解医嘱的执行情况、执行的次数等。只有让医生、护士了解新系统与之前系统的差异,如医生站、护士站、静配中心调配药品状态查询功能,按照护士站发送医嘱的时间生成在哪批次、用药批次相对应的用药时间、不同的时间点开具医嘱生成的用药次数是不同的等,并很好地利用到工作中来,对医生、护士来说工作才会更顺手,因此对医生、护士进行简单的培训也是必不可少的。

要求医生规范录入医嘱,医生在录入医嘱时原则上不对计算机自动生成的药品数量进行更改,最好不手工进行更改,以免手工计算造成失误。如某药物单剂量 5mg,开具 10mgQ8H,则电脑自动会生成 6 支,医生手工去修改的数字都是错误的。医嘱按照组录入,以便合理用药软件系统对溶媒及药物浓度等进行审核以及生成标签。合理用药软件系统在医生站开具医嘱时首先在源头上做合理控制,超说明书用法的医嘱已被控制,对于不合理医嘱在医生站界面被提醒不能够保存及发送医嘱,这样大大减少了不合理医嘱的产生及减轻审核药师的工作量,提高了医嘱的正确率。

按照之前习惯,护士站护士会对医生下达的医嘱进行审核再发送至药房。对于以全部静脉药物医嘱调配为模式的医院来说,护士站清楚静配中心批次编排节点非常重要,这是因为批次编排是以护士站医嘱发送至静配中心的时间来计的,故护士站及时审核医嘱、及时发送是关键。只有医嘱及时发送至静配中心,静配中心才能及时把调配药品送达。当然,对于由医院自动发送另当别论。表 9-1 是某院批次编排、用药时间、配送时间安排表。护士在充分了解批次编排规则后,才能更合理地安排自己的工作。

表 9-1　某院批次编排、用药时间、配送时间安排

批次名称	医嘱接收截止时间	用药时间	配送时间	是否调配
1 批	7:00	9:00	8:00	是
2 批	8:30	10:00	9:30	是
3 批	9:30	11:00	10:30	是
A 批	10:30	12:00	11:30	是
B 批	11:30	13:00	12:30	是
4 批	13:00	15:00	14:00	是
5 批	15:00	17:00	16:00	是
6 批	17:00	19:00	18:00	是
7 批	19:00	22:00	19:30	否

(二)医嘱的审核与批次核查

静脉用药集中调配中心药师通过中心系统进行医嘱接收,按照卫生部《静脉用药集中调配质量管理规范》对静脉输液处方或医嘱进行审核,确认其正确性、合理性与完整性。静脉用药集中调配中心按照药品作用进行审核分为三种情况。

(1)普通药品医嘱通过合理用药软件系统完成审核。医嘱审核的内容有浓度的计算(如高危药品氯化钾)、溶媒的选择(如奥铂不能用氯化钠做溶媒)、给药途径的控制(如某些药物只能

静脉注射而不可以静脉输注)、某些药物的初溶需要特殊的溶媒(如伏立康唑需要注射用水初溶后才能冲入输液中)等。这些需要审核的内容依靠人工是不可能完成的,只能通过软件控制。如图 9-1 所示为某院审核软件初步审核图。审核结束不合理医嘱打回医生站需要医生重新开具。

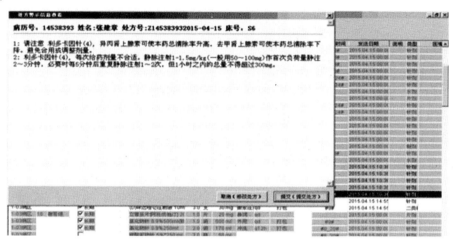

图 9-1　某院审核软件初步审核

(2)危害药品首先经合理用药软件系统与普通药品一起进行初步审核,然后由专门的有危害药品审核资格的审核药师结合患者的生化指标进行逐条审核。或者医疗机构有专门针对危害药品的软件进行审核与药师人工逐条审核相结合。

(3)全肠外营养液(TPN)包括蛋白质(氨基酸)、糖类、脂肪乳、电解质、微量元素及维生素。临床上 TPN 主要用于不能通过胃肠道摄取营养物质的危重患者。TPN 医嘱的审核也是在经合理用药软件系统初步审核后,由专门的 TPN 软件审核。由于 TPN 医嘱成分多,所以审核更加复杂,需要审查的项目众多,考虑的因素也多,如医嘱成分的各种计算(如电解质的浓度及其电解质对 TPN 的影响)、液体补给、热量供给、渗透压、热氮比、糖脂比、配伍禁忌等问题。在 TPN 中加入的药品品种较多,加入的各种药物间的相互作用及稀释比例也在重点审核之中。所以,TPN 仅靠人工审核难度较大,当然,研发专门针对 TPN 审核的系统模块对药师来说工作会变得更轻松。

医嘱审核结束进入批次编排审核,一般静配中心软件系统按照各自医院的实际使用习惯开发批次编排规则器,指定临床用药习惯,兼顾一些特殊用法自动生成批次。审核药师审核是否有特殊需求的项目而批次编排规则器不能解决、需要手工操作的,也解决一些临床临时交代的方面,如某患者临时检查回不来需要批次延后等。

批次编排检查结束进行瓶签的打印。根据调配需要结合临床需求设定打印规则进行瓶签的打印。打印规则需要考虑药品的属性,如冷藏药品的处理(打印次日医嘱时筛选出冷藏药品,冷藏药品在当天打印即可)。打印时需要考虑调配仓的选择,如危害药品、抗生素药品需要进的调配仓,药品调配时是按照同病区药品放在一起排列一起调配还是按照全部病区相同的药品放在一起排列,选择模式不同打印设置也不同。某院瓶签打印筛选如图 9-2 所示。

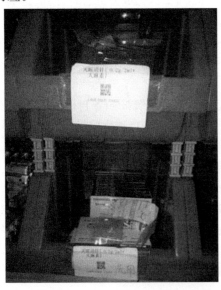

图 9-2　瓶签打印筛选

(三)摆药和核对

按照《静脉用药集中调配质量管理规范》中的操作规程规定:摆药时确认同一患者所用同一种药品的批号相同。在实际操作中需要做到这一条有一定困难,而在摆药环节增加了二维扫码可以实现这一要求。增加排药环节的扫描库存药品的二维码还用来跟踪查询患者在某时间使用的某药物的批号,特别是患者在发生药物不良反应后更容易批号的查询。

下面以某 PIVAS 为例来说明按照药品批号摆药。标签打印后用智能摆药车进行排药,排药前药品货架的每一药品的每一个批号都生成一个二维码,在排药时首先进行摆药人员的工号扫描录入,然后用无线扫描枪扫描需要摆的药品的二维码(图 9-3),按照智能摆药车每个格子亮灯显示需要摆药的数量及显示屏显示单药品总数量完成摆药。每份药品需要医嘱输液标签与之对应。

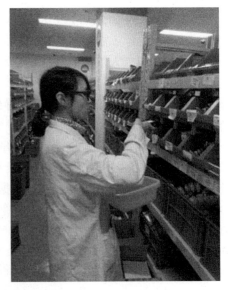

图 9-3　货柜上药品的二维码

根据《静脉用药集中调配质量管理规范》规定:输液标签即经药师适宜性审核的处方或用药医嘱,汇总数据后以病区为单位,将医师用药医嘱打印成输液处方标签的简称。输液标签上需要标明患者姓名、病区、床号、病历号、日期、调配时间、用药时间、批次、编号、过敏性实验的结果标识、特殊滴速、避光滴注、特殊用药监护等。某患者的输液标签如图9-4所示。

标签需要一定的耐水性,在PIVAS内通常酒精使用较多,在喷洒时易溅到输液标签上导致标签脱落及字迹模糊。在输液标签内容上需要注意的是:

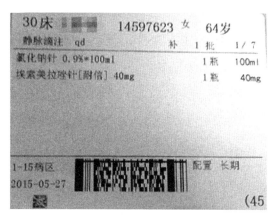

图9-4　输液标签

1. 二维码清晰

科室在接收药品时经掌上电脑(PDA)扫描每一袋输液,确认接收完成后,对患者进行药物治疗时在床边对患者的腕带与药品条码进行扫描以再次确认患者信息与药品信息是否一致。

2. 注明页码

输液标签大小有限,有时单张输液标签打印不了一组医嘱,需要多张完成,则在输液标签上标注第几页共几页,方便药师贴签核对及护士核对。

排药完成后药师在电脑模块或者掌上电脑(PDA)确认每份药品核对正确,扫描二维码进行确认,在扫描时可以检查医嘱是否停止,同时记录核对人员。

(四)调配

临床医生根据患者病情变化随时都在调整用药,所以要求静配中心系统充分利用二维码的优点,每份医嘱在调配前先刷调配人员工号(可以转换成一维码),记录调配人员,然后刷药品条码,系统检测医嘱的变化,系统检测到停止的长期医嘱或者取消的临时医嘱时马上在系统界面显示"不需要调配"提醒,若医嘱正常则记录调配开始时间。

仓内系统软件安装在普通电脑上操作稳定性比较好且反应速度比较快,需要每个操作台一人一台,如果一个操作台安排两人调配,那么一个操作台需要安装两台电脑。普通电脑都由风扇排热,如果调配仓内安装过多的电脑,则会影响调配仓内层流。如果安装电脑过少则调配人员需要来回刷条码的次数增加,也会对层流有一定的影响。若仓内改用PDA,则会减少对仓内层流的影响,但是对无线信号的稳定性要求较高。基于上面原因,我们考虑用工业级的一体机、无风扇、固态硬盘比较适合。

(五)出仓核对与配送

根据《静脉用药集中调配质量管理规范》,出仓核对要求如下:

(1)检查输液袋(瓶)有无裂纹,输液应无沉淀、变色、异物等。

(2)进行挤压试验,观察输液有无渗漏现象,尤其是加药处。

(3)按输液标签内容逐项核对所用输液和空西林瓶与安瓿的药名、规格、用量等是否相符。

(4)核对非整瓶(支)用量的患者的用药剂量与标示是否相符。

　　对以上检查确认无误后，需要核对者签名或盖章。签名或盖章在输液标签上也只能短时间内保留，在 PIVAS 的信息系统出仓及配送模块加入二维码的扫描录入，有效地记录了出仓核对人员及配送人员的工作量，为 PIVAS 开展绩效考核打好基础。出仓核对后大批量按照药品顺序排列调配的输液还需要分拣到病区，此操作也利用二维码技术，进行分拣配送的同时又处理了床位变动导致的输液标签的重新打印工作。图 9-5 为转床提醒页面。

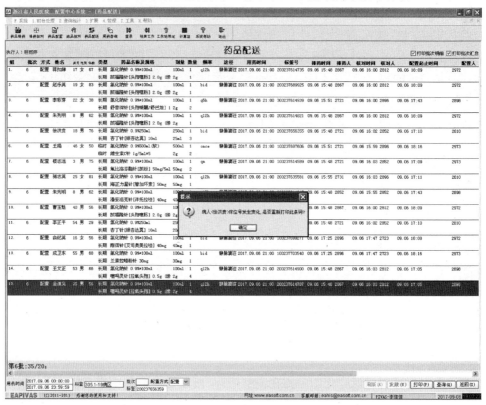

图 9-5　转床提醒

(六)PIVAS 的药品管理

PIVAS 的药品管理分为：

1. 领用管理及退药管理

　　根据《静脉用药集中调配质量管理规范》中的操作规程规定：领用的每种药品按批号及有效期远近分开堆码，建立电子信息管理系统。处方或用药医嘱打印成输液标签，并在完成调配操作流程后计费，系统自动减去处方组成药品在二级库所存药品数量，做到账物相符，并自动形成药品月收支结存报表。若 PVIAS 在领用时系统模块中增加两个数据的统计显示，则在实际操作中操控性会更好。

　　(1)系统会生成近 7d 或者 10d 的药品用量供领用时做参考，使得领用时更好地做到进出库药品数量平衡，减少药品积压或者造成断货的情况。药品领用生成近期使用数量如图 9-6 所示。

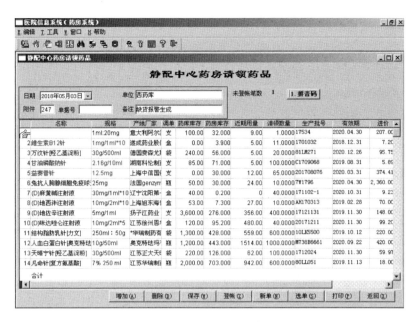

图 9-6　药品领用生成近期使用数量

　　(2)在药品领用表格中增加一列药品批号。根据《静脉用药集中调配质量管理规范》要求，药品使用中要求使用同一批号的药品，在领用药品时可以知道上下两次领用是否同一批次，把上一次领用余下的部分先领出，如果领用入库的药品有好几个批号，则在流程上很难控制同一药品使用同一批号，只有在源头上尽量控制多批号存在。药品领用批号选择如图 9-7 所示。

　　调配药品在调配前发现有停药，在信息系统不产生计费也不减库存。不调配药品有退药时，需要护士站系统录入需要退的药品及选择该患者使用的药品批号，PIVAS 工作人员在核对药品批号及数量无误，保证外包装等不影响使用的前提下进行系统确认。PIVAS 工作人员确认退药，即药品库存自动增加退库的药品数量。

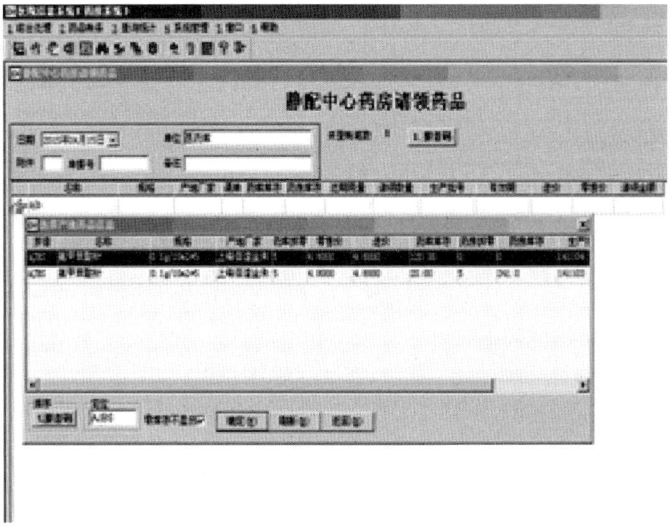

图 9-7　药品领用批号选择

2. 增补药架时批号管理

按照同批号发放药品要求,必须清楚现发放的药品的批号是什么,后面加入的药品批号是什么。在药品用量不是非常大的医疗机构可以选择使用 PIVAS 排药机,排药机的操作系统在每次加药时录入药品批号来跟踪批号。当药品用量大或者无条件使用排药机时(以某医疗机构为例),在每次补充药品时按补充的药品批号等信息打印二维码贴在药品货架处,每次发放都用 PDA 扫描药品二维码,在排同一组药物医嘱时发现同一批号药品不够时,系统自动提醒换新进批号药品。

3. 药品盘点

药品的盘点是药品管理的重要手段之一,即对所有药品进行清点录入系统,系统自动生成理论账目,与工作人员录入的实际数目相比较,若产生盈亏,则查找分析导致盈亏的原因。对麻醉药品和一类精神药品以及贵重药品则每日执行清点制度,发现问题当天解决。

(七)查询及工作量统计

PIVAS 工作流程多、工作量巨大、班次多,当日需要准备第二天一早的医嘱,所以整个流程跨度长、经手人员多。在此前提下需要完善的查询系统来配合 PIVAS 的工作,能按照多个条件查询整个流程。图 9-8 是某医疗机构 PIVAS 流程查询界面。PIVAS 人员较多,根据江海东对全国 79 家 PIVAS 人员的调查,显示人均调配量为 95 袋,按照三甲医院普通 6000 袋的调配量,调配人员需要 60 人左右。在人员众多的情况下一定需要绩效考核与之挂钩,工作才能有序高效开展。与绩效考核相关的就是各种工作量的统计,系统模块能一一统计。工作量与奖金和年终考核挂钩,人员的积极主动性自然而然得到发挥。图 9-9 是某医院调配量统计图。

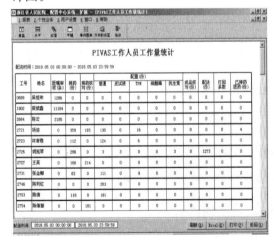

图 9-8　某医院 PIVAS 流程查询

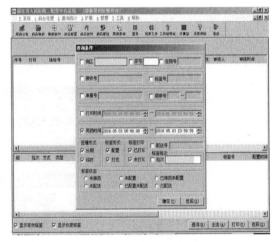

图 9-9　某医院调配量统计

二、辅助完善功能模块

(一) 绩效考核

绩效考核是 PIVAS 的一项重要工作。PIVAS 的管理者依赖信息系统统计数据进行绩效考核。没有信息系统的数据支持,绩效考核也就无从下手。单一的护士调配模式统计较为简单,而全药师工作模式相对复杂,药师工作不是单一地进行充配,而是在流程上所有的工作都需要穿插进行。PIVAS一般早上第一批次最为繁忙,第一批次调配结束后,调配人员相对可以减少,调配药师从调配仓内出来,可做中心的另外工作,如排药、排药核对、出仓核对等,这需要我们能按照工作量及所在工作份额进行统计,把一天八小时工作的份额转换成一个工作参数,容易比较。

又如调配,不能只按照调配的份数进行计算,这是因为每一份药物调配所需的时间有长有短,调配所需的技术难易度也不同,如 TPN 的调配、危害药品的调配。这种差异都需要在统计中体现出来,需要统计之前做好系统药物属性的设置,如药物化液难易度跟所调配药品数等都相关。

总而言之,绩效考核能有效提高工作人员的积极性,提高工作效率,把静配中心的工作做得更好。

(二) 排班系统

PIVAS排班系统不外乎体现以下两点:①体现公平公正性。PIVAS内部人员较多,为减少不必要的纷争一定要在排班上体现公平、公正。②实现时间安排合理化,对系统的要求有:给出条件,如总人数,在固定时间段需要几人,按照 4 周或者大于 4 周给出周期性排班方案。给出周期性的排班时休息日也得兼顾,如周末休轮流;不能周末休息的人员在周一至周五的 5 天内休息也要有轮流。

排班系统在每个班次及每个休息日上体现出公平性,使每一位 PIVAS 人员都有主人翁精神对待自己的工作。

(三) 批号跟踪

药品从医药公司出库到医疗机构药库入库都有严格的批号管理,从医疗机构药库出库至PIVAS或者药房也严格按照批号出库。在没有信息系统支持的条件下是不能做到批号跟踪的,只有在静配药品全流程扫描情况下才能做到药品批号的跟踪对应,患者使用哪一天哪一组药品的批号会有对应且记录。患者使用药品批号记录查询如图 9-10 所示。

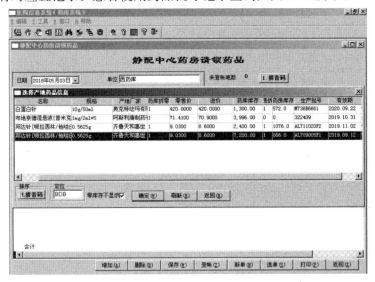

图 9-10　患者使用药品批号记录查询

(四) 药品冷链系统

冷藏药品是一种特殊的药品,在生产、经营、使用过程中由于多种因素随时可能导致药品效价降低或者变质。医院作为药品的主要使用单位,从药品的入库到临床应用,冷链系统是最关键、最重要的一环。信息化在冷链系统中应用,可以实现 24h 随时随地监控药品的温度、是否有异常发生。

在药品仓库、阴凉库、冷库、冰箱都放置温度湿度测量仪器,仪器通过无线设备发送数据至互联网终端,反馈到监控界面,按照我们需要的温湿度上下限设定超标报警,发送短信至监控人员的手机上(图 9-11),及时解决问题。所有历史数据都可以查询,实时监控不断刷新(图 9-12)

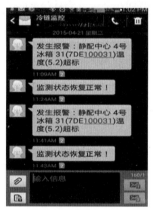

图 9-11　冷链监控报警

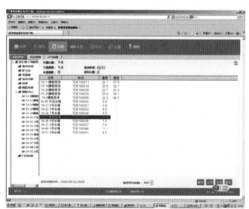

图 9-12　冷藏药品实时监控

第二节　自动化技术应用

二维码 9-2
微课视频
自动化技术

随着科技的发展,自动化与信息化技术越来越多地应用到 PIVAS 的各项工作中,提高 PIVAS 的工作效率,减少 PIVAS 的工作差错发生。本节就 PIVAS 用到的一些设备做一介绍。

一、自动化排药设备

排药是 PIVAS 中工作量最大的工作之一。某医疗机构引进自动化排药设备(又称针剂自动化排药机),如 Yuyama APS-MK Ⅱ 全自动整列型和 YS-APR-72 全自动散装式针剂摆药机,可以分别实现 312 个和 371 个品种的分发,日接医嘱量为 3000 组,主要用于 5～20ml 容量的注射剂的排药。该设备由五个部分组成(供筐机、整列摆药机与散列摆药机、打印机、码筐机、储药盒),每小时可以处理 300 组医嘱。

二、智能排药车

图 9-13 是某医院与和洽公司共同开发的智能排药车。依靠条形码技术,在排药时通过医院信息系统(HIS)把信息传给智能排药车,智能排药车按照药物医嘱的份数对应排药车格子

号信息,通过无线扫描枪扫描药架上药品的二维码来排药。一车药物排好后进行输液标签的打印即完成排药。该智能排药车由以下几部分组成:电脑、扫描枪、打印机、充电电池。智能排药车可以大大提高排药的准确率。

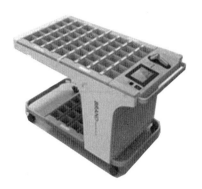

图 9-13　智能排药车

三、条形码技术

条形码技术是在图形识别技术和计算机技术的基础上发展起来的,是迄今为止最成功的自动识别技术之一,可显著提高工作效率。目前,条形码技术主要包括一维码和二维码(2-dimensional barcodes)技术。一维码外观上是由黑白相间、粗细不同的矩形条纹构成。二维码是按一定规律在平面(二维方向)上分布的黑白相间图形记录数据信息。二维码在外观上由黑白相间、粗细不同的点阵图形组成。

二维码比一维码涵盖信息容量大,容错能力强,二维码损毁面积达 50% 仍可恢复信息。二维码制作成本低,普通针式及普通激光打印机都可以打印。基于二维码的特点可以在 PIVAS 中发挥强大的作用,用于绑定批号的标签生成,PIVAS 流程中排药、排药核对、调配计费、成品核对及配送。利用二维码可记录每一环节的操作人员及时间等。在需要精细化管理的今天,二维码在静脉药物集中调配中心的使用可以使调配中心工作全流程得到监控,便于查询。

四、无线网络及无线手持终端

PIVAS 的每一环节都在计算机网络支持下完成,也就是说离开了计算机网络 PIVAS 的运作不可能完成。一般 PIVAS 由于流程及净化需要,场地相对原来的住院药房要大得多,在无线网络发达的今天,PIVAS 内布置无线网络的优势大大显现。PIVAS 内的无线网络通过路由器与医院信息系统(HIS)相连,或者通过路由器与 PIVAS 局域网连接。

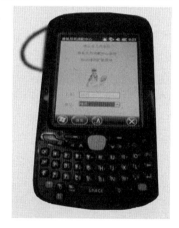

图 9-14　无线手持式终端

无线网络布置、无线手持式终端 EDA 或者 PDA 的使用为工作带来了便携性及移动性,工作效率也大大提高。如图 9-14 所示无线手持式终端 PDA。在有线网络故障时便携式无线手持终端还可以应急使用。

五、智能摆药系统

由苏州大学附属第一医院与苏州艾隆科技有限公司合作开发的智能摆药系统由统排机(图 9-15)、单排机、贴签机、盘点识别机、智能输液架和分拣机组成。

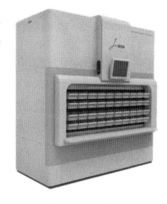

图 9-15　统排机

统排机占地 5m²,可以放 240 个药盒,所需药品用红色指示灯转运至工作人员面前,把以前的"人找药"转变为"药找人"。同时记录药品的进出时间及库存管理。

单排机,在工作流程上选择以患者个体医嘱为单位的排药方式,是单排模式的好助手,自动将针剂药品按医嘱信息传送至出药口。设备可转载60～270个药品品种。单份医嘱排药速度上肯定没有统排机快。

贴签机,实现对溶媒的自动化贴签功能,取代手工操作,提高工作效率和准确性。

全自动盘点识别机用于配合药房拆零针剂类药品,采用物联网技术自动识别针剂类药品信息(药品名称、规格、产地等),用于库存药品盘点,出药辅助,自动核排。其高效准确,严格控制盘点误差率。该设备自带UPS电源,可持续工作8h。

智能输液架用于大输液、大包装药品的智能化存取;溶媒汇总,贴签辅助;根据药品的储存使用情况,可以自由组合不同规格大小。电子输液架收到补(取)药信息后,系统自动提示该药品所在的位置和数量,提示药师补药或者取药。

分拣机用于将出仓核对后的输液成品自动准确地分拣至相应病区的药箱;根据病区数来制定药箱数;使用该设备可以减少人工,提高工作效率,提高分拣准确率,简化工作流程。2015年大家公司的智能分拣设备也推向市场,其占地面积较大,比较适合新造的PIVAS中心,该设备原理与分拣机相同。

六、智能分拣车

智能分拣车(图9-16)由浙江省人民医院与和治公司合作完成。该智能分拣车配有无线扫描枪和液晶显示屏,连接医院电脑和打印机,用于调配混排模式下输液成品的分病区工作。按照药品顺序排药调配可以提高工作效率。然而在多病区配送时工作量会很大,五个病区的药品混在一起分拣跟三四十个病区混在一起分拣的工作量完全不同,使用智能分拣车可大大提高工作效率。每次扫描某个病区的第一份输液条码,智能分拣车自动按照顺序匹配位置;当扫描第二份输液条码时,智能分拣车上对应的病区箱下面的LED屏亮起,并显示病区号,可以减少很多人力去分病区,提高工作效率,提高准确率。

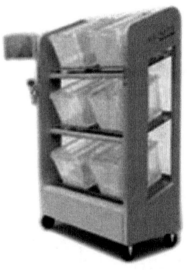

图9-16 智能分拣架

以上都是PIVAS前进步伐中的成果,都是PIVAS人员不断努力的结果。

七、Exactami x2400自动配液系统——TPN自动化调配设备

Exactami x2400自动配液系统(图9-17)由美国Baxter公司出品,主要应用于医院PIVAS,能根据医生的医嘱完成TPN和其他多种溶液的自动混合与调配,为医院静脉调配带来自动、安全、准确和高效。

Exactami x2400自动配液系统调配后的成品袋重量误差小于3%,按体积调配,辅以称量核查,最低调配量为0.2ml。该系统无需额外的电脑和显示器,灵活的系统设置可满足药房的个性化配药需求。

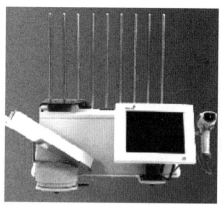
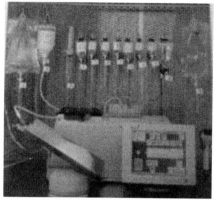

图 9-17　Exactami x2400 自动配液系统

八、双向精密配液泵

双向精密配液泵(图 9-18)是为降低调配人员的工作强度而设计的,减少了配液过程中的人工负担。双向精密配液泵可以精确抽取最小容量为 0.2ml 的溶液,高效并精确地处理各种液体输送和灌注操作。双向精密配液泵可以支持任何规模的调配室,适用于各种类型的PIVAS,操作流程简便(图 9-19)。使用双向精密配液泵,抽取、灌注批量进行,可减少双手劳损,减少频繁的人工穿刺、抽取、灌注工作,减少针刺伤。对于化疗药物等有毒药液,双向精密配液泵可减少溢出、滴落,减少与药物接触。

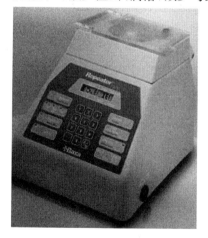

图 9-18　双向精密配液泵

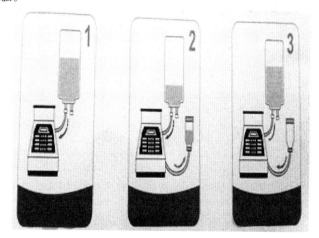

图 9-19　双向精密配液泵操作流程

九、Cytocare 化疗药物自动化调配机器人

Cytocare 化疗药物自动化调配机器人(图 9-20)由意大利 Health Robotics 公司生产,用于静脉用危害药品的全自动配液系统。其全封闭的独立密封舱具有空气处理装置和无菌环境,配液环境经认证符合《美国药典》和《药品生产质量管理规范》的要求。Cytocare 化疗药物自动化调配机器人提高用药安全,多个自动检查程序贯穿整个配液流程,确保药品、稀释剂、计量、浓度、时间、标签以及患者正确。

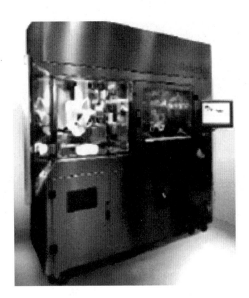

图 9-20　Cytocare 化疗药物自动化调配机器人

典型案例——基于物联网的静脉用药调配中心系统开发与流程再造

二维码 9-3
典型案例

参考文献

[1]刘生杰,郭代红,孙艳.全自动针剂摆药机的引进与应用[J].中国药物应用与监测,2009,6(1):42-44.

[2]于洪远,陈宝荣,邢国征,等.应用双向条码技术提高检验工作效率[J].现代检验医学杂志,2012,27(3):163-164.

[3]黄乐,梁月圆.基于 PDF417 二维码的图像识别技术[J].无线互联科技,2012,9(4):99

[4]Hung J C,Anderson M M.Mayo clinic approaches to meet United States Pharmacopeia ＜797＞ requirements for facility design and environmental controls of nuclear pharmacy[J].Journal of Nuclear Medicine,2009,50(1):156.

[5]艾育华,许能稳,郭丹,等.基于物联网的静脉用药调配中心系统开发与流程再造[J].中国数字医学.2013.8(4):37-39.

课堂互动

信息系统的功能模块是如何组合工作的?

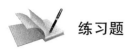 练习题

单选题

1. 下列哪项不是针剂摆药机的特点 （　　）

    A. 全能　　　　　B. 高效　　　　　C. 安全　　　　　D. 快速　　　　E. 准确

2. PIVAS 自动化设备不包括哪项 （　　）

    A. 自动化调剂设备　　　　　B. 条形码技术　　　　　C. 无线网络技术

    D. 电子看板管理　　　　　E. 可视化管理

（赵红英　方晴霞）

模拟试卷

试卷 1

一、单选题(共 10 题,每题 2 分,共 20 分。在备选答案中选出一个最佳答案)

1. 下列哪项属于营养补充剂 （   ）
   A. 氯化钠液　　　　　B. 右旋糖酐　　　C. 甘露醇液　　　D. 氨基酸液

2. 安达美主要成分为 （   ）
   A. 氨基酸　　　　　　B. 维生素　　　　C. 微量元素　　　D. 脂肪乳

3. 静脉营养治疗适应证不包括下列哪一项 （   ）
   A. 营养吸收障碍者　　　　　　　B. 无法恢复的重肝病患者
   C. 代谢亢进状态患者　　　　　　D. 长期昏睡患者

4. 净化工作台里的洁净级别是 （   ）
   A. 百级　　　　　　　B. 万级　　　　　C. 百万级　　　　D. 控制区

5. 世界上第一个静脉用药集中调配中心建于 （   ）
   A. 中国　　　　　　　B. 英国　　　　　C. 意大利　　　　D. 美国

6. 生物安全柜英文简称是 （   ）
   A. BCC　　　　　　　B. BAS　　　　　C. BSC　　　　　D. ANS

7. Ⅱ级生物安全柜按排放气流占系统总流量的比例及内部设计结构分为 （   ）
   A. A1、A2、A3、A4　　　　　　B. B1、B2、B3、B4
   C. A1、A2、B1、B2　　　　　　D. C1、C2、C3、C4

8. 层流净化工作台调配哪类药物 （   ）
   A. 透析输液　　　　　　　　　　B. 危害药品输液
   C. 抗生素输液　　　　　　　　　D. 全营养药物输液

9. 调配一袋无菌、安全和符合要求的液体必须符合四个条件,其中最重要的是哪项 （   ）
   A. 洁净的环境　　　　　　　　　B. 层流工作台
   C. 经过培训的人员　　　　　　　D. 无菌操作技术

10. 调配羟喜树碱宜用何种溶媒稀释 （   ）
    A. 5％葡萄糖液　　　　　　　　B. 0.9％氯化钠液
    C. 氯化钠葡萄糖液　　　　　　　D. 林格液

二、判断题(共 10 题,每题 1 分,共 10 分。正确的打"√",错误的打"×")

1. 调配全营养混合液时脂肪乳剂最初就要加入。　　　　　　　　　　　　　(　　)

2. Ⅱ级生物安全柜都能用于有挥发性有毒化学品和挥发性放射性核素的实验。(　　)

3. 洁净级别一更区为十万级,二更区为万级,洗衣间为万级。　　　　　　　(　　)

4. 医嘱中有不合理处方由药师自行修改。　　　　　　　　　　　　　　　　(　　)

5. 根据住院患者病情变化,需退药的,如药物已经在调配,可拒绝退药。　　(　　)

6. 细胞毒废物用黑色垃圾袋封口。　　　　　　　　　　　　　　　　　　　(　　)

7. 工作台紫外线灯必须与照明一起开着才有消毒效果。　　　　　　　　　　(　　)

8. 抽取安瓿中药液时,取注射器,针尖斜面朝下,靠在安瓿瓶颈口,扣动针栓,抽吸药液。

　　　　　　　　　　　　　　　　　　　　　　　　　　　　　　　　　　(　　)

9. 调配全合一输液时,钙剂和磷酸盐应分别加在不同的溶液内稀释。　　　　(　　)

10. 紫杉醇滴注时采用非聚氯乙烯的输液瓶和输液器,但无须滤过。　　　　(　　)

三、填空题(每格 1 分,共 25 分)

1. 消毒剂按消毒效果分为＿＿＿＿＿＿＿、＿＿＿＿＿＿＿、＿＿＿＿＿。

2. 静脉用药集中调配中心,英文缩写为＿＿＿＿＿＿＿。

3. 玻璃瓶装输液剂的不溶性微粒污染主要来自＿＿＿＿＿＿＿,现逐渐被＿＿＿＿＿＿＿包装替代。

4. 把各种营养物质混合置于一大容器中,这样的混合液叫＿＿＿＿＿＿＿,即为 all in one。

5. 全营养混合液里面主要含有＿＿＿＿＿＿＿、＿＿＿＿＿＿＿、＿＿＿＿＿＿＿。

6. 肠外营养的输注途径有＿＿＿＿＿＿＿、＿＿＿＿＿＿＿。

7. 层流净化工作台根据风向不同,分为＿＿＿＿＿＿＿＿＿＿和＿＿＿＿＿＿＿＿＿。

8. 生物安全柜根据气流及隔离屏障设计结构分为＿＿＿＿＿＿、＿＿＿＿＿＿、＿＿＿＿＿＿。

9. 静脉用药集中调配中心人员由＿＿＿＿＿＿＿、＿＿＿＿＿＿＿、＿＿＿＿＿＿＿组成。

10. 我国医疗废物按照《医疗废物分类目录》分为＿＿＿＿＿＿＿＿＿、＿＿＿＿＿＿＿＿＿、

　　＿＿＿＿＿＿＿、＿＿＿＿＿＿＿、＿＿＿＿＿＿＿。

四、名词解释(每题 2 分,共 10 分)

1. 消毒剂

2. 静脉用药集中调配中心

3. 维持输液

4. 开放窗口

5. 医疗废物

五、简答题(每题 5 分,共 20 分)

1. 简述通风橱、层流净化工作台与生物安全柜的区别。

2. 简述建立静脉用药集中调配中心的意义。

3. 简述全营养输液调配操作步骤。

4. 简述国内外静脉药物调配的发展趋势。

六、综合题(15 分)

用流程图形式来详细说明静脉用药集中调配中心的工作流程。

试卷 2

一、单选题(共 10 题,每题 2 分,共 20 分。在备选答案中选出一个最佳答案)

1. 乳酸钠林格液因其电解质成分、含量、渗透浓度近似血浆,故又称 （　　）
   - A. 平衡盐液
   - B. 枸橼酸钠葡萄糖液
   - C. 高热源输液剂
   - D. Cantani 液

2. 静脉营养治疗适应证不包括下列哪一项 （　　）
   - A. 营养吸收障碍者
   - B. 无法恢复的重肝病患者
   - C. 代谢亢进状态患者
   - D. 长期昏睡患者

3. 安达美主要成分为 （　　）
   - A. 氨基酸
   - B. 维生素
   - C. 微量元素
   - D. 脂肪乳

4. 二次更衣室主要是哪项功能 （　　）
   - A. 洗手
   - B. 戴手套
   - C. 换鞋
   - D. 脱外套

5. 世界上第一个静脉用药集中调配中心建于 （　　）
   - A. 中国
   - B. 英国
   - C. 意大利
   - D. 美国

6. Ⅱ级生物安全柜按排放气流占系统总流量的比例及内部设计结构分为 （　　）
   - A. A1、A2、A3、A4
   - B. B1、B2、B3、B4
   - C. A1、A2、B1、B2
   - D. C1、C2、C3、C4

7. 从医嘱下达到最后给患者输液,规范操作经过几步核对 （　　）
   - A. 五
   - B. 六
   - C. 七
   - D. 八

8. 层流净化工作台调配哪类药物 （　　）
   - A. 透析输液
   - B. 危害药品输液
   - C. 抗生素输液
   - D. 全营养药物输液

9. 调配一袋无菌、安全和符合要求的液体必须符合四个条件,其中最重要的是哪项 （　　）
   - A. 洁净的环境
   - B. 层流工作台
   - C. 经过培训的人员
   - D. 无菌操作技术

10. 紫杉醇化药时必须用何种针筒 （　　）
    - A. 玻璃针筒
    - B. 塑料针筒
    - C. PVC 针筒
    - D. 钢塑针筒

二、判断题(共 10 题,每题 1 分,共 10 分。正确的打"√",错误的打"×")

1. 规范的洗手步骤有八步。 （　　）
2. 调配全营养混合液时脂肪乳剂最初就要加入。 （　　）
3. 生物安全柜最好全天 24h 保持运转状态,或至少在使用前提前半小时启动机器。 （　　）
4. 调配全合一输液时,钙剂和磷酸盐应分别加在不同的溶液内稀释。 （　　）
5. 根据住院患者病情变化需退药的,如药物已经在调配,则拒绝退药。 （　　）
6. 工作台紫外线灯必须与照明一起开着才有消毒效果。 （　　）
7. 医嘱中有不合理处方由药师自行修改。 （　　）

8.抽取安瓿中药液时,取注射器,针尖斜面朝下,靠在安瓿瓶颈口,扣动针栓,抽吸药液。

                                                                              ( )

9.紫杉醇滴注时采用非聚氯乙烯的输液瓶和输液器,但无须滤过。   ( )

10.细胞毒废物用黑色垃圾袋封口。   ( )

三、填空题(每格1分,共25分)

1.静脉用药集中调配中心,英文缩写为_____。

2.消毒剂按消毒效果分为_____、_____、_____。

3.玻璃瓶装输液剂的不溶性微粒污染主要来自_____,现逐渐被_____包装替代。

4.全营养混合液一般总容量大于_____。

5.全营养混合液里面主要含有_____、_____、_____。

6.肠外营养的输注途径有_____、_____。

7.层流净化工作台根据风向不同,分为_____和_____。

8.生物安全柜根据气流及隔离屏障设计结构分为_____、_____、_____。

9.静脉用药集中调配中心人员由_____、_____、_____组成。

10.我国医疗废物按照《医疗废物分类目录》分为_____、_____、_____、_____、_____。

四、名词解释(每题2分,共10分)

1.消毒剂

2.静脉用药集中调配中心

3.补充输液

4.开放窗口

5.配伍禁忌

五、简答题(每题 5 分,共 20 分)

1.简述层流净化工作台的工作原理。

2.简述建立静脉用药集中调配中心的意义。

3.简述国外静脉药物调配的发展趋势。

4.简述全营养输液调配操作步骤。

六、综合题(15 分)

详细描述调配紫杉醇化疗药的工作规程(从更衣开始)。

试卷 3

一、单选题(共 10 题,每题 2 分,共 20 分。在备选答案中选出一个最佳答案)

1. 下列哪一种是临床上常用的代血浆制剂 （ ）
   A. 葡萄糖液　　　　B. 力保肪宁　　　　C. 右旋糖酐　　　　D. 安达美

2. 下列哪一种不是 TEN 营养剂 （ ）
   A. 瑞素　　　　　　B. 乐凡命　　　　　C. 能全力　　　　　D. 安素

3. 下列哪项药物必须在生物安全柜中调配 （ ）
   A. 抗生素　　　　　　　　　　　B. 全静脉营养液
   C. 化学制剂输液　　　　　　　　D. 中药制剂输液

4. 净化工作台操作区域的净化要求达 （ ）
   A. 万级　　　　　　B. 百级　　　　　　C. 十万级　　　　　D. 千级

5. 下列哪项属于医疗损伤性废物 （ ）
   A. 废弃的温度计　　　　　　　　B. 使用后的一次性医疗用品
   C. 玻璃安瓿　　　　　　　　　　D. 废弃的疫苗

6. Ⅱ级生物安全柜按排放气流占系统总流量的比例及内部设计结构分为 （ ）
   A. A1、A2、A3、A4　　　　　　B. B1、B2、B3、B4
   C. A1、A2、B1、B2　　　　　　D. C1、C2、C3、C4

7. 目前医院静脉输液方式以第几代为主 （ ）
   A. 第一代全开放式　　　　　　　B. 第二代半开放式
   C. 第三代全封闭式　　　　　　　D. 第四代全真空式

8. 250ml 溶液中加入氯化钾不可超过 （ ）
   A. 10ml　　　　　B. 7.5ml　　　　　C. 15ml　　　　　D. 5ml

9. 调配一袋无菌、安全和符合要求的液体必须符合四个条件,其中最重要的是哪项 （ ）
   A. 洁净的环境　　　　　　　　　B. 层流工作台
   C. 经过培训的人员　　　　　　　D. 无菌操作技术

10. 必须用 5%GS 溶解的药物是 （ ）
    A. 阿霉素　　　　　B. 丝裂霉素　　　　C. 多西他赛　　　　D. 米托蒽醌

二、判断题(共 10 题,每题 1 分,共 10 分。正确的打"√",错误的打"×")

1. 输液剂加药比不加药更易受污染,玻璃瓶装比袋装更易受污染。 （ ）

2. Ⅰ级安全柜对操作过程中的人员、产品和环境进行保护。 （ ）

3. 安瓿用砂轮切割后、西林瓶外盖打开后,应用 75% 酒精喷拭消毒,去微粒,打开针剂的方向不得朝向高效过滤器。 （ ）

4. 使用层流台至关重要的原则是:任何东西都绝不能在高效过滤器和无菌产品之间干扰层流气流,尽量维持洁净。 （ ）

5. 调配培美曲塞二钠完毕后颜色为黄色或黄绿色属不正常现象。 （ ）

6. 氨基糖苷类与 β-内酰胺类抗生素混合时可使抗菌疗效增强。 （ ）

7. 医嘱中有不合理处方由药师自行修改。 ( )

8. 生物安全柜最好全天 24h 保持运转状态,或至少在使用前提前半小时启动机器。 ( )

9. 紫杉醇滴注时采用非聚氯乙烯的输液瓶和输液器,但无须滤过。 ( )

10. 细胞毒废物用黄色垃圾袋封口。 ( )

三、填空题(每格 1 分,共 25 分)

1. 输液微粒危害有＿＿＿＿＿＿、＿＿＿＿＿＿、＿＿＿＿＿＿、＿＿＿＿＿＿。

2. 全营养混合液英文简称为＿＿＿＿＿＿。

3. 国内第一家静脉用药集中调配中心于＿＿＿年在＿＿＿＿＿＿建立,全球第一家静脉用药集中调配中心于＿＿＿年在＿＿＿＿＿＿建立。

4. 静脉营养液的输注途径有＿＿＿＿＿＿、＿＿＿＿＿＿。

5. Ⅱ级 B1 型安全柜可用于以＿＿＿＿＿＿和＿＿＿＿＿＿的微生物实验。

6. 操作开始前,应先用 75% 酒精擦拭工作区域内部的顶部、两侧及台面,顺序为＿＿＿＿＿、＿＿＿＿＿。

7. 从事静脉药物调配的技术人员应具有＿＿＿＿＿＿或以上学历,并经相应的＿＿＿＿＿＿,具有基础理论知识和实际操作技能。

8. 医疗废物的管理原则为＿＿＿＿＿、＿＿＿＿＿、＿＿＿＿＿。

9. 我国医疗废物按照《医疗废物分类目录》分为＿＿＿＿＿＿、＿＿＿＿＿＿、＿＿＿＿＿＿、＿＿＿＿＿＿、＿＿＿＿＿＿。

四、名词解释(每题 2 分,共 10 分)

1. 晶体液

2. 不溶性微粒

3. 完全胃肠外营养支持

4. 生物安全柜

5. 药物相互作用

五、简答题(每题 5 分,共 20 分)

1.说出临床上常用营养输液剂有哪几种,并分别举例。

2.静脉营养治疗适应证有哪些情况,请说出其中 5 种。

3.简述通风橱、层流净化工作台与生物安全柜的区别。

4.静脉用药集中调配中心的人力资源共享体现在哪些方面?

六、综合题(15 分)

详细描述正确调配静脉营养液的程序。

试卷 4

一、单选题(共 10 题,每题 2 分,共 20 分。在备选答案中选出一个最佳答案)

1. 乳酸钠林格液因其电解质成分、含量、渗透浓度近似血浆,故又称 ( )
 A. 平衡盐液   B. 枸橼酸钠葡萄糖液
 C. 高热源输液剂   D. Cantani 液

2. 静脉营养治疗适应证不包括下列哪一项 ( )
 A. 营养吸收障碍者   B. 无法恢复的重肝病患者
 C. 代谢亢进状态患者   D. 长期昏睡患者

3. 安达美主要成分为 ( )
 A. 氨基酸   B. 维生素   C. 微量元素   D. 脂肪乳

4. 二次更衣室主要具有哪项功能 ( )
 A. 洗手   B. 戴手套   C. 换鞋   D. 脱外套

5. 世界上第一个静脉用药集中调配中心建于 ( )
 A. 中国   B. 英国   C. 意大利   D. 美国

6. Ⅱ级生物安全柜按排放气流占系统总流量的比例及内部设计结构分为 ( )
 A. A1、A2、A3、A4   B. B1、B2、B3、B4
 C. A1、A2、B1、B2   D. C1、C2、C3、C4

7. 从医嘱下达到最后给患者输液,规范操作经过几步核对 ( )
 A. 五   B. 六   C. 七   D. 八

8. 层流净化工作台调配哪类药物 ( )
 A. 透析输液   B. 危害药品输液
 C. 抗生素输液   D. 全营养药物输液

9. 调配一袋无菌、安全和符合要求的液体必须符合四个条件,其中最重要的是哪项 ( )
 A. 洁净的环境   B. 层流工作台
 C. 经过培训的人员   D. 无菌操作技术

10. 紫杉醇化药时必须使用何种针筒 ( )
 A. 玻璃针筒   B. 塑料针筒   C. PVC 针筒   D. 钢塑针筒

二、判断题(共 10 题,每题 1 分,共 10 分。正确的打"√",错误的打"×")

1. 规范的洗手步骤有八步。 ( )
2. 调配全营养混合液时脂肪乳剂最初就要加入。 ( )
3. Ⅱ级生物安全柜都能用于有挥发性有毒化学品和挥发性放射性核素的实验。 ( )
4. 调配全合一输液时,钙剂和磷酸盐应分别加在不同的溶液内稀释。 ( )
5. 根据住院患者病情变化需退药的,如药物已经在调配,则拒绝退药。 ( )
6. 工作台紫外线灯必须与照明一起开着才有消毒效果。 ( )
7. 氯化钾可静滴或静推。 ( )

8. 抽取安瓿中药液时,取注射器,针尖斜面朝下,靠在安瓿瓶颈口,扣动针栓,抽吸药液。

　　　　　　　　　　　　　　　　　　　　　　　　　　　　　　　　　(　)

9. 调配羟喜树碱宜用5%GS溶液稀释。　　　　　　　　　　　　　(　)

10. 细胞毒废物用黑色垃圾袋封口。　　　　　　　　　　　　　　　(　)

三、填空题(每格1分,共25分)

1. 静脉用药集中调配中心,英文缩写为＿＿＿＿＿＿＿＿＿＿。

2. 消毒剂按消毒效果分为＿＿＿＿＿＿＿＿＿、＿＿＿＿＿＿＿＿、＿＿＿＿＿＿＿＿。

3. 玻璃瓶装输液剂的不溶性微粒污染主要来自＿＿＿＿＿＿＿＿＿,现逐渐被＿＿＿＿＿＿＿包装替代。

4. 全营养混合液一般总容量大于＿＿＿＿＿＿＿＿。

5. 全营养混合液里面主要含有＿＿＿＿＿＿＿、＿＿＿＿＿＿＿、＿＿＿＿＿＿＿。

6. 肠外营养的输注途径有＿＿＿＿＿＿＿＿＿、＿＿＿＿＿＿＿。

7. 层流净化工作台根据风向不同,分为＿＿＿＿＿＿＿＿＿＿和＿＿＿＿＿＿＿＿＿＿＿。

8. 生物安全柜根据气流及隔离屏障设计结构分为＿＿＿＿＿＿、＿＿＿＿＿＿＿、＿＿＿＿＿＿＿。

9. 静脉用药集中调配中心人员由＿＿＿＿＿＿＿＿＿、＿＿＿＿＿＿＿＿、＿＿＿＿＿＿＿组成。

10. 我国医疗废物按照《医疗废物分类目录》分为＿＿＿＿＿＿＿＿＿、＿＿＿＿＿＿＿＿＿、＿＿＿＿＿＿＿＿、＿＿＿＿＿＿＿＿、＿＿＿＿＿＿＿＿。

四、名词解释(每题2分,共10分)

1. 消毒剂

2. 静脉用药集中调配中心

3. 补充输液

4. 开放窗口

5. 配伍禁忌

五、简答题(每题 5 分,共 20 分)

1.简述层流净化工作台的工作原理。

2.简述建立静脉用药集中调配中心的意义。

3.简述国外静脉药物调配的发展趋势。

4.简述全营养输液调配操作步骤。

六、综合题(15 分)

详细描述调配紫杉醇化疗药的工作规程(从更衣开始)。

试卷 5

一、单选题(共 15 题,每题 2 分,共 30 分。在备选答案中选出一个最佳答案)

1. 林格液是在 NaCl 溶液中添加了哪两种离子　　　　　　　　　　　　　(　)
   A. Ca^{2+} 和 Mg^{2+}　　　　B. Mg^{2+} 和 K^+　　　　C. Ca^{2+} 和 K^+
   D. Ca^{2+} 和 Fe^{3+}　　　　E. Fe^{3+} 和 K^+

2. 净化工作台局部操作区域的净化级别要求达到　　　　　　　　　　　(　)
   A. 万级　　　　　　　B. 百级　　　　　　　C. 十万级
   D. 千级　　　　　　　E. 十级

3. 下列哪个是脂溶性复合维生素制剂　　　　　　　　　　　　　　　　(　)
   A. 水乐维他　　　　　B. 维他乐匹特　　　　C. 安达美
   D. 派达益儿　　　　　E. 九维他

4. 一般输液容器距离穿刺点的垂直距离应在多少厘米左右　　　　　　　(　)
   A. 85cm　　　　B. 90cm　　　　C. 95cm　　　　D. 105cm　　　　E. 110cm

5. TPN 总液体量一般为多少　　　　　　　　　　　　　　　　　　　　(　)
   A. 大于 0.5L　　　　　B. 大于 2.5L　　　　C. 大于 3.5L
   D. 大于 1L　　　　　　E. 大于 1.5L

6. TPN 的主要适应证不包括哪一项　　　　　　　　　　　　　　　　　(　)
   A. 小肠疾病　　　　　B. 严重腹泻　　　　　C. 重症胰腺炎
   D. 严重营养不良　　　E. 临终或不可逆昏迷患者

7. 危害药品要求的调配室、二次更衣室、一次更衣室中的压强分别为　　(　)
   A. 负、正、负　　　　B. 负、负、负　　　　C. 正、负、负
   D. 负、负、正　　　　E. 负、正、正

8. 调配前至少提前多少时间开启调配间和层流台净化系统　　　　　　　(　)
   A. 40min　　　　　　B. 50min　　　　　　C. 60min
   D. 30min　　　　　　E. 20min

9. 二次更衣室主要是哪项功能　　　　　　　　　　　　　　　　　　　(　)
   A. 洗手　　　　B. 戴手套　　　C. 换鞋　　　　D. 脱外套　　　E. 换工作服

10. 从医嘱下达到最后给患者输液,规范操作经过几步核对　　　　　　　(　)
    A. 五　　　　　B. 六　　　　　C. 七　　　　　D. 八　　　　E. 九

11. 调配一袋无菌、安全和符合要求的液体必须符合四个条件,其中最重要的是哪项　(　)
    A. 洁净的环境　　　B. 层流工作台　　　　C. 经过培训的人员
    D. 无菌操作技术　　E. 完善的规章制度

12. 目前医院静脉输液方式以第几代为主　　　　　　　　　　　　　　　(　)
    A. 第一代全开放式　　B. 第二代半开放式　　C. 第三代全封闭式
    D. 第四代全真空式　　E. 第五代循环式

13. 下列哪种输液可加入其他药物 （　　）

　　A. 20％以上的甘露醇　B. 注射用氨基酸制剂　　　C. 血液制品

　　D. 碳酸氢钠输液　　　　E. 脂肪乳

14. 1L 溶液中加入氯化钾不可超过 （　　）

　　A. 10ml　　　　　　B. 7.5ml　　　　C. 35ml　　　　　　D. 5ml　　　　　E. 25ml

15. PIVAS 自动化设备不包括哪项 （　　）

　　A. 自动化调剂设备　　B. 条形码技术　　　　　C. 无线网络技术

　　D. 电子看板管理　　　E. 可视化管理

二、填空题(每格 1 分,共 25 分)

1. 静脉药物治疗按照给药途径分为＿＿＿＿＿＿和＿＿＿＿＿＿两种主要方式。

2. 国内第一家静脉用药集中调配中心于＿＿＿＿＿年在＿＿＿＿＿建立,全球第一家静脉用药集中调配中心于＿＿＿＿＿年在＿＿＿＿＿建立。

3. 2010 年 4 月,卫生部办公厅出台了《＿＿＿＿＿＿＿＿＿＿＿》,这是我国第一个规范的、权威的国家级静脉用药调配质量标准和操作规范。

4. 营养输液剂可分为＿＿＿＿＿、＿＿＿＿＿、＿＿＿＿＿、＿＿＿＿＿、＿＿＿＿＿。

5. 操作开始前,应先用 75％酒精擦拭工作区域内部的顶部、两侧及台面,顺序为＿＿＿＿＿、＿＿＿＿＿。

6. 静脉用药集中调配中心的人员组成应当包括＿＿＿＿＿、＿＿＿＿＿、＿＿＿＿＿。

7. 水平层流净化工作台的英文简称是＿＿＿＿＿,生物安全柜的英文简称是＿＿＿＿＿。

8. 静脉用药集中调配中心管理模式有＿＿＿＿＿、＿＿＿＿＿、＿＿＿＿＿。

9. 从事静脉药物调配的技术人员应具有＿＿＿＿＿或以上学历,并经相应的＿＿＿＿＿,具有丰富的基础理论知识和一定的实际操作技能。

10. 在进行危害药品调配时,生物安全柜的表面应准备一块＿＿＿＿＿。

三、名词解释(每题 2 分,共 10 分)

1. 无菌技术

2. 不溶性微粒

3. 配伍禁忌

4. 静脉用药集中调配中心

5. 危害药品

四、简答题（每题 5 分, 共 20 分）

1. 简述静脉滴注和静脉推注两种方式的区别。

2. 用莫菲滴管序贯给药时易出现什么问题, 如何解决?

3. 简述静脉药物调配中应用无菌技术的意义。

4. 简述危害药品小量溢出的处理要点。

五、综合题（15 分）

详细描述正确调配静脉营养液的顺序。

试卷 6

一、单选题(共 15 题,每题 2 分,共 30 分。在备选答案中选出一个最佳答案)

1. 平衡液指的是哪种输液 （　　）
   A. Darrow 液 　　　B. 乐凡命 　　　C. 甘露醇
   D. 乳酸林格液 　　　E. 碳酸氢钠

2. 下列哪类药物必须在生物安全柜中调配 （　　）
   A. 抗生素 　　　B. 全静脉营养液 　　　C. 化学制剂输液
   D. 中药制剂输液 　　　E. 普通输液药物

3. 下列哪种患者不属于静脉用脂肪乳剂的禁忌对象 （　　）
   A. 肾衰竭患者 　　　B. 血栓患者 　　　C. 重症肝病患者
   D. 伴有酮症酸中毒的糖尿病患者 　　　E. 高脂血症患者

4. 患者体位对输注速度的影响大小的正确顺序为 （　　）
   A. 平卧位＞穿刺卧位＞半坐卧位＞坐卧位
   B. 半坐卧位＞平卧位＞坐卧位＞穿刺卧位
   C. 坐卧位＞平卧位＞半坐卧位＞穿刺卧位
   D. 半坐卧位＞平卧位＞穿刺卧位＞坐卧位
   E. 穿刺卧位＞平卧位＞坐卧位＞半坐卧位

5. 喹诺酮类药物可与哪种溶液配伍 （　　）
   A. 0.9％氯化钠注射液 　B. 葡萄糖氯化钠注射液 　C. 5％葡萄糖注射液
   D. 10％氯化钾注射液 　　E. 甘露醇注射液

6. 二次更衣室洁净级别是 （　　）
   A. 万级 　　　B. 百级 　　　C. 十万级 　　　D. 千级 　　　E. 十级

7. A2 型生物安全柜适用于下列哪种工作场合 （　　）
   A. 没有挥发性有毒化学物质、挥发性放射性核素
   B. 有微量挥发性有毒化学物质或痕量放射性核素
   C. 使用挥发性有毒化学物质和放射性核素
   D. 生物危险度等级为 1、2、3 的媒质的操作
   E. 对产品安全性无要求且生物危险度等级为 1、2、3、4 的媒质的操作

8. 医疗废弃物应当使用哪种专用垃圾袋来盛放 （　　）
   A. 双层蓝色 　　　B. 双层红色 　　　C. 双层绿色
   D. 双层黄色 　　　E. 双层黑色

9. TPN 中的脂溶性维生素、水溶性维生素、微量元素分别最多用几支 （　　）
   A. 1、1、4 　　　B. 2、1、1 　　　C. 1、4、1
   D. 1、1、2 　　　E. 2、1、4

10. 细胞毒泵广泛用于哪种药物的连续灌注 （　　）
    A. 阿霉素 　　　B. 环磷酰胺 　　　C. 氟尿嘧啶

D. 紫杉醇　　　　　　　E. 博来霉素

11. 世界上第一个静脉用药集中调配中心建于　　　　　　　　　　　　　　（　　）

　　A. 中国　　　　　　　B. 英国　　　　　C. 意大利　　　　　D. 美国　　　　　E. 德国

12. 调配一袋无菌、安全和符合要求的液体必须符合四个条件,其中最重要的是哪项　（　　）

　　A. 洁净的环境　　　　B. 层流工作台　　　　　　　　C. 经过培训的人员

　　D. 无菌操作技术　　　E. 完善的规章制度

13. 安达美主要成分为　　　　　　　　　　　　　　　　　　　　　　　　　　（　　）

　　A. 氨基酸　　　　　　B. 维生素　　　　C. 微量元素　　　D. 脂肪乳　E. 血容量扩张剂

14. 医嘱审核不包括哪项内容　　　　　　　　　　　　　　　　　　　　　　　（　　）

　　A. 溶媒选择　　　　　B. 批次设定　　　　　　　　C. 特殊用量

　　D. 给药途径　　　　　E. 浓度审查

15. 下列哪项不是针剂摆药机的特点　　　　　　　　　　　　　　　　　　　　（　　）

　　A. 全能　　　　　　　B. 高效　　　　　C. 安全　　　　　　D. 快速　　　　　E. 准确

二、填空题(每格 1 分,共 25 分)

1. 静脉药物治疗按照药物的种类分为＿＿＿＿＿＿＿、＿＿＿＿＿＿＿、＿＿＿＿＿＿＿、
　＿＿＿＿＿＿＿和＿＿＿＿＿＿＿。

2. 常用氨基酸输液按临床使用可分为＿＿＿＿＿＿＿、＿＿＿＿＿＿＿、＿＿＿＿＿＿＿、
　＿＿＿＿＿＿＿、＿＿＿＿＿＿＿、＿＿＿＿＿＿＿。

3. 一般补钾时要求氯化钾注射液浓度不超过＿＿＿＿＿＿,输注速度不超过＿＿＿＿＿＿。

4. 水平层流净化工作台每周应做 1 次＿＿＿＿＿＿。

5. 操作开始前,应先用 75％酒精擦拭工作区域内部的顶部、两侧及台面,顺序为＿＿＿＿＿＿、
　＿＿＿＿＿＿。

6. 静脉用药集中调配中心管理模式有＿＿＿＿＿＿＿、＿＿＿＿＿＿＿、＿＿＿＿＿＿＿。

7. 从事静脉药物调配的技术人员应具有＿＿＿＿＿＿或以上学历,并经相应的＿＿＿＿＿＿
　＿＿,具有丰富的基础理论知识和一定的实际操作技能。

8. 静脉用药集中调配中心的人员组成应当包括＿＿＿＿＿＿＿、＿＿＿＿＿＿＿、＿＿＿＿＿＿＿、
　＿＿＿＿。

三、名词解释(每题 2 分,共 10 分)

1. 无菌技术

2. 静脉用药集中调配中心

3.开放窗口

4.全静脉营养制剂

5.药物的相互作用

四、简答题(每题 5 分,共 20 分)

1.影响静脉药物配伍稳定性的因素有哪些,请说出其中 5 种。

2.简述通风橱、层流净化工作台与生物安全柜的区别。

3.甘露醇与甘油分别适合怎样的治疗?

4.简述建立静脉用药集中调配中心的意义。

五、综合题(15 分)

以流程图形式详述静脉用药集中调配中心工作流程。

试卷 7

一、单选题(共 15 题,每题 2 分,共 30 分。在备选答案中选出一个最佳答案)

1. 静脉药物治疗的鼻祖是什么事件 ( )
   A. 开发林格液
   B. 用盐水注入患者静脉
   C. 提出血液循环理论
   D. 确定 ABO 血型系统
   E. 开发 5% 葡萄糖注射液

2. 乐凡命属于哪一种氨基酸 ( )
   A. 营养型氨基酸
   B. 创伤型氨基酸
   C. 癌症用氨基酸
   D. 肝病用氨基酸
   E. 肾病用氨基酸

3. 下列药物中可与维生素 C 注射液配伍的是 ( )
   A. 维生素 K
   B. 丹参注射液
   C. 苯巴比妥
   D. 0.9% 氯化钠注射液
   E. 氨茶碱

4. 调配一袋无菌、安全和符合要求的液体必须符合四个条件,其中最重要的是哪项 ( )
   A. 洁净的环境
   B. 层流工作台
   C. 经过培训的人员
   D. 无菌操作技术
   E. 完善的规章制度

5. 平衡液指的是哪种输液 ( )
   A. Darrow 液
   B. 乐凡命
   C. 甘露醇
   D. 乳酸林格液
   E. 碳酸氢钠

6. 医嘱审核不包括哪项内容 ( )
   A. 溶媒选择
   B. 批次设定
   C. 特殊用量
   D. 给药途径
   E. 浓度审查

7. 下列哪项药物必须在生物安全柜中调配 ( )
   A. 抗生素
   B. 全静脉营养液
   C. 化学制剂输液
   D. 中药制剂输液
   E. 普通输液药物

8. 下列哪种患者不属于静脉用脂肪乳剂的禁忌对象 ( )
   A. 肾衰竭者
   B. 血栓患者
   C. 重症肝病患者
   D. 伴有酮症酸中毒的糖尿病患者
   E. 高脂血症患者

9. A2 型生物安全柜适用于下列哪种工作场合 ( )
   A. 没有挥发性有毒化学物质、挥发性放射性核素
   B. 有微量挥发性有毒化学物质或痕量放射性核素
   C. 使用挥发性有毒化学物质和放射性核素
   D. 生物危险度等级为 1、2、3 的媒质的操作
   E. 对产品安全性无要求且生物危险度等级为 1、2、3、4、的媒质的操作

10. TPN 中的脂溶性维生素、水溶性维生素、微量元素分别最多用几支 ( )
    A. 1、1、4
    B. 2、1、1
    C. 1、4、1
    D. 1、1、2
    E. 2、1、4

11. 医疗废弃物应当使用哪种专用垃圾袋来盛放   (   )

    A. 双层蓝色　　　　B. 双层红色　　　　C. 双层绿色　　　　D. 双层黄色　　　　E. 双层黑色

12. 细胞毒泵广泛用于哪种药物的连续灌注   (   )

    A. 阿霉素　　　　　B. 环磷酰胺　　　　C. 氟尿嘧啶　　　　D. 紫杉醇　　　　　E. 博来霉素

13. 世界上第一个静脉用药集中调配中心建于   (   )

    A. 中国　　　　　　B. 英国　　　　　　C. 意大利　　　　　D. 美国　　　　　　E. 德国

14. 一次更衣室洁净级别是   (   )

    A. 万级　　　　　　B. 百级　　　　　　C. 十万级　　　　　D. 千级　　　　　　E. 十级

15. 下列哪项不是针剂摆药机的特点   (   )

    A. 全能　　　　　　B. 高效　　　　　　C. 安全　　　　　　D. 快速　　　　　　E. 准确

二、填空题(每格 1 分,共 25 分)

1. 静脉药物治疗按照药物的种类分为＿＿＿＿＿＿＿、＿＿＿＿＿＿＿、＿＿＿＿＿＿＿、＿＿＿＿＿＿＿和＿＿＿＿＿＿＿。

2. 氨基酸输液可分为＿＿＿＿＿＿＿、＿＿＿＿＿＿＿、＿＿＿＿＿＿＿。

3. 老年、小儿剂量计算的方法有＿＿＿＿＿＿＿、＿＿＿＿＿＿＿、＿＿＿＿＿＿＿。

4. 营养输液剂可分为＿＿＿＿＿＿＿、＿＿＿＿＿＿＿、＿＿＿＿＿＿＿、＿＿＿＿＿＿＿、＿＿＿＿＿＿＿。

5. 2010 年 4 月,卫生部办公厅出台了《＿＿＿＿＿＿＿＿＿＿＿＿＿＿＿》,这是我国第一个规范的、权威的国家级静脉药物调配质量标准和操作规范。

6. 0.9%氯化钠注射液用于补充细胞外液,通常滴入速度为＿＿＿＿＿＿＿,最快不超过＿＿＿＿＿＿＿。

7. 两种浓度不同的药物配伍时,应先加＿＿＿＿＿＿＿至输液瓶中,摇匀后再加＿＿＿＿＿＿＿,以减慢发生反应的速度。

8. 水平层流净化工作台每周应做 1 次＿＿＿＿＿＿＿。

9. 水平层流净化工作台的英文简称是＿＿＿＿＿＿＿,生物安全柜的英文简称是＿＿＿＿＿＿＿。

10. 在进行危害药品的调配时,生物安全柜的表面应准备一块＿＿＿＿＿＿＿。

三、名词解释(每题 2 分,共 10 分)

1. 医疗废弃物

2. 静脉药物治疗

3. 开放窗口

4. 药物的相互作用

5. 全静脉营养制剂

四、简答题(每题 5 分,共 20 分)

1. 营养型输液可分为哪几种?请分别列举 1～2 种代表性药物。

2. 将甘露醇用于临床救治颅脑损伤颅内高压时的脱水治疗,如何控制滴速?

3. 调配工作台工作区域可划分为几个部分,每个部分分别放置什么物品?

4. 简述建立静脉用药集中调配中心的意义。

五、综合题(15 分)

根据静脉用药集中调配中心工作岗位的不同,其工作人员组成如何,分别负责什么工作,学历职称要求如何?

试卷 8

一、单择题(共 15 题,每题 2 分,共 30 分。在备选答案中选出一个最佳答案)

1. 世界上第一瓶商用输液产品——5％葡萄糖注射液是哪位科学家开发的 （　）
   A. Thomas Latta　　　　B. Dr. Baxter　　　　　C. Harvey
   D. Chistopher　　　　　E. Stadelmann

2. 下列哪个是脂溶性复合维生素制剂 （　）
   A. 水乐维他　　　B. 维他乐匹特　　C. 安达美　　　　D. 派达益儿　　E. 九维他

3. 15AA 是哪一种氨基酸的简称 （　）
   A. 营养型氨基酸　　B. 创伤型氨基酸　　　C. 癌症用氨基酸
   D. 肾病用氨基酸　　E. 肝病用氨基酸

4. TPN 总液体量一般为多少 （　）
   A. 大于 0.5L　　　B. 大于 2.5L　　　　C. 大于 3.5L
   D. 大于 1L　　　　E. 大于 1.5L

5. 青霉素类药物宜用哪种注射液作溶媒 （　）
   A. 10％氯化钾注射液　　B. 葡萄糖氯化钠注射液　　C. 5％葡萄糖注射液
   D. 0.9％氯化钠注射液　　E. 甘露醇注射液

6. 危害药品要求的调配室、二次更衣室、一次更衣室中的压强分别为 （　）
   A. 负、正、负　　　B. 负、负、负　　　　C. 正、负、负
   D. 负、负、正　　　E. 负、正、正

7. 二次更衣室主要是哪项功能 （　）
   A. 洗手　　　B. 戴手套　　C. 换鞋　　　　D. 脱外套　　E. 换工作服

8. 调配前至少提前多少时间开启调配间和层流台净化系统 （　）
   A. 40min　　　B. 50min　　　C. 60min　　　D. 30min　　E. 20min

9. 从医嘱下达到最后给患者输液,规范操作经过几步核对 （　）
   A. 五　　　　B. 六　　　C. 七　　　　D. 八　　　E. 九

10. 净化工作台局部操作区域的净化级别要求达 （　）
    A. 万级　　　B. 百级　　　C. 十万级　　　D. 千级　　E. 十级

11. 下列哪种输液可加入其他药物 （　）
    A. 20％以上浓度的甘露醇　　　　B. 注射用氨基酸制剂　　　C. 血液制品
    D. 碳酸氢钠输液　　　　　　　　E. 脂肪乳

12. TPN 的主要适应证不包括哪一项 （　）
    A. 小肠疾病　　　B. 严重腹泻　　　C. 重症胰腺炎
    D. 严重营养不良　　E. 临终或不可逆昏迷患者

13. 调配一袋无菌、安全和符合要求的液体必须符合四个条件,其中最重要的是哪项 （　）
    A. 洁净的环境　　B. 层流工作台　　　C. 经过培训的人员

D. 无菌操作技术   E. 完善的规章制度

14. 输注下列哪一种药物时滴速不宜过缓   （   ）
   A. 氨茶碱   B. 苯巴比妥   C. 血管活性药
   D. 利多卡因   E. 氨基糖苷类抗生素

15. PIVAS 自动化设备不包括哪项   （   ）
   A. 自动化调剂设备   B. 条形码技术   C. 无线网络技术
   D. 电子看板管理   E. 可视化管理

二、填空题(每格 1 分,共 25 分)

1. 静脉药物治疗按照给药途径分为_____和_____两种主要方式。

2. 静脉输液产品的容器演变经历了 _____、_____、_____和_____
_____。

3. 一般补钾时要求氯化钾注射液浓度不超过_____,输注速度不超过_____。

4. 国内第一家静脉用药集中调配中心于_____年在_____建立,全球第一家
静脉用药集中调配中心于_____年在_____建立。

5. _____、_____、_____,可保证调配输液成品的质
量,起到安全、有效的治疗作用。

6. 静脉用药集中调配中心管理模式有_____、_____和_____。

7. 水平层流净化工作台的英文简称是_____,生物安全柜的英文简称是_____
____。

8. 操作开始前,应先用_____擦拭工作区域内部的顶部、两侧及台面,顺序为_____
____、_____。

9. 从事静脉药物调配的技术人员应具有_____或以上学历,并经相应的_____,
具有丰富的基础理论知识和一定的实际操作技能。

三、名词解释(每题 2 分,共 10 分)

1. 电解质类输液

2. 危害药品

3. 配伍禁忌

4. 无菌技术

5.静脉用药集中调配中心

四、简答题(每题 5 分,共 20 分)

1.静脉输液产品经历了哪三个阶段的变迁,分别是怎么样的静脉输液系统,目前采用的是哪一种?

2.用莫菲滴管序贯给药时应注意什么问题,如何解决?

3.层流净化工作台的工作原理是什么?

4.简述危害药品集中调配的意义。

五、综合题(15 分)

试分析安全应用静脉药物治疗的现状,你认为如何改进这样的现状。

试卷 9

一、单选题(共 15 题,每题 2 分,共 30 分。在备选答案中选出一个最佳答案)

1. 调配肠道营养液及普通静脉药物的净化工作台用哪种规格 　　　　　　　　（　　）
　　A. 垂直层流,相对负压　　　　B. 水平层流,相对负压　　　　C. 垂直层流,相对正压
　　D. 水平层流,相对正压　　　　E. 以上均可

2. 层流台哪个区域放置有外包装的注射器和其他带包装的未经消毒的物品 　　（　　）
　　A. 外区　　　　　　B. 中区　　　　　　C. 工作区　　　　　D. 内区　　　　E. 控制区

3. 每周做一次什么检测 　　　　　　　　　　　　　　　　　　　　　　　　（　　）
　　A. 动态浮游菌　　　　　　　B. 初效过滤器　　　　　　C. 高效过滤器
　　D. 操作台风速　　　　　　　E. 沉降菌检测

4. 一次更衣室主要是哪项功能 　　　　　　　　　　　　　　　　　　　　　（　　）
　　A. 洗手　　　　　　B. 戴手套　　　　C. 戴口罩　　　　D. 穿洁净服　　　E. 戴帽子

5. 层流净化工作台调配哪项药物 　　　　　　　　　　　　　　　　　　　　（　　）
　　A. 透析输液　　　　　　　　B. 危害药品输液　　　　　C. 抗生素输液
　　D. 化疗药物输液　　　　　　E. 全营养药物输液

6. 世界上第一个静脉用药集中调配中心建于 　　　　　　　　　　　　　　　（　　）
　　A. 中国　　　　　　B. 英国　　　　　　C. 意大利　　　　D. 美国　　　　E. 澳大利亚

7. 多烯磷脂酰胆碱注射液用的溶媒可以是 　　　　　　　　　　　　　　　　（　　）
　　A. 0.9%氯化钠注射液　　　B. 林格注射液　　　　　　C. 5%葡萄糖注射液
　　D. 注射用水　　　　　　　　E. 葡萄糖氯化钠注射液

8. TPN 中的脂溶性维生素、水溶性维生素、微量元素分别最多用几支 　　　　（　　）
　　A. 1、1、4　　　　B. 2、1、1　　　C. 1、4、1　　　D. 1、1、2　　　E. 2、1、4

9. 调配一袋无菌、安全和符合要求的液体必须符合四个条件,其中最重要的是哪项 （　　）
　　A. 洁净的环境　　　　B. 层流工作台　　　　C. 经过培训的人员
　　D. 无菌操作技术　　　E. 生物安全柜

10. 需要即刻调配的药物是哪个 　　　　　　　　　　　　　　　　　　　　（　　）
　　A. 止血药　　　　　　　B. 利尿药　　　　　　C. 抗心律失常药
　　D. 抗肿瘤药　　　　　　E. 降压药

11. 调配 TPN 时水溶性维生素加入哪种输液中 　　　　　　　　　　　　　　（　　）
　　A. 氨基酸注射液　　　　　　　　B. 脂肪乳注射液　　　　　　C. 葡萄糖注射液
　　D. 丙氨酰谷氨酰胺注射液　　　　E. 葡萄糖氯化钠注射液

12. 化疗药物空药瓶须用什么颜色的垃圾袋 　　　　　　　　　　　　　　　（　　）
　　A. 蓝色　　　　　　B. 红色　　　　　　C. 绿色　　　　　D. 黄色　　　　E. 黑色

13. 溢出包中没有下列哪项 　　　　　　　　　　　　　　　　　　　　　　（　　）
　　A. 隔离衣　　　　　　B. 鞋套　　　　　　C. 圆帽

　　D. 护目镜　　　　　　　　E. 防渗漏防护垫

14. 下列药物中可与维生素 C 注射液配伍的是　　　　　　　　　　　　　　　　　（　　）

　　A. 维生素 K 1　　　B. 奥美拉唑　　　C. 胰岛素　　　D. 维生素 B₆　　　E. 氨茶碱

15. 用药错误分为 9 级,下列哪项属于发生错误,但未造成患者伤害　　　　　　　（　　）

　　A. A 级　　　　　　B. C 级　　　　　　C. E 级　　　　　D. G 级　　　　　E. I 级

二、填空题(每格 1 分,共 25 分)

1. 静脉用药集中调配中心英文缩写为＿＿＿＿＿＿＿＿＿。

2. 世界上第一个 PIVAS 建于＿＿＿＿＿＿＿＿年,地点在＿＿＿＿＿＿＿＿;中国第一个 PIVAS 建于＿＿＿＿＿年,地点在＿＿＿＿＿＿＿＿。

3. 净化级别,根据 GMP 要求,调配间为＿＿＿＿＿级,净化台为＿＿＿＿＿＿级,控制区包括排药区和成品核对区等为＿＿＿＿＿级,一更室为＿＿＿＿＿级,二更室为＿＿＿＿＿级,洗衣间为＿＿＿＿＿级。

4. 层流净化工作台根据气流方向的不同可分为＿＿＿＿＿＿＿工作台和＿＿＿＿＿＿＿工作台两种。

5. 每天开始操作前,用 75% 酒精仔细擦拭工作区域的顶部、两侧及台面,顺序为＿＿＿＿＿、＿＿＿＿＿＿＿＿。

6. 操作室室温控制在＿＿＿＿＿＿＿＿,相对湿度控制在＿＿＿＿＿＿＿＿,室内外压差符合规定。

7. 物理灭菌法常用的方法有＿＿＿＿＿＿＿、＿＿＿＿＿＿＿、＿＿＿＿＿＿＿、＿＿＿＿＿＿＿。

8. 小儿剂量计算方法有＿＿＿＿＿＿＿＿＿、＿＿＿＿＿＿＿、＿＿＿＿＿＿＿＿。

9. 调配前的药品还需要经过拆药、＿＿＿＿＿＿＿、排药和核对四个工作流程。

三、名词解释(每题 2 分,共 10 分)

1. 静脉用药集中调配中心

2. 配伍禁忌

3. 开放窗口

4. 全肠外营养液

5. 危害药品

四、简答题(每题 5 分,共 20 分)

1.简述国内外静脉用药集中调配服务的发展方向。

2.简述静脉用药集中调配中心建立的目的。

3.简述医疗废弃物分类。

4.简述在化药间临时外出应如何处置。

五、综合题(15 分)

试述锐器刺伤后的处理办法。

试卷 10

一、单选题(共 15 题,每题 2 分,共 30 分。在备选答案中选出一个最佳答案)

1. 静脉用药集中调配中心的建设要符合哪个标准 （ ）
   A. GMP   B. GSP   C. GCP   D. GLP   E. GAP

2. 操作区的净化级别为 （ ）
   A. 十万级   B. 万级   C. 三十万级   D. 百级   E. 十级

3. 下列哪种药物在生物安全柜中调配 （ ）
   A. TPN   B. 抗生素   C. 中药   D. 高危药品   E. 糖皮质激素

4. 调配危害药品一般采用全排风的生物安全柜,是哪种规格 （ ）
   A. 垂直层流,相对负压   B. 水平层流,相对负压   C. 垂直层流,相对正压
   D. 水平层流,相对正压   E. 以上均可

5. 二次更衣室主要是哪项功能 （ ）
   A. 洗手   B. 戴手套   C. 换鞋   D. 脱外套   E. 换工作服

6. 调配前至少提前多少时间开启调配间和层流台净化系统 （ ）
   A. 40min   B. 50min   C. 60min   D. 30min   E. 20min

7. 哪个标准是相对较为理想的适合静脉药物调配特点的净化工作台标准 （ ）
   A. BS 5295   B. AS 1386   C. VDI 2083   D. ISO 14664   E. AS 1386.5

8. 青霉素类药物宜用哪种注射液作溶媒 （ ）
   A. 10%氯化钾注射液   B. 葡萄糖氯化钠注射液   C. 5%葡萄糖注射液
   D. 0.9%氯化钠注射液   E. 甘露醇注射液

9. 层流台哪个区域放置已打开的安瓿、已打开包装的无菌物品、已消毒的小件物品 （ ）
   A. 外区   B. 中区   C. 工作区   D. 内区   E. 控制区

10. 哪种生物安全柜是不能保护样品的 （ ）
    A. A1   B. A2   C. Ⅰ级   D. Ⅱ级   E. Ⅲ级

11. 诺氟沙星注射液用的溶媒可以是 （ ）
    A. 0.9%氯化钠注射液   B. 林格注射液   C. 5%葡萄糖注射液
    D. 注射用水   E. 葡萄糖氯化钠注射液

12. TPN 总液体量一般为多少 （ ）
    A. 大于 0.5L   B. 大于 2.5L   C. 大于 3.5L   D. 大于 1L   E. 大于 1.5L

13. 调配一袋无菌、安全和符合要求的液体必须符合四个条件,其中最重要的是哪项 （ ）
    A. 洁净的环境   B. 层流工作台   C. 经过培训的人员
    D. 无菌操作技术   E. 完善的规章制度

14. 盐酸氨溴索注射液可与下列哪种药物配伍 （ ）
    A. 碳酸氢钠注射液   B. 替硝唑注射液   C. 氨茶碱注射液
    D. 三磷酸腺苷二钠注射液   E. 维生素 B_6

15.不需要优先调配的药物是哪个   （   ）

    A. 止血药   B. 利尿药   C. 升压药   D. 抗肿瘤药   E. 降压药

二、填空题(每格 1 分,共 25 分)

1.2010 年 4 月,卫生部制订《＿＿＿＿＿＿＿＿＿＿＿＿＿》,静脉用药集中调配有了规范的、权威的
    国家级质量标准和操作规范。

2.静脉药物治疗按照给药途径分为＿＿＿＿＿＿＿＿和＿＿＿＿＿＿＿＿＿＿两种主要方式。

3.生活垃圾用＿＿＿＿＿垃圾袋,医疗垃圾用＿＿＿＿＿垃圾袋,化疗药物须用＿＿＿＿＿＿垃圾
    袋。分离后的一次性注射器废弃针头须装入＿＿＿＿＿＿。

4.物理灭菌法有 ＿＿＿＿＿＿＿、＿＿＿＿＿＿＿、＿＿＿＿＿＿＿和＿＿＿＿＿＿。

5.大多数的静脉用药集中调配中心的人员主要有 ＿＿＿＿＿＿＿、＿＿＿＿＿＿和＿＿＿＿＿＿。

6.水平层流净化工作台的英文简称为＿＿＿＿＿＿＿,生物安全柜的英文简称为＿＿＿＿＿＿＿。

7.调配时严格无菌操作,用 75％酒精棉球或复合碘棉签消毒安瓿,以及西林瓶和输液瓶的胶
    塞表面。层流台内的操作方法正确,做到＿＿＿＿＿＿＿、＿＿＿＿＿＿＿、＿＿＿＿＿＿＿
    ＿＿＿。

8.静脉用药集中调配中心的质量控制管理主要包括＿＿＿＿＿＿＿、＿＿＿＿＿＿＿、＿＿＿＿＿＿
    ＿＿＿＿＿、＿＿＿＿＿＿＿。

9.药品进仓调配方式可以是按照＿＿＿＿＿＿＿还是按照＿＿＿＿＿＿＿＿进仓。

三、名词解释(每题 2 分,共 10 分)

1.医疗废弃物

2.无菌技术

3.用药错误

4.静脉药物治疗

5.药物相互作用

四、简答题(每题 5 分,共 20 分)

1.简述静脉用药集中调配中心建设的意义。

2.简述生物安全柜的核心要点。

3.简述用药错误与药物不良事件、药物不良反应的关系。

4.简述静脉用药集中调配中心的工作流程。

五、综合题(15 分)

叙述 TPN 的配制顺序及混合顺序。

参考答案

第一章 总 论

一、单选题
D

二、填空题
1. PIVAS
2. 1969 美国 1999 上海
3. 静脉用药集中调配质量管理规范
4. 汇总进仓 单份医嘱一篮筐

三、名词解释
静脉用药集中调配中心是指在符合GMP(药品生产质量管理规范)标准、依据药物特性设计的操作环境下,由受过培训的药学技术人员,严格按照操作程序,进行包括全静脉营养液、危害药品和抗生素等静脉用药的调配,为临床药物治疗与合理用药提供服务的场所。

四、简答题
1. 国内外静脉用药集中调配服务的一个发展方向是从部分调配(全静脉营养液、抗肿瘤药物)过渡到全面调配。药物调配的另一个发展方向是对药物耐受性低的患者,实现最初调配的目的——个体化用药。当前有些国家还在尝试另一种集中调配方式,即建立区域性的集中调配中心,可为诊所、社区卫生服务体系及小型医院提供服务,医疗资源既得到了共享,又不增加各医疗机构的工作人员,并且减少了调配设备的重复购置和废料的排放,通过标准化操作来提升调配质量。建立地区性的集中调配中心也是针对小医院和社区卫生服务中心的很好的发展趋势。与之共同发展的还有调配规范的不断完善,各国专家都在努力制定更有利于控制调配质量、提高患者用药安全的相关规章制度。

2. 为了加强控制药品使用环节的质量,保证药品质量体系的连续性,从而提高患者用药的安全性、有效性、经济性;实现医院药学从单纯供应保障型转变为技术服务型,采用以患者为中心的药学服务模式,提高医院的现代化医疗质量和管理水平。

3. 保证药品调配的质量;加强合理用药监控;加强职业防护;减少药品浪费,降低医疗成本;提高护理质量。

4. 临床医师开具静脉输液用药医嘱(处方)→分组录入电脑→处方信息传递→药师审核医嘱(处方)→打印标签→贴签摆药→核对→混合调配→成品核对→成品包装→分病区置于密闭容器中、加锁→由工人送至病区→病区护士开锁核对、签收→给患者用药前护士应再次与病历用药医嘱核对→给患者静脉滴注用药。

5.感染性废物、病理性废物、损伤性废物、药物性废物、化学性废物。

第二章　静脉用药集中调配中心的建设

一、单选题

1. A　2. A　3. D　4. A　5. A　6. D　7. B　8. E　9. B　10. D　11. C

二、填空题

1.万　局部百　三十万　十万　万　万

2.药学专业技术人员　护理人员　工人

3.工作量　洁净区　辅助工作区　生活区　人流和物流　交叉污染

4.药学或护理大专　专业技术培训

三、综合题

(1)中心负责人:负责静脉用药集中调配中心管理工作,应当具有药学专业本科以上学历,本专业中级以上专业技术职务任职资格,有较丰富的住院药房实际工作经验,责任心强,有一定的管理能力。

(2)医嘱审核人员:主要负责静脉药物医嘱或处方适宜性审核工作,应当具有药学专业技术本科以上学历、5年以上临床用药或药品调剂工作经验,熟悉各类静脉药物的药理作用、配伍禁忌、药物相互作用及溶媒使用等内容,药师以上专业技术职务任职资格。

(3)排药贴签人员:主要负责调剂排药和贴签工作,应当具有药士以上专业技术职务任职资格,能够熟悉药品所在货位,准确迅速进行调剂。

(4)配液人员:主要负责加药混合配液工作,应当具有药士以上专业技术职务任职资格,通过专业配液培训,能够严格按照无菌操作技术要求熟练进行加药混合配液。

(5)成品核对人员:主要负责调配好的成品输液核对工作,应当具有药士以上专业技术职任资格,对成品输液的物理变化有较强的观察能力。

(6)工勤人员:主要负责协助药学人员成品输液配送、调配中心日常打扫消毒、排药筐清洗、配液工作服送洗及其他与静脉药物调配相关的辅助工作,要求具有高中或中专(含)以上学历。

此外,静脉用药集中调配工作对各类人员的身体健康程度有一定要求,对患有传染病或者其他可能污染药品的疾病,或患有精神病等其他不宜从事药品调剂工作的,应当调离工作岗位。

第三章　无菌操作技术

一、单选题

1. A　2. E　3. E　4. D　5. B　6. D　7. E　8. D　9. C　10. A　11. C　12. B　13. D　14. A

15. A　16. E　17. B　18. C

二、填空题

1.水平层流　垂直层流

2.从上到下　从里到外

3.18～26℃　40%～65%

4.干热灭菌　湿热灭菌　紫外线灭菌　电离辐射灭菌

5.HLFC　BSC

6.百级生物安全柜　百级水平层流洁净台

7.冷藏　阴凉　常温　40％～65％

8.沉降菌检测

三、名词解释

1.开放窗口是指工作台面上的无菌物品或调配操作时的关键部位需享受到最洁净的气流,也就是该无菌物品或关键部位与高效过滤器之间应无任何物体阻碍。

2.无菌技术指根据生产或操作要求所采取的一系列控制微生物污染的方法或措施,从而保持无菌物品、无菌区域不被污染,如空气的生物净化技术、灭菌技术等。无菌技术是一个完整、系统的操作体系,包括无菌环境设施、无菌设备器材、人员的无菌操作等。整个操作体系中的任一环节都不能受到微生物的污染。

四、简答题

1.临时外出:在二更室脱下洁净服,并挂在挂钩上;出洁净区,将一次性灭菌手套、口罩等丢入更衣室外的垃圾桶。按照院内感染的要求,手套和口罩等垃圾需要丢入套有黄色垃圾袋的垃圾桶。在一更室应当换工作服和工作鞋。重新进入洁净区必须按照之前的更衣程序进入洁净区域。

2.高效过滤膜;安全柜的柜体结构和气密性;生物安全柜的防泄露测试;优化的气流流速和优良的风机;必不可少的报警功能。

3.调配工作台工作区域分为3个部分,分别为:①内区,最靠近高效过滤器的10～15cm的区域,为最洁净区域,可用来放置已打开的安瓿、已打开包装的无菌物体、已经过消毒的小件物品;②中区,即工作区,工作台的中央区域,所有的调配操作应在此区域内完成;③外区,从操作台外缘往内15～20cm的区域,可用来放置未拆除外包装的注射器、未经过消毒的小件物品。

4.通过加压风机将室内空气经高效过滤器过滤后送到净化工作台内区域,最终使得净化工作台内区域达到局部百级的操作环境。区域的净化是通过空气流动和多重空气过滤器实现的。

5.通风橱是为了在化学实验过程中清除腐蚀性化学气体和有毒烟雾而设计的,由于没有装备高效过滤器,不能有效清除微生物介质。放置在通风橱内的微生物样品会散播到柜外,污染实验室环境。

层流净化工作台是为了保护实验材料而设计的,通过风机将空气吸入预过滤器,经由静压箱进入高效过滤器过滤,将过滤后的空气以垂直或水平气流的状态送出,使操作区域达到百级洁净度,保证生产对环境洁净度的要求。只能保护样品,不保护操作人员。

生物安全柜是用于操作具有感染性的实验材料,使其避免暴露于上述操作过程中可能产生的感染性气溶胶和溅出物而设计的,主要是为了保护工作人员、实验室环境和实验用材料。

从洁净级别看,生物安全柜也比层流净化工作台高级。

第四章　静脉药物治疗

一、单选题

1.C　2.D　3.C　4.B　5.E　6.B　7.C　8.A　9.D　10.C　11.A

二、填空题

1.按年龄估算　按小儿体重计算　按小儿体表面积计算

2.血管栓塞　静脉炎　肉芽肿　输液反应

3.玻璃瓶　塑料瓶　PVC软袋　非PVC软袋

4. 全静脉营养治疗　危害药品治疗　抗菌药物治疗　普通输液药物治疗　中药注射剂静脉输液治疗

5. 静脉滴注　静脉推注

三、名词解释

静脉药物治疗是通过静脉途径注入液体、药物、营养支持,如电解质液、抗菌药物、危害药品、中药注射剂、营养物质、血液、血液制品、代血浆制剂等,使疾病得以治疗,达到缓解、好转或痊愈,它是临床药物治疗的重要方式之一。

四、简答题

两种方式在药物的起效时间和药物作用的持续时间上有区别。临床上根据治疗的需要,常将一种或数种药物溶解稀释于适当体积载体输液中。静脉滴注是利用大气压和流体静压原理将液体由静脉输入体内的方法。静脉推注是将药物通过注射器由静脉注入体内的方法。

五、综合题

现状:异物叠加问题;调配环境问题;配液器具问题及穿刺技术;配伍问题;溶媒选择问题;浓度问题;滴速问题。

措施:严格审核;安全调配;规范使用。

第五章　静脉药物医嘱审核

一、单选题

1. C　2. C　3. D　4. D　5. C　6. E　7. D　8. D　9. B　10. D　11. C　12. B　13. E　14. B　15. B　16. C　17. A　18. C

二、填空题

1. 浓度高的药物　浓度低的药物

2. 外包装　明显标识

3. 合理性　相容性　稳定性

4. 0.3%　0.75g/h

5. 准确的诊断　正确的药物配伍　合理选用溶媒及载体

三、名词解释

1. 配伍禁忌是指两种以上药物混合使用或药物与辅料制成制剂时,发生体外相互作用,出现使药物氧化、还原、中和、水解等理化反应,这时可能发生浑浊、沉淀、产生气体及变色等外观异常的现象。

2. 药物相互作用指的是两种或两种以上药物同时或在一定时间内先后应用所产生的疗效变化或不良反应。

四、简答题

溶剂性质变化引起不溶,溶剂选择不当引起不溶,盐析,酸碱反应,氧化还原反应,水解反应,沉淀反应,中药注射剂配伍问题,药物对输液的降解作用,输液管内的配伍禁忌,络合与螯合反应,静脉药物在输液中的吸附作用。

第六章　静脉用药集中调配的标准操作规程

一、单选题

1. C　2. B　3. E　4. D　5. D　6. E　7. D　8. A　9. C

二、填空题

1. 加药

2. 不余　不漏　不污染

3. 氨基酸　葡萄糖　脂肪乳　电解质　微量元素　维生素(写出三个)

4. TPN

5. 75%酒精棉球或复合碘棉签　高效过滤器　高效过滤器

6. 一次性防护垫

三、名词解释

1. 全肠外营养液由碳水化合物、脂肪乳剂、氨基酸、水、维生素、电解质及微量元素等各种营养成分按一定的比例,混合于特定的配液袋(三升袋)中,以提供患者每日所需的能量及各种营养物质,维持机体正常代谢,改善其营养状况,目前已得到广泛应用。

2. 危害药品是指能产生职业暴露危险或者危害的药品,即具有遗传毒性、致癌性、致畸性,或对生育有损害作用以及在低剂量下可产生严重的器官或其他方面毒性的药品。

四、简答题

1. (1)在调配操作前30min,按操作规程启动洁净间和层流工作台净化系统,并确认其处于正常工作状态,操作间室温控制于18~26℃,相对湿度控制于40%~65%,室内外压差符合规定,操作人员记录并签名;(2)接班工作人员应当先阅读交接班记录,对有关问题应当及时处理;(3)按更衣操作规程,进入洁净区操作间,首先用蘸有75%酒精的无纺布从上到下、从内到外擦拭层流洁净台内部的各个部位。

2. (1)危害药品调配应当重视操作者的职业防护,调配时应当拉下生物安全柜防护玻璃,前窗玻璃不可高于安全警戒线,以确保负压;(2)危害药品调配完成后,必须将留有危害药品的西林瓶、安瓿等单独置于适宜的包装中,与成品输液及备份输液标签一并送出,以供核查;(3)调配危害药品用过的一次性注射器、手套、口罩及检查后的西林瓶、安瓿等废弃物,按规定由本医疗机构统一处理;(4)危害药品溢出处理按照相关规定执行。

五、综合题

(1)配制顺序:

①将微量元素加入氨基酸注射液中。若微量元素加入葡萄糖注射液中易变色。

②将甘油磷酸钠等磷酸盐制剂加入另一瓶氨基酸或葡萄糖注射液中。

③10%氯化钠、10%氯化钾等电解质制剂和(或)维生素 C、维生素 B₆ 等水溶性维生素制剂和(或)胰岛素可加入同一瓶葡萄糖注射液中。10%葡萄糖酸钙和10%硫酸镁严禁加入同一瓶葡萄糖注射液中。

④脂溶性维生素溶解水溶性维生素后加入脂肪乳注射液中。

(2)混合顺序:

①首先将配制好的葡萄糖注射液移入三升袋。

②再将配制好的氨基酸注射液移入三升袋。

③丙氨酰谷氨酰胺注射液在氨基酸移入后再移入三升袋,轻摇翻转混合。

④将含维生素的脂肪乳注射液反向悬挂在三升袋的上方静置几分钟,观察瓶壁是否有塑料胶塞,最后移入脂肪乳。

⑤不间断一次完成混合、冲袋,并将配制好的溶液二次翻转轻摇混匀。

⑥完毕时需排气处理,即尽量排出三升袋中存留的空气,然后再夹紧相关管道阀门。

第七章 静脉用药集中调配中心的规范化管理

一、单选题

1. B　2. D

二、填空题

1. 黑色　黄色　红色　利器盒

2. 调配管理　设施设备管理　医疗废弃物管理　院感管理

三、名词解释

医疗废弃物是指列入国家《医疗废物分类目录》以及国家规定按照医疗废物管理和处置的具有直接或间接感染性、毒性以及其他危害的废弃物。

第八章 静脉用药集中调配中心问题处理及应急管理

一、单选题

1. E　2. B

二、填空题

配发　运输　丢置

三、名词解释

用药错误是指药品在临床使用及管理全过程中出现的、任何可以防范的用药疏失,这些疏失可导致患者发生潜在的或直接的损害。

四、简答题

1. 用药错误引起的药物不良事件都是可以预防和改善的,而不可预防的药物不良事件不是由用药错误引起的。药物不良反应和用药错误同样都会导致患者伤害,两者是药物不良事件的重要组成部分。两者的区别在于,药物不良反应是药品的自然属性,一般而言,医务人员报告无须承担相关责任,国家法规亦明确规定不得以药物不良反应为理由提起医疗诉讼;而用药错误属于人为疏失,当事人常需承担一定的责任。

2. 应立即将操作人员和溢出物隔离。若操作人员的皮肤或衣服直接接触到药物,必须立即用肥皂和清水清洗被污染的皮肤或衣服。应按以下步骤清除掉溢出的少量药物:①更换防护服,佩戴面罩,戴双层无粉乳胶手套。②液体溢出物应用吸收性的织物布块吸去或擦去,固体溢出物用湿的吸收性织物布块擦去。③擦布、吸收垫子和其他被污染的物品都应丢置于专门放置危害药品的垃圾袋中。④药物溢出的地方应用清洁剂反复清洗3遍,再用清水清洗。⑤放有危害药品污染物的垃圾袋应封口,再放入另一个放置细胞毒废弃物的垃圾袋中。所有参加清除溢出物员工的防护衣应丢置在指定垃圾袋中。垃圾袋应封口并放置于细胞毒废弃物专用一次性耐刺容器中,集中后按医院相关规定进行处理。⑥做好相关记录,包括药物的名称及溢出量、溢出如何发生、处理溢出的过程、暴露于溢出环境中的调配人员或其他人员,以及及时通知相关人员注意药物溢出。

五、综合题

1.锐器刺伤后的应急处理办法:(1)立即脱下手套,用生理盐水冲洗伤口。(2)将伤口中可能残留的碎玻璃清除干净。(3)由伤口近心端向远心端轻轻挤压,尽可能挤出损伤处的血液。(4)用75%酒精或0.5%碘伏,对创面进行消毒,并包扎伤口。(5)情况严重者,紧急包扎处理后转往相关科室治疗。(6)报告部门或科室负责人,必要时填写医务人员锐器伤登记表。

2.(1)一件无渗透性纤维织成的有袖隔离衣。(2)一双鞋套。(3)2副乳胶手套。(4)1副化学防溅眼镜。(5)1副防化口罩。(6)一个锐器盒(收集碎玻璃)。(7)2块一次性海绵(一块擦除溢出液体,另一块擦洗溢出物去除后的地板等)。(8)两个大且厚的黄色医疗垃圾袋。(9)清洁刷及小铲一套。(10)一次性口罩、帽子各2个。必要时应配备防护面具。

第九章　静脉用药集中调配中心信息化管理和自动化技术应用

单选题

1.B　2.D

附录　模拟试卷

试卷 1

一、单选题(20分)

1.D　2.C　3.B　4.A　5.D　6.C　7.C　8.D　9.D　10.B

二、判断题(10分)

1.×　2.×　3.√　4.×　5.√　6.×　7.×　8.×　9.√　10.×

三、填空题(25分)

1.高效消毒剂　中效消毒剂　低效消毒剂

2.PIVAS

3.橡胶塞　复合膜软袋

4.全合一液

5.氨基酸　葡萄糖　脂肪乳剂

6.中心静脉途径　周围静脉途径

7.水平层流净化工作台　垂直层流净化工作台

8.Ⅰ级　Ⅱ级　Ⅲ级

9.药学人员　护理人员　工人

10.感染性　病理性　损伤性　药物性　化学性

四、名词解释(10分)

1.消毒剂是用于杀灭传播媒介上的病原微生物,使其达到无害化要求的制剂。消毒剂不同于抗生素,在防病中的主要作用是将病原微生物消灭于人体之外,切断传染病的传播途径,达到控制传染病的目的。

2.静脉用药集中调配中心是指在符合GMP标准、依据药物特性设计的操作环境下,由受过培训的药学技术人员,严格按照操作程序,进行包括全静脉营养液、危害药品和抗生素等静脉用药物的调配,为临床药物治疗与合理用药服务。

3.维持输液是指补充每日生理需要量的水分、电解质与营养物质所进行的输液。

4.开放窗口是指工作台面上的无菌物品需保证第一洁净的空气从其中流过,即其与高效过滤器之间应无任何物体阻碍。

5.医疗废物是指医疗卫生机构在医疗、预防、保健及其他相关活动中产生的具有直接或者间接感染性、毒性以及其他危害性的废物。

五、简答题(20分)

1.通风橱是为了在化学实验过程中清除腐蚀性化学气体和有毒烟雾而设计的,由于没有装备高效过滤器,不能有效清除微生物介质。放置在通风橱内的微生物样品会散播到柜外,污染实验室环境。(1分)

层流净化工作台是为了保护实验材料而设计的,通过风机将空气吸入预过滤器,经由静压箱进入高效过滤器过滤,将过滤后的空气以垂直或水平气流的状态送出,使操作区域达到百级洁净度,保证生产对环境洁净度的要求。只能保护样品,不保护操作人员。(1.5分)

生物安全柜,是用于操作具有感染性的实验材料时,为了使其避免暴露于上述操作过程中可能产生的感染性气溶胶和溅出物而设计的,主要是为了保护工作人员、实验室环境和实验用材料。(1.5分)

从洁净级别看,生物安全柜也比层流净化工作台高级。(1分)

2.保证药物调配的质量和静脉用药安全;(2分)减少药品浪费,降低医疗成本;(1分)加强职业防护;(1分)提高护理质量。(1分)

3.①所有一价、二价、三价电解质、微量元素和维生素均先加入含有 GS、GNS 的溶液中,充分混匀,避免局部浓度过高。(1分)

②将磷酸盐、胰岛素加入其他 GS 中,并充分混匀。注意:格列福斯和葡萄糖酸钙不能加在一瓶液体内。(1分)

③关闭静脉营养输液袋的所有输液管夹,然后分别将输液管连接到葡萄糖溶液和氨基酸溶液中,倒转这 2 种输液容器,悬挂在水平层流台的挂钩上,打开这 2 根输液管夹,待葡萄糖注射液和氨基酸溶液全部流到静脉营养输液袋后,关闭输液管夹,翻转静脉营养输液袋,使这 2 种溶液充分混匀。(1分)

④将水溶性维生素溶解到脂溶性维生素(如维他利匹特)中,充分混匀后加入脂肪乳中混匀。若静脉营养输液袋内不加脂肪乳,则不能使用脂溶性维生素,水溶性维生素溶解后加入葡萄糖溶液中,但此过程需注意避光。(1分)

⑤最后将脂肪乳加入静脉营养输液袋后充分混匀(将袋子中多余的空气排除后关闭输液管夹),套上无菌帽,挤压静脉营养输液袋,观察液体是否有渗漏。(1分)

4.调配范围从部分调配发展到全面调配,用于对药物耐受性低的患者;(2分)建立地区性集中调配中心;(1分)调配规范有了很大的进展。(2分)

六、综合题(15分)

临床医师开具静脉输液用药医嘱(处方)→分组录入电脑(2分)→处方信息传递→药师审核医嘱(处方)(2分)→打印标签(1分)→贴签摆药(1分)→核对(2分)→混合调配(2分)→成品核对(1分)→成品包装(1分)→分病区置于密闭容器中、加锁→由工人送至病区(1分)→病区护士开锁核对、签收→给患者用药前护士应再次与病历用药医嘱核对→给患者静脉滴注用药(2分)。

试卷2

一、单选题(20分)

1. A   2. B   3. C   4. B   5. D   6. C   7. B   8. D   9. D   10. A

二、判断题(10分)

1. ×   2. ×   3. √   4. √   5. √   6. ×   7. ×   8. ×   9. ×   10. ×

三、填空题(25分)

1. PIVAS

2. 高效消毒剂   中效消毒剂   低效消毒剂

3. 橡胶塞   复合膜软袋

4. 1.5L

5. 氨基酸   葡萄糖   脂肪乳剂

6. 中心静脉途径   周围静脉途径

7. 水平层流净化工作台   垂直层流净化工作台

8. Ⅰ级   Ⅱ级   Ⅲ级

9. 药学人员   护理人员   工勤人员

10. 感染性   病理性   损伤性   药物性   化学性

四、名词解释(10分)

1. 消毒剂是用于杀灭传播媒介上的病原微生物,使其达到无害化要求的制剂。消毒剂不同于抗生素,在防病中的主要作用是将病原微生物消灭于人体之外,切断传染病的传播途径,达到控制传染病的目的。

2. 静脉用药集中调配中心是指在符合GMP标准、依据药物特性设计的操作环境下,由受过培训的药学技术人员,严格按照操作程序,进行包括全静脉营养液、危害药品和抗生素等静脉用药物的调配,为临床药物治疗与合理用药服务。

3. 补充输液是指对体液病理性丢失进行补偿的液体。

4. 开放窗口是指工作台面上的无菌物品需保证第一洁净的空气从其中流过,即其与高效过滤器之间应无任何物体阻碍。

5. 配伍禁忌是指两种以上药物混合使用或药物与辅料制成制剂时发生体外相互作用,出现使药物氧化、还原、中和、水解等理化反应,这时可能发生浑浊、沉淀、产生气体及变色等外观异常的现象。

五、简答题(20分)

1. 层流净化工作台,通过风机将空气吸入预过滤器,经由静压箱进入高效过滤器过滤,(2分)将过滤后的空气以垂直或水平气流的状态送出,(2分)使操作区域达到百级洁净度,(1分)保证生产对环境洁净度的要求。

2. 保证药物调配的质量和静脉用药安全;(2分)减少药品浪费,降低医疗成本;(1分)加强职业防护;(1分)提高护理质量。(1分)

3. 调配范围从部分调配发展到全面调配,用于对药物耐受性低的患者;(2分)建立地区性集中调配中心;(1分)调配规范有了很大的进展。(2分)

4. ①所有一价、二价、三价电解质、微量元素和维生素均先加入含有GS、GNS的溶液中,充分

混匀,避免局部浓度过高 。(1分)

②将磷酸盐、胰岛素加入其他 GS 中,并充分混匀。注意:格列福斯和葡萄糖酸钙不能加在一瓶液体内。(1分)

③关闭静脉营养输液袋的所有输液管夹,然后分别将输液管连接到葡萄糖溶液和氨基酸溶液中,倒转这 2 种输液容器,悬挂在水平层流台的挂钩上,打开这 2 根输液管夹,待葡萄糖注射液和氨基酸溶液全部流到静脉营养输液袋后,关闭输液管夹,翻转静脉营养输液袋,使这 2 种溶液充分混匀。(1分)

④将水溶性维生素溶解到脂溶性维生素(如维他利匹特)中,充分混匀后加入脂肪乳中混匀。若静脉营养输液袋内不加脂肪乳,则不能使用脂溶性维生素,水溶性维生素溶解后加入葡萄糖溶液中,但此过程需注意避光。(1分)

⑤最后将脂肪乳加入到静脉营养输液袋后,充分混匀,(将袋子中多余的空气排除后关闭输液管夹)套上无菌帽,挤压静脉营养输液袋,观察液体是否有渗漏。(1分)

六、综合题(15分)

一更室:换工作服、工作鞋,洗手;(2分)进入二更室:换鞋套、穿隔离衣(两层)、手套(两层)、口罩(两层);(3分)生物安全柜工作台面清洁消毒;(2分)工作台铺治疗巾;(2分)调配药物,用玻璃针筒、玻璃瓶大输液;(2分)清理桌面;(2分)隔离衣放入洗衣箱,手套、口罩扔垃圾箱。(2分)

试卷 3

一、单选题(20分)

1.C   2.B   3.A   4.B   5.C   6.C   7.C   8.B   9.D   10.A

二、判断题(10分)

1.√   2.×   3.√   4.×   5.×   6.×   7.×   8.√   9.×   10.√

三、填空题(25分)

1.血管栓塞   静脉炎   肉芽肿   输液反应

2.TNA

3.1999   上海   1969   美国

4.中心静脉途径 CPN   周围静脉途径 PPN

5.微量挥发性有毒化学品   痕量放射性核素为辅助剂

6.从上到下   从里到外

7.药学或护理大专   专业技术培训

8.全程化管理   实施集中处置   分工负责

9.感染性   病理性   损伤性   药物性   化学性

四、名词解释(10分)

1.溶液中直径小于 1nm 的溶质分子或离子,称为晶体,由晶体与水形成的溶液,称为晶体液。

2.直径小于 $50\mu m$、肉眼看不到、不溶于水的异物叫不溶性微粒。

3.完全胃肠外营养支持系指通过静脉途径给予适量的蛋白质(氨基酸)、脂肪、碳水化合物、电解质、维生素和微量元素,以达到营养治疗的一种方法。

4.生物安全柜是为保护工作人员、实验室环境和实验材料而设计的生物实验室的重要设备,可防止工作人员在操作含有感染性因子的材料(如初级培养物、菌种和诊断标本)时,暴露于可能产生的气溶胶和溅出物中。

5.药物相互作用是指一种药物的作用由于其他药物或化学物质的存在而受到干扰,使该药物的疗效发生变化或产生药物不良反应。

五、简答题(20分)

1.糖类制剂(葡萄糖液)、脂肪乳剂(英脱利匹特、力保肪宁)、氨基酸输液剂(复方氨基酸注射液15AA、乐凡命)、维生素制剂(水溶性水乐维他、九维他、脂溶性维他利匹特)、微量元素制剂(安达美)。

2.极度营养不良者、营养吸收障碍者、慢性痢疾或慢性呕吐者、消化道梗阻或胃十二指肠溃疡患者、胰腺炎患者、严重神经性食欲不振患者、消化管瘘患者、可恢复的肝病患者、烧伤及广泛外伤患者、代谢亢进状态、长期昏睡患者。

3.通风橱是在化学实验过程中为清除腐蚀性化学气体和有毒烟雾而设计的,由于没有装备高效过滤器,不能有效清除微生物介质。放置在通风橱内的微生物样品会散播到柜外,污染实验室环境。(1分)

层流净化工作台是为了保护实验材料而设计的,通过风机将空气吸入预过滤器,经由静压箱进入高效过滤器过滤,将过滤后的空气以垂直或水平气流的状态送出,使操作区域达到百级洁净度,保证生产对环境洁净度的要求。只能保护样品,不保护操作人员。(2分)

生物安全柜,是用于操作具有感染性的实验材料时,为了使其避免暴露于上述操作过程中可能产生的感染性气溶胶和溅出物而设计的,主要是为了保护工作人员、实验室环境和实验用材料。(2分)

从洁净级别看,生物安全柜也比层流净化工作台高级。

4.把时间还给护士,把护士还给患者;优化工作流程,实行弹性排班,提高工作效率;合理配置人力资源,实现人尽其才,为科室可持续发展奠定基础。

六、综合题(15分)

(1)将不含磷酸盐的电解质和微量元素加入葡萄糖、糖盐水溶液中,充分混匀,避免局部浓度过高;将磷酸盐、胰岛素加入其他葡萄糖溶液中,并充分混匀。避免钙离子、磷离子加到一袋载体中。

(2)关闭静脉营养输液袋的所有输液管夹,然后分别将输液管连接到葡萄糖溶液中,倒转这两种输液容器,悬挂在水平层流台的挂钩上,打开这两根输液管夹,待葡萄糖注射液和氨基酸溶液全部流到袋后,关闭输液管夹;翻转静脉营养输液袋,使这两种溶液充分混匀。

(3)将水溶性维生素溶解到脂溶性维生素中,充分混匀后加入脂肪乳中混匀。若不加脂肪乳,则不能使用脂溶性维生素,水溶性维生素溶解后加入葡萄糖溶液中,但此过程需注意避光。

(4)最后将脂肪乳加入静脉营养输液袋后充分混匀,将袋子中多余的空气排出后关闭输液管夹,套上无菌帽;挤压输液袋,观察液体是否有渗漏。

(5)所有这些操作均应在水平层流台上进行,并严格按照无菌技术原则操作;调配好的 TPN 口袋上应贴上调配标签,复核签名后递出仓外打包。

试卷 4

一、单选题(20 分)

1. A 2. B 3. C 4. B 5. D 6. C 7. B 8. D 9. D 10. A

二、判断题(10 分)

1. × 2. × 3. × 4. √ 5. √ 6. × 7. × 8. √ 9. × 10. ×

三、填空题(25 分)

1. PIVAS

2. 高效消毒剂 中效消毒剂 低效消毒剂

3. 橡胶塞 复合膜软袋

4. 1.5L

5. 氨基酸 葡萄糖 脂肪乳剂

6. 中心静脉途径 周围静脉途径

7. 水平层流净化工作台 垂直层流净化工作台

8. Ⅰ级 Ⅱ级 Ⅲ级

9. 药学人员 护理人员 工人

10. 感染性 病理性 损伤性 药物性 化学性

四、名词解释(10 分)

1. 消毒剂是用于杀灭传播媒介上的病原微生物,使其达到无害化要求的制剂。消毒剂不同于抗生素,在防病中的主要作用是将病原微生物消灭于人体之外,切断传染病的传播途径,达到控制传染病的目的。

2. 静脉用药集中调配中心是指在符合 GMP 标准、依据药物特性设计的操作环境下,由受过培训的药学技术人员,严格按照操作程序,进行包括全静脉营养液、危害药品和抗生素等静脉用药物的调配,为临床药物治疗与合理用药服务。

3. 补充输液是指对体液病理性丢失进行补偿的液体。

4. 开放窗口是指工作台面上的无菌物品需保证第一洁净的空气从其中流过,即其与高效过滤器之间应无任何物体阻碍。

5. 配伍禁忌是指两种以上药物混合使用或药物与辅料制成制剂时发生体外相互作用,出现使药物氧化、还原、中和、水解等理化反应,这时可能发生浑浊、沉淀、产生气体及变色等外观异常的现象。

五、简答题(20 分)

1. 层流净化工作台,通过风机将空气吸入预过滤器,经由静压箱进入高效过滤器过滤,(2 分)将过滤后的空气以垂直或水平气流的状态送出,(2 分)使操作区域达到百级洁净度,(1 分)保证生产对环境洁净度的要求。

2. 保证药物调配的质量和静脉用药安全;(2 分)减少药品浪费,降低医疗成本;(1 分)加强职业防护;(1 分)提高护理质量。(1 分)

3. 调配范围从部分调配发展到全面调配,用于对药物耐受性低的患者;(2 分)建立地区性集中调配中心;(1 分)调配规范有了很大的进展。(2 分)

4. ①所有一价、二价、三价电解质、微量元素和维生素均先加入含有 GS,GNS 的溶液中,充分

混匀,避免局部浓度过高 。(1分)

②将磷酸盐、胰岛素加入其他GS中,并充分混匀。注意:格列福斯和葡萄糖酸钙不能加在一瓶液体内。(1分)

③关闭静脉营养输液袋的所有输液管夹,然后分别将输液管连接到葡萄糖溶液和氨基酸溶液中,倒转这2种输液容器,悬挂在水平层流台的挂钩上,打开这2根输液管夹,待葡萄糖注射液和氨基酸溶液全部流到静脉营养输液袋后,关闭输液管夹,翻转静脉营养输液袋,使这2种溶液充分混匀。(1分)

④将水溶性维生素溶解到脂溶性维生素(如维他利匹特)中,充分混匀后加入脂肪乳中混匀。若静脉营养输液袋内不加脂肪乳,则不能使用脂溶性维生素,水溶性维生素溶解后加入到葡萄糖溶液中,但此过程需注意避光。(1分)

⑤最后将脂肪乳加入到静脉营养输液袋后,充分混匀,(将袋子中多余的空气排除后关闭输液管夹)套上无菌帽,挤压静脉营养输液袋,观察液体是否有渗漏。(1分)

六、综合题(15分)

一更室:换工作服、工作鞋,洗手;(2分)进入二更室:换鞋套,穿隔离衣(两层)、手套(两层)、口罩(两层);(3分)生物安全柜工作台面清洁消毒;(2分)工作台铺治疗巾;(2分)调配药物,用玻璃针筒、玻璃瓶大输液;(2分)清理桌面;(2分)隔离衣放入洗衣箱,手套、口罩扔垃圾箱。(2分)

试卷 5

一、单选题(30分)

1. C 2. B 3. B 4. B 5. E 6. E 7. B 8. D 9. B 10. B 11. D 12. C 13. E 14. C 15. D

二、填空题(25分)

1. 静脉滴注 静脉推注

2. 1999 上海 1969 美国

3. 静脉用药集中调配质量管理规范

4. 糖类 氨基酸 静脉脂肪乳 复合维生素 微量元素

5. 从上到下 从里到外

6. 药剂人员 护理人员 工勤人员

7. HLFC BSC

8. 委托型 药护分管型 药剂科为主,护理部协助型

9. 药学或护理大专 专业技术培训

10. 一次性防护垫

三、名词解释(10分)

1. 无菌技术是指根据生产或操作要求所采取的一系列控制微生物污染的方法或措施。无菌技术是一个完整的、系统的操作体系,涉及药品生产、外科手术或医学实验的全过程。

2. 直径小于 $50\mu m$、肉眼看不到、不溶于水的异物叫不溶性微粒。

3. 配伍禁忌是指两种以上药物混合使用或药物与辅料制成制剂时发生体外相互作用,出现使药物氧化、还原、中和、水解等理化反应,这时可能发生浑浊、沉淀、产生气体及变色等外观异常

的现象。

4.静脉用药集中调配中心是指在符合GMP标准、依据药物特性设计的操作环境下,由受过培训的药学技术人员,严格按照操作程序,进行包括全静脉营养液、危害药品和抗生素等静脉药物的调配,为临床药物治疗与合理用药服务。

5.具有生殖毒性、致癌、致畸变、低剂量器官损伤的药物归为危害药品。

四、简答题(20分)

1.两种方式在药物的起效时间和药物作用的持续时间上有区别。静脉滴注时,常将一种或数种药物溶解稀释于适当体积载体输液中给予;静脉推注时,药物通过注射器给予。混合在一起的药物品种越多、浓度越高其发生配伍禁忌或相互作用的概率就越大。

2.配伍禁忌,应合理安排输液顺序,或在换瓶时用生理盐水或葡萄糖注射液冲洗输液管。

3.静脉药物调配是一项系统的药品再生产工程,所调配的药品将通过静脉给药的方式进入人体内。因此,必须保证药品调配过程中的每一个环节都不会受到微生物的污染。无菌技术的应用可以确保达到这一目的,从而保证所调配药品在人体上应用的安全性。

4.应立即将操作人员和溢出物隔离。若操作人员的皮肤或衣服直接接触到药物,必须立即用肥皂和清水清洗被污染的皮肤或衣服。应按以下步骤清除溢出的少量药物:①更换防护服,佩戴面罩,戴双层无粉乳胶手套。②液体溢出物应用吸收性的织物布块吸去或擦去,固体溢出物用湿的吸收性织物布块擦去。③擦布、吸收垫子和其他被污染的物品都应丢置于专门放置危害药品的垃圾袋中。④药物溢出的地方应用清洁剂反复清洗3遍,再用清水清洗。⑤放有危害药品污染物的垃圾袋应封口,再放入另一个放置细胞毒废弃物的垃圾袋中。所有参加清除溢出物员工的防护衣应丢置在指定垃圾袋中。垃圾袋应封口并放置于细胞毒废弃物专用一次性耐刺容器中,集中后按医院相关规定进行处理。⑥做好相关记录,包括药物的名称及溢出量、溢出如何发生、处理溢出的过程、暴露于溢出环境中的调配人员或其他人员,并及时通知相关人员注意药物溢出。

五、综合题(15分)

(1)将电解质(10%氯化钾注射液、10%氯化钠注射液、25%硫酸镁注射液、10%葡萄糖酸钙注射液等)和微量元素(如安达美)先加入氨基酸注射液中。电解质也可加入葡萄糖液中,但多种微量元素只能加入氨基酸注射液中。(2分)

(2)将丙氨酰谷氨酰胺、门冬氨酸鸟氨酸、精氨酸、谷氨酸钠、醋谷胺加入氨基酸注射液中。(2分)

(3)将水溶性维生素(如水乐维他)溶解到脂溶性维生素(如维他利匹特)中混合均匀,以乳剂的形式与脂肪乳混合。(2分)

(4)若EVA或PVC袋内不加脂肪乳,则不能使用脂溶性维生素,水溶性维生素溶解后加入葡萄糖注射液中,但此过程需注意避光。(2分)

(5)胰岛素、磷制剂(格列福斯、复合磷酸氢钾等)只能加入葡萄糖注射液中。(2分)

(6)其他成分(如维生素K_1、复方维生素B_4、辅酶A、复合辅酶、三磷腺苷二钠氯化镁、三磷腺苷、二丁酰环磷腺苷钙等)优先加入葡萄糖注射液中,也可加入氨基酸注射液中。(2分)

(7)最后,先将氨基酸注射液和葡萄糖注射液混入营养袋内,并肉眼检查确认无沉淀,再将脂肪乳加入营养袋中混合均匀。(2分)

(8)混合完毕后,应先进行排气再锁口,然后翻转全静脉营养袋,使里面各组分充分混匀;配好的 TPN,最好现配现用,若暂不使用,应存放在 4℃ 条件下保存,不得冰冻,并于 24h 内输完。
(1分)

试卷6

一、单项选择题(30分)

1.D 2.A 3.A 4.A 5.C 6.A 7.B 8.D 9.C 10.C 11.D 12.D 13.C 14.B
15.B

二、填空题(25分)

1.全静脉营养治疗   危害药品治疗   抗菌药物治疗   普输液药物治疗   中药注射剂静脉输液
治疗

2.营养型氨基酸   肝病用氨基酸   肾病用氨基酸   创伤用氨基酸   癌症用氨基酸   小儿用氨
基酸   代血浆用氨基酸

3.0.3%   0.75g/h

4.沉降菌检测

5.从上到下   从里到外

6.委托型   药护分管型   药剂科为主,护理部协助型

7.药学或护理大专   专业技术培训

8.药剂人员   护理人员   工勤人员

三、名词解释(10分)

1.无菌技术是指根据生产或操作要求所采取的一系列控制微生物污染的方法或措施。无菌技
术是一个完整的、系统的操作体系,涉及药品生产、外科手术或医学实验的全过程。

2.静脉用药集中调配中心是指在符合 GMP 标准、依据药物特性设计的操作环境下,由受过培
训的药学技术人员,严格按照操作程序,进行包括全静脉营养液、危害药品和抗生素等静脉药
物的调配,为临床药物治疗与合理用药服务。

3.在生物安全柜内进行调配操作时关键部位应享受最洁净的气流,也就是说,该无菌物品或关
键部位与高效过滤器之间应无任何物体阻碍,即操作过程中的"开放窗口"概念。

4.全静脉营养制剂是指将机体所需的营养素按一定的比例和速度以静脉滴注方式直接输入体
内的注射剂,它能供给患者足够的能量,合成人体或修复组织所必需的氨基酸、脂肪酸、维生
素、电解质和微量元素,使患者在不能进食或高代谢的情况下,仍可维持良好的营养状况,增进
自身免疫能力,促进伤口愈合,帮助机体渡过危险的病程。

5.药物的相互作用是指一药物作用由于其他药物或化学物质的存在而受到干扰,使该药的疗
效发生变化或产生药物不良反应。

四、简答题(20分)

1.溶剂性质变化引起不溶,溶剂选择不当引起不溶,盐析,酸碱反应,氧化还原反应,水解反应,
沉淀反应,中药注射剂配伍问题,药物对输液的降解作用,输液管内的配伍禁忌,络合与螯合反
应,静脉药物在输液中的吸附作用。

2.通风橱是在化学实验过程中清除腐蚀性化学气体和有毒烟雾而设计的,由于没有装备高效
过滤器,不能有效清除微生物介质。放置在通风橱内的微生物样品会散播到柜外,污染实验室
环境。(1分)

层流净化工作台是为了保护实验材料而设计的,通过风机将空气吸入预过滤器,经由静压箱进入高效过滤器过滤,将过滤后的空气以垂直或水平气流的状态送出,使操作区域达到百级洁净度,保证生产对环境洁净度的要求。只能保护样品,不保护操作人员。(2分)

生物安全柜用于操作具有感染性的实验材料,使其避免暴露于上述操作过程中可能产生的感染性气溶胶和溅出物而设计的,主要是为了保护工作人员、实验室环境和实验用材料。(2分)从洁净级别看,生物安全柜也比层流净化工作台高级。

3. 甘露醇适合颅内压突然增高的单次冲击治疗,而甘油更适合颅内压增高的基础治疗。

4. (1)保证加药调配后的输液成品质量和静脉药物安全;(2)加强合理用药监控,改进医疗安全水平;(3)减少药品浪费,降低医疗成本;(4)加强职业防护;(5)提高护理质量。

五、综合题(15分)

(1分)医生开具、传递医嘱——(2分)药师审核医嘱——(1分)打印标签——(2分)排药——(1分)成品包装——(2分)成品核对——(2分)混合调配——(1分)排药核对——(1分)成品配送——(1分)护士核对、签收——(1分)患者用药。

试卷7

一、单选题(30分)

1. C 2. A 3. D 4. D 5. D 6. B 7. A 8. A 9. B 10. C 11. D 12. C 13. D 14. C 15. B

二、填空题(25分)

1. 全静脉营养治疗 危害药品治疗 抗菌药物治疗 普输液药物治疗 中药注射剂静脉输液治疗

2. 营养型 治疗型 小儿氨基酸

3. 按年龄估算 按小儿体重计算 按小儿体表面积计算

4. 糖类 氨基酸 静脉脂肪乳 复合维生素 微量元素

5. 静脉用药集中调配质量管理规范

6. 100～200ml/h 300ml/h

7. 浓度高的药物 浓度低的药物

8. 沉降菌检测

9. HLFC BSC

10. 一次性防护垫

三、名词解释(10分)

1. 医疗废弃物是指列入国家《医疗废物分类目录》及国家规定的按照医疗废物管理和处置的具有直接或间接感染性、毒性及其他危害物的废弃物。

2. 静脉药物治疗是指通过静脉途径注入液体、药物、营养支持,如电解质液、抗菌药物、危害药品、中药注射剂、营养物质、血液、血液制品、代血浆制剂等,使疾病得以治疗,达到缓解、好转或痊愈的目的,它是临床药物治疗的重要方式之一。

3. 在生物安全柜内进行调配操作时关键部位应享受最洁净的气流,也就是说,该无菌物品或关键部位与高效过滤器之间应无任何物体阻碍,即操作过程中的"开放窗口"概念。

4. 药物的相互作用是指一药物作用由于其他药物或化学物质的存在而受到干扰,使该药的疗效发生变化或产生药物不良反应。

5. 全静脉营养制剂是指将机体所需的营养素按一定的比例和速度以静脉滴注方式直接输入体内的注射剂,它能供给患者足够的能量,合成人体或修复组织所必需的氨基酸、脂肪酸、维生素、电解质和微量元素,使患者在不能进食或高代谢的情况下,仍可维持良好的营养状况,增进自身免疫能力,促进伤口愈合,帮助机体渡过危险的病程。

四、简答题(20分)

1. 糖类——葡萄糖;氨基酸——18AA;静脉用脂肪乳剂——脂肪乳;复合维生素——水乐维他;微量元素制剂——安达美;血容量扩张剂——右旋糖酐

2. 一般要求快速输入体内,20% 250ml 的甘露醇要求 30min 内输完,如原始颅内高压明显,用先慢后快的输入方式;原始颅内压为轻中度增高,病情稳定者可用快速均匀输入法。

3. 调配工作台工作区域分为 3 个部分,分别为:①内区,最靠近高效过滤器的 10～15cm 的区域,为最洁净区域,可用来放置已打开的安瓿、已打开包装的无菌物体、已经过消毒的小件物品;②中区,即工作区,工作台的中央区域,所有的调配操作应在此区域内完成;③外区,从操作台外缘往内 15～20cm 的区域,可用来放置未拆除外包装的注射器、未经过消毒的小件物品。

4. (1)保证加药调配后的输液成品质量和静脉用药安全;(2)加强合理用药监控,改进医疗安全水平;(3)减少药品浪费,降低医疗成本;(4)加强职业防护;(5)提高护理质量。

五、综合题(15分)

(1)中心负责人:负责静脉用药集中调配中心管理工作,应当具有药学专业本科以上学历,本专业中级以上专业技术职务任职资格,有较丰富的住院药房实际工作经验,责任心强,有一定的管理能力。(2分)

(2)医嘱审核人员:主要负责静脉药物医嘱或处方适宜性审核工作,应当具有药学专业技术本科以上学历、5 年以上临床用药或药品调剂工作经验,熟悉各类静脉药物的药理作用、配伍禁忌、药物相互作用及溶媒使用等内容,药师以上专业技术职务任职资格。(3分)

(3)排药贴签人员:主要负责调剂排药和贴签工作,应当具有药士以上专业技术职务任职资格,能够熟悉药品所在货位,准确迅速进行调剂。(2分)

(4)配液人员:主要负责加药混合配液工作,应当具有药士以上专业技术职务任职资格,通过专业配液培训,能够严格按照无菌操作技术要求熟练进行加药混合配液。(2分)

(5)成品核对人员:主要负责调配好的成品输液核对工作,应当具有药士以上专业技术职务任职资格,对成品输液的物理变化有较强的观察能力。(2分)

(6)工勤人员:主要负责协助药学人员成品输液配送、调配中心日常打扫消毒、排药筐清洗、配液工作服送洗及其他与静脉药物调配相关的辅助工作,要求具有高中或中专(含)以上学历。(2分)

此外,静脉用药集中调配工作对各类人员的身体健康程度有一定要求,对患有传染病或者其他可能污染药品的疾病,或患有精神病等其他不宜从事药品调剂工作的,应当调离工作岗位。(2分)

试卷 8

一、单选题(30分)

1. B　2. B　3. E　4. E　5. D　6. B　7. B　8. D　9. B　10. B　11. E　12. E　13. D　14. C

15. D

二、填空题(25 分)

1. 静脉滴注　静脉推注

2. 玻璃瓶　塑料瓶　PVC 软袋　非 PVC 软袋

3. 0.3%　0.75g/h

4. 1999　上海　1969　美国

5. 准确的诊断　正确的药物配伍　合理选用溶媒及载体

6. 委托型　药护分管型　药剂科为主,护理部协助型

7. HIFC　BSC

8. 75%酒精　从上到下　从里到外

9. 药学或护理大专　专业技术培训

三、名词解释(10 分)

1. 电解质类输液主要用于纠正患者体内水和电解质代谢紊乱,维持体液渗透压、酸碱平衡,恢复人体的生理功能。

2. 具有生殖毒性、致癌、致畸变、低剂量器官损伤的药物归为危害药品。

3. 配伍禁忌是指两种以上药物混合使用或药物与辅料制成制剂时发生体外相互作用,出现使药物氧化、还原、中和、水解等理化反应,这时可能发生浑浊、沉淀、产生气体及变色等外观异常的现象。

4. 无菌技术是指根据生产或操作要求所采取的一系列控制微生物污染的方法或措施。无菌技术是一个完整的、系统的操作体系,涉及药品生产、外科手术或医学实验的全过程。

5. 静脉用药集中调配中心是指在符合 GMP 标准、依据药物特性设计的操作环境下,由受过培训的药学技术人员,严格按照操作程序,进行包括全静脉营养液、危害药品和抗生素等静脉药物的调配,为临床药物治疗与合理用药服务。

四、简答题(20 分)

1. 第一代——全开放式;第二代——半开放式;第三代——全密闭。目前采用第三代。

2. 配伍禁忌,应合理安排输液顺序,或在换瓶时用生理盐水或葡萄糖注射液冲洗输液管。

3. 层流净化工作台,通过风机将空气吸入预过滤器,经由静压箱进入高效过滤器过滤,(2 分)将过滤后的空气以垂直或水平气流的状态送出,(2 分)使操作区域达到百级洁净度,(1 分)保证生产对环境洁净度的要求。

4. 危害药品在调配过程中会产生肉眼看不见的溢出,在空气中形成含有毒性微粒的气溶胶或气雾,可直接通过口、皮肤、眼睛和呼吸道进入人体,对医务人员的身体健康带来危害。而PIVAS 建立后,调配中心的调配室设置专门的送回排风系统,药品调配室为相对负压,药品调配是在专用百级生物安全柜内操作(操作台内为相对负压),保证受污染的空气不会进入非操作区,同时在无菌静电服的保护下,即使有药液的溅出或溢出,也可实现对调配人员的保护,最大限度地限制了危害药品的接触人群和空间,有利于配液人员的职业安全和环境保护。

五、综合题(15 分)

现状:异物叠加问题;调配环境问题;配液器具问题及穿刺技术;配伍问题;溶媒选择问题;浓度问题;滴速问题。(7 分)

措施:严格审核;安全调配;规范使用。(8 分)

试卷 9

一、单选题(30分)

1. D 2. A 3. A 4. A 5. E 6. D 7. C 8. C 9. D 10. C 11. B 12. B 13. E 14. D 15. B

二、填空题(25分)

1. PIVAS

2. 1969 美国 1999 上海

3. 万 局部百 三十万 十万 万 万

4. 水平层流 垂直层流

5. 从上到下 从里到外

6. 18～26℃ 40%～65%

7. 干热灭菌 湿热灭菌 紫外线灭菌 电离辐射灭菌

8. 按年龄估算 按小儿体重计算 按小儿体表面积计算

9. 加药

三、名词解释(10分)

1. 静脉用药集中调配中心是指在符合GMP(药品生产质量管理规范)标准、依据药物特性设计的操作环境下,由受过培训的药学技术人员,严格按照操作程序,进行包括全静脉营养液、危害药品和抗生素等静脉用药的调配,为临床药物治疗与合理用药提供服务的场所。

2. 配伍禁忌是指两种以上药物混合使用或药物与辅料制成制剂时发生体外相互作用,出现使药物氧化、还原、中和、水解等理化反应,这时可能发生浑浊、沉淀、产生气体及变色等外观异常的现象。

3. 开放窗口是指工作台面上的无菌物品或调配操作时的关键部位需享受到最洁净的气流,也就是该无菌物品或关键部位与高效过滤器之间应无任何物体阻碍。

4. 全肠外营养液由碳水化合物、脂肪乳剂、氨基酸、水、维生素、电解质及微量元素等各种营养成分按一定的比例,混合于特定的配液袋(三升袋)中,以提供患者每日所需的能量及各种营养物质,维持机体正常代谢,改善其营养状况,目前已得到广泛应用。

5. 危害药品是指能产生职业暴露危险或者危害的药品,即具有遗传毒性、致癌性、致畸性,或对生育有损害作用以及在低剂量下可产生严重的器官或其他方面毒性的药品。

四、简答题(20分)

1. 国内外静脉用药集中调配服务的一个发展方向是从部分调配(全静脉营养液、抗肿瘤药物)过渡到全面调配。药物调配的另一个发展方向是用于对药物耐受性低的患者,实现最初调配的目的——个体化用药。当前有些国家还在尝试另一种集中调配方式,即建立区域性的集中调配中心,可为诊所、社区卫生服务体系及小型医院提供服务,医疗资源得到了共享,不增加各医疗机构的工作人员,并且避免了调配设备的重复购置和减少了废料的排放,通过标准化操作来提升调配质量。这种地区性的集中调配中心也是针对小医院和社区卫生服务中心的很好的发展趋势。与之共同发展的还有调配规范的不断完善,各国专家都在努力制定出更有利于控制调配质量、提高患者用药安全的相关规章制度。

2. 为了加强控制药品使用环节的质量,保证药品质量体系的连续性,从而提高患者用药的安全性、有效性、经济性;实现医院药学从单纯供应保障型转变为技术服务型,采用以患者为中心的药学服务模式,提高医院的现代化医疗质量和管理水平。

3. 感染性废物、病理性废物、损伤性废物、药物性废物、化学性废物。

4. 临时外出:在二更室脱下洁净服,并挂在挂钩上;出洁净区,将一次性灭菌手套、口罩等丢入更衣室外的垃圾桶,按照院内感染的要求,手套和口罩等垃圾需要丢入套有黄色垃圾袋的垃圾桶。在一更室应当换工作服和工作鞋。重新进入洁净区必须按照之前的更衣程序进入洁净区域。

五、综合题(15 分)

应急处理办法:

(1)立即脱下手套,用生理盐水冲洗伤口。(3 分)

(2)将伤口中可能残留的碎玻璃清除干净。(3 分)

(3)由伤口近心端向远心端轻轻挤压,尽可能挤出损伤处的血液。(3 分)

(4)用 75%酒精或 0.5%碘伏,对创面进行消毒,并包扎伤口。(3 分)

(5)情况严重者,紧急包扎处理后转往相关科室治疗。(2 分)

(6)报告部门或科室负责人,必要时填写医务人员锐器伤登记表。(2 分)

试卷 10

一、单选题(30 分)

1. A　2. D　3. B　4. A　5. B　6. D　7. E　8. D　9. D　10. C　11. C　12. E　13. D　14. E　15. D

二、填空题(25 分)

1. 静脉用药集中调配质量管理规范

2. 静脉滴注　静脉推注

3. 黑色　黄色　红色　利器盒

4. 干热灭菌　湿热灭菌　紫外线灭菌　电离辐射灭菌

5. 药学专业技术人员　护理人员　工勤人员

6. HLFC　BSC

7. 不余　不漏　不污染

8. 调配管理　设施设备管理　医疗废弃物管理　院感管理

9. 汇总进仓　单份医嘱一篮筐

三、名词解释(10 分)

1. 医疗废弃物是指列入国家《医疗废物分类目录》以及国家规定按照医疗废物管理和处置的具有直接或间接感染性、毒性以及其他危害物的废弃物。

2. 无菌技术指根据生产或操作要求所采取的一系列控制微生物污染的方法或措施,从而保持无菌物品、无菌区域不被污染,如空气的生物净化技术、灭菌技术等。无菌技术是一个完整、系统的操作体系,包括无菌环境设施、无菌设备器材、人员的无菌操作等。整个操作体系中的任一环节都不能收到微生物的污染。

3. 用药错误是指药品在临床使用及管理全过程中出现的、任何可以防范的用药疏失,这些疏失可导致患者发生潜在的或直接的损害。

4.静脉药物治疗是通过静脉途径注入液体、药物、营养支持,如电解质液、抗菌药物、危害药品、中药注射剂、营养物质、血液、血液制品、代血浆制剂等,使疾病得以治疗,达到缓解、好转或痊愈,它是临床药物治疗的重要方式之一。

5.药物相互作用指的是两种或两种以上药物同时或在一定时间内先后应用所产生的疗效变化或不良反应。

四、简答题(20分)

1.保证药品调配的质量;加强合理用药监控;加强职业防护;减少药品浪费,降低医疗成本;提高护理质量。

2.高效过滤膜;安全柜的柜体结构和气密性;生物安全柜的防泄露测试;优化的气流流速和优良的风机;必不可少的报警功能。

3.用药错误引起的药物不良事件都是可以预防和改善的,而不可预防的药物不良事件不是由用药错误引起的。药物不良反应和用药错误同样会导致患者伤害,两者是药物不良事件的重要组成部分。两者的区别在于,药物不良反应是药品的自然属性,一般而言,医务人员报告无需承担相关责任,国家法规亦明确规定不得以药物不良反应为理由提起医疗诉讼;而用药错误属于人为疏失,当事人常需承担一定的责任。

4.临床医师开具静脉输液治疗处方或用药医嘱、用药医嘱信息传递、静脉用药集中调配中心接收、审方药师审核、打印、摆药、核对、调配、成品核对分装、及时准确地配送至病区。

五、综合题(15分)

(1)配制顺序:

①将微量元素加入氨基酸注射液中。若微量元素加入葡萄糖注射液中易变色。

②将甘油磷酸钠等磷酸盐制剂加入另一瓶氨基酸或葡萄糖注射液中。

③10%氯化钠、10%氯化钾等电解质制剂和(或)维生素 C、维生素 B_6 等水溶性维生素制剂和(或)胰岛素可加入同一瓶葡萄糖注射液中。10%葡萄糖酸钙和 10%硫酸镁严禁加入同一瓶葡萄糖注射液中。

④脂溶性维生素溶解水溶性维生素后加入脂肪乳注射液中。

(2)混合顺序:

①首先将调配好的葡萄糖注射液移入三升袋。

②再将调配好的氨基酸注射液移入三升袋。

③丙氨酰谷胺酰胺注射液在氨基酸移入后再移入三升袋,轻摇翻转混合。

④将含维生素的脂肪乳注射液反向悬挂在三升袋的上方静置几分钟,观察瓶壁是否有塑料胶塞,最后移入脂肪乳。

⑤不间断一次完成混合、冲袋,并将配制好的溶液二次翻转轻摇混匀。

⑥完毕时需排气处理,即尽量排出三升袋中存留的空气,然后再夹紧相关管道阀门。

图书在版编目（CIP）数据

实用静脉用药集中调配管理 / 陈婷，方晴霞主编.
—杭州：浙江大学出版社，2018.6
ISBN 978-7-308-18088-7

Ⅰ.①实…　Ⅱ.①陈…　②方…　Ⅲ.①静脉注射—注
射剂—卫生管理　Ⅳ.①R944.1

中国版本图书馆 CIP 数据核字（2018）第 058270 号

实用静脉用药集中调配管理

陈　婷　方晴霞　主编

责任编辑	阮海潮（ruanhc@zju.edu.cn）
责任校对	王安安
封面设计	春天书装
出版发行	浙江大学出版社
	（杭州市天目山路 148 号　邮政编码 310007）
	（网址：http://www.zjupress.com）
排　　版	杭州中大图文设计有限公司
印　　刷	浙江省临安市曙光印务有限公司
开　　本	787mm×1092mm　1/16
印　　张	15.5
字　　数	387 千
版 印 次	2018 年 6 月第 1 版　2018 年 6 月第 1 次印刷
书　　号	ISBN 978-7-308-18088-7
定　　价	49.00 元

ZHEJIANG UNIVERSITY PRESS 浙江大学出版社

互联网+教育+出版

立方书

教育信息化趋势下，课堂教学的创新催生教材的创新，互联网+教育的融合创新，教材呈现全新的表现形式——教材即课堂。

 轻松备课　 分享资源　 发送通知　 作业评测　 互动讨论

"一本书"带走"一个课堂"　教学改革从"扫一扫"开始

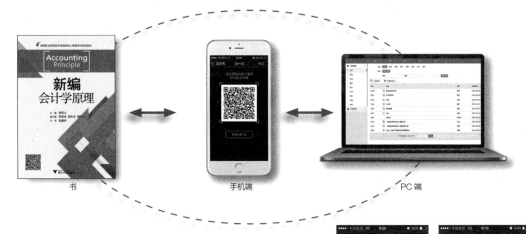

书　　　　　　　　　　手机端　　　　　　　　　　PC端

打造中国大学课堂新模式

【创新的教学体验】

开课教师可免费申请"立方书"开课，利用本书配套的资源及自己上传的资源进行教学。

【方便的班级管理】

教师可以轻松创建、管理自己的课堂，后台控制简便，可视化操作，一体化管理。

【完善的教学功能】

课程模块、资源内容随心排列，备课、开课，管理学生、发送通知、分享资源、布置和批改作业、组织讨论答疑、开展教学互动。

扫一扫 下载APP

教师开课流程 ➤

➡ 在APP内扫描封面二维码，申请资源

➡ 开通教师权限，登录网站

➡ 创建课堂，生成课堂二维码

➡ 学生扫码加入课堂，轻松上课

网站地址：www.lifangshu.com
技术支持：lifangshu2015@126.com；电话：0571-88273329